国家卫生健康委员会"十四五"规划教材

全国中等卫生职业教育教材

供康复技术专业用

康复评定技术

第3版

主　编　刘立席

副主编　吕　晶

编　者（按姓氏笔画排序）

吕　晶（山东省青岛卫生学校）

刘立席（四川省内江医科学校）

杜海云（吕梁市卫生学校）

李坤彬（郑州市中心医院）

张庆伟（菏泽家政职业学院）

易江兰（四川省内江医科学校）

周蕴启（八一骨科医院）

胡　婷（成都第一骨科医院）

顾晓超（萍乡卫生职业学院）

章　君（云南省临沧卫生学校）

彭　辰（桐乡市卫生学校附属桐乡市康复医院）

U0284661

人民卫生出版社

·北　京·

图书在版编目（CIP）数据

康复评定技术/刘立席主编. —3 版. —北京：
人民卫生出版社，2023.3（2025.5重印）
ISBN 978-7-117-34583-5

Ⅰ.①康… Ⅱ.①刘… Ⅲ.①康复评定 Ⅳ.①R49

中国国家版本馆 CIP 数据核字（2023）第 043256 号

| 人卫智网 | www.ipmph.com | 医学教育、学术、考试、健康，购书智慧智能综合服务平台 |
| 人卫官网 | www.pmph.com | 人卫官方资讯发布平台 |

康复评定技术
Kangfu Pingding Jishu

第 3 版

主　　编：刘立席
出版发行：人民卫生出版社（中继线 010-59780011）
地　　址：北京市朝阳区潘家园南里 19 号
邮　　编：100021
E - mail：pmph @ pmph. com
购书热线：010-59787592　010-59787584　010-65264830
印　　刷：三河市宏达印刷有限公司
经　　销：新华书店
开　　本：850×1168　1/16　印张：21
字　　数：447 千字
版　　次：2002 年 8 月第 1 版　　2023 年 3 月第 3 版
印　　次：2025 年 5 月第 6 次印刷
标准书号：ISBN 978-7-117-34583-5
定　　价：59.00 元

打击盗版举报电话：010-59787491　E-mail：WQ @ pmph.com
质量问题联系电话：010-59787234　E-mail：zhiliang @ pmph.com
数字融合服务电话：4001118166　E-mail：zengzhi @ pmph.com

修订说明

为服务卫生健康事业高质量发展,满足高素质技术技能人才的培养需求,人民卫生出版社在教育部、国家卫生健康委员会的领导和支持下,按照新修订的《中华人民共和国职业教育法》实施要求,紧紧围绕落实立德树人根本任务,依据最新版《职业教育专业目录》和《中等职业学校专业教学标准》,由全国卫生健康职业教育教学指导委员会指导,经过广泛的调研论证,启动了全国中等卫生职业教育护理、医学检验技术、医学影像技术、康复技术等专业第四轮规划教材修订工作。

第四轮修订坚持以习近平新时代中国特色社会主义思想为指导,全面落实党的二十大精神进教材和《习近平新时代中国特色社会主义思想进课程教材指南》《"党的领导"相关内容进大中小学课程教材指南》等要求,突出育人宗旨、就业导向,强调德技并修、知行合一,注重中高衔接、立体建设。坚持一体化设计,提升信息化水平,精选教材内容,反映课程思政实践成果,落实岗课赛证融通综合育人,体现新知识、新技术、新工艺和新方法。

第四轮教材按照《儿童青少年学习用品近视防控卫生要求》(GB 40070—2021)进行整体设计,纸张、印刷质量以及正文用字、行空等均达到要求,更有利于学生用眼卫生和健康学习。

前　言

为全面贯彻党的教育方针和卫生健康工作要求,全面落实党的二十大精神进教材要求和立德树人根本任务,努力实现职业技能和职业精神培养的高度融合,按照课程内容与职业标准对接、教学过程与生产过程对接、中高职衔接的要求,适应"互联网+职业教育"的发展理念,以临床康复评定工作必备的基础知识、基本技能和职业素养为主线,编写了本教材。

康复评定技术是康复技术专业的核心课程之一,通过学习,使学生形成康复评定工作的临床思维,学会采集、分析资料,评定患者身体结构的异常、功能障碍、活动和社会参与受限情况,为患者制订和实施精准的康复计划,评价康复效果,从而实现患者回归家庭、回归社会的康复目标。

本教材的编写遵循"三基""五性""三特定"的原则,围绕中职康复技术专业的培养目标和要求,依据专业教学标准,明确了教材内容的深度和广度。全书共十五章,第一章是总论,概括地介绍了康复评定的方法、内容及实施;其余十四章是各论,内容涉及功能障碍、能力障碍和社会性障碍三个层次的评定。每章设置了学习目标、工作情景与任务、知识拓展、章后小结、思考与练习、实训指导等模块,同时配有数字资源,线上线下相结合,增加教材的实用性。

在上版的基础上,本教材的编写融入思政元素,引导学生树立正确的职业道德;增加了操作微视频、动画、自测题、思考与练习解析等数字内容,满足互联网时代学习要求;将肌肉骨骼超声技术、表面肌电图等行业新知识、新技术、新进展等内容列入知识拓展中;增加实训课课时,培养学生的动手能力;减去常见疾病部分,避免与《常见疾病康复》的内容相重复,让《康复评定技术》(第3版)成为好教、好学和好用的教材。

本教材主要供中职康复技术专业学生使用,同时还可作为康复医学治疗技术初级(士)资格考试和临床医师的参考用书。

在教材编写过程中,得到了编者所在单位的大力支持,在此表示衷心的感谢!

由于编写时间和编者水平有限,不足之处恳请广大师生、同道和读者批评指正,以便进一步修订和完善。

刘立席

2023 年 9 月

目 录

第一章 | 总论

01章 数字资源

　工作情景与任务

导入情景:

王某,男,59岁,修车厂老板,因"右侧肢体活动无力伴言语障碍7小时"入院,既往有"高血压"病史。诊断为"脑梗死、完全性失语、继发性癫痫"。一次在康复训练中患者癫痫发作,经治疗后缓解,但治疗床上遗留患者大小便失禁后的污物,治疗师小李建议等待保洁人员来清理,而治疗师小张说污物的气味会影响到其他患者,立即动手清理污物,并对治疗床进行了消毒。

工作任务:

1. 请评价治疗师小李、小张的行为。
2. 请指出康复治疗师应具备哪些职业素养?

康复评定是康复医学的基石,没有康复评定就无法制订康复计划、评价康复的效果。康复评定技术是康复技术专业主要的专业基础课程之一,其任务是通过多种形式的教学使学生掌握采集资料、分析和判断功能障碍和潜能的方法和技能,制订适宜的康复目标和康复计划,为常见疾病康复的学习奠定基础。

第一节 概 述

一、概 念

（一）康复评定的定义

康复评定（rehabilitation evaluation）是对病、伤、残患者的功能状况及水平进行定性、定量分析，并对结果作出合理解释的过程。它是通过收集患者的病史和相关资料，使用客观的方法，有效和准确地评定功能障碍的种类、性质、部位、范围、严重程度、预后以及制订康复计划和评定疗效的过程。只有通过全面的、系统的和记录详细的康复评定，才有可能明确患者的具体问题，制订相应的康复计划。

（二）康复评定与临床检查的区别

临床检查是康复评定的基础，没有详细的、准确的临床检查就不可能有正确的康复评定。康复评定和临床检查的主要区别见表 1-1。

表 1-1　康复评定与临床检查的区别

项目	临床检查	康复评定
对象不同	包括一切急性、慢性疾病以及重症、危症患者	局限于有功能障碍的病、伤、残患者
病情不同	病情复杂、多变	多数患者生命体征平稳
目的不同	寻找病因（定性、定位），了解病理过程（性质、部位、范围、程度），治疗疾病本身	侧重于了解有无功能障碍及其程度、残存的功能状况，挖掘潜力，改善功能，提高日常生活活动能力，最终提高生存质量
检查手段不同	以实验室或仪器检查为主，局限在个体内	以测量（如关节活动度、肌力）、询问（如日常生活活动、心理）和实地测试（环境评定）为主
处理原则不同	主要是药物治疗和手术治疗	主要为功能训练、代偿、环境改造或功能适应

二、康复评定的对象

康复评定的对象主要是功能障碍者。

（一）残损、残疾和残障

根据 1980 年世界卫生组织（WHO）《国际残损、残疾和残障分类》（International Classification of Impairments, Disabilities and Handicaps, 简称 ICIDH）标准, 将功能障碍分为残损、残疾和残障三个层次。

1. 残损（impairment） 指心理上、生理上或解剖的结构或功能上的任何丧失或异常。它是有关器官结构和系统功能异常的生物医学概念, 被认为是一种器官水平上的障碍, 可以分为：①智力残损；②其他心理残损；③语言残损；④听力残损；⑤视力残损；⑥内脏（心肺、消化器官、生殖器官）残损；⑦骨骼（姿势、体格、运动）残损；⑧畸形；⑨多种综合残损。

2. 残疾（disability） 指由于残损的原因使人的能力受限或缺乏, 以至于不能在正常范围内和以正常方式进行活动。它是以功能为导向的概念, 被认为是一种个体水平上的障碍, 可以分为：①行为残疾；②交流残疾；③生活自理残疾；④运动残疾；⑤身体姿势和活动残疾；⑥技能活动残疾；⑦环境适应残疾；⑧特殊技能残疾；⑨其他活动残疾。

3. 残障（handicap） 指由于残损或残疾, 限制或阻碍一个人充当正常社会角色所致的障碍。它是一个社会概念, 反映个人与周围环境和社区的相互作用以及个人的适应状况, 被认为是一种环境和社会水平上的障碍, 可以分为：①定向识别（时间、地点和人）残障；②身体自主残障（生活不能自理）；③行动残障；④就业残障；⑤社会活动残障；⑥经济自立残障；⑦其他残障。

（二）损伤、活动受限和参与限制

第 54 届世界卫生大会于 2001 年 5 月 22 日通过的《国际功能、残疾和健康分类》（International Classification of Functioning, Disability and Health, 简称 ICF）公布了与残疾有关的新概念, 它将残疾建立在一种社会模式基础上, 从残疾人融入社会的角度出发, 将残疾作为一种社会性问题（即残疾不仅是个人的特性, 也是社会环境形成的复合状态）, 强调社会集体行动, 要求改造环境以使残疾人充分参与社会生活的各个方面。ICF 是以活动和参与为主线来进行功能、残疾和健康分类的, 强调环境与个人因素以及各部分之间的双向作用, 其运行模式见图 1-1。在该标准中, "残疾"不再被分为残损、残疾、残障三个层次, 而是被定义为"是对损伤、活动受限和参与受限的一个概括性术语"。

1. 损伤 指身体功能或结构问题, 有显著差异或丧失, 即功能障碍或结构异常。身体功能是指身体各系统的生理功能（包括心理）。身体结构是指身体的解剖部位, 如器官、肢体及其组成。

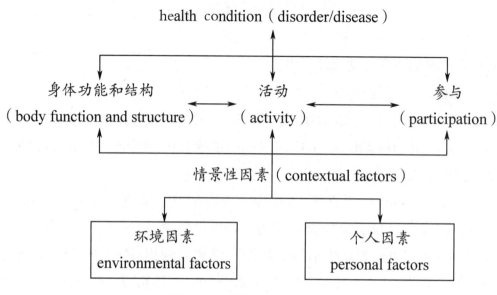

图 1-1　ICF 运行模式图

2. 活动受限　指个体在进行活动时可能遇到的困难,即能力障碍。活动指个体执行一项任务或行动。

（1）日常生活活动:日常生活活动(activity of daily living, ADL)是全面地描述个人总体活动能力最常用的术语,它是通过作业(如写字)定义的,如一个无臂的人仍可能通过脚写字一样。图 1-2 列出了最常见的日常生活活动。

（2）辅助:可以采用人力、药物、支具或用具的形式辅助(assistance)功能活动。对于

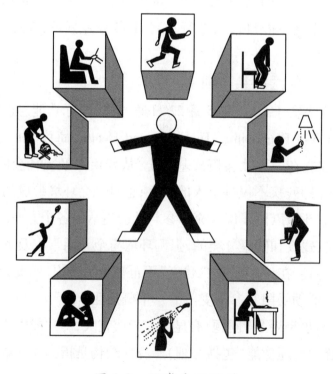

图 1-2　日常生活活动

许多残疾人来说,要求整体的独立可能是不恰当的。对严重残疾的康复,许多进步要归功于辅助器具的发展,如一位屈膝大于 70° 的患者难以从标准高度的坐厕上站起来,可以通过抬高坐厕的座位来解决该患者的起立问题。根据辅助的程度,可将残疾人的功能性活动分为 5 个等级,见表 1-2。

表 1-2　功能性活动的等级划分

分级	标准	分级	标准
0	完全不能完成作业	3	借助支具或用具可独立
1	必须有身体上的帮助	4	无需支具可独立
2	必须有可依靠的人帮助或监督		

3. 参与限制　指个体投入到生活情景中可能遇到的问题,即社会性障碍。参与是指个体投入到生活情景中。

2006 年 12 月 13 日第 61 届联合国大会通过了《残疾人权利公约》(*Convention on the Rights of Persons with Disabilities*),该公约对残疾和残疾人的概念进行了新的表述。它确认:"残疾是一个演变中的概念,残疾是伤残者和阻碍他们在与其他人平等的基础上充分和切实地参与社会的各种态度和环境障碍相互作用所产生的结果。"

(三) 六类残疾

《中华人民共和国残疾人保障法》规定,残疾人包括视力残疾、听力残疾、言语残疾、肢体残疾、智力残疾、精神残疾、多重残疾和其他残疾的人。这就是通常所说的六类残疾人。2011 年 1 月 14 日中国国家标准化管理委员会公布了《残疾人残疾分类和分级》(GB/T 26341—2010),从 2011 年 5 月 1 日开始实施。它将残疾分为视力残疾、听力残疾、言语残疾、智力残疾、肢体残疾、精神残疾和多重残疾。

三、康复评定的意义和作用

(一) 康复评定的意义

1. 帮助患者了解自身疾病和活动能力,帮助患者制订合理的治疗目标,增强信心,提高对治疗的积极性,促使患者更加主动地参与治疗。

2. 弥补病史和一般临床检查的不足,使评定者能早期发现问题,掌握患者的病情和功能变化,指导康复治疗工作,从而提高康复治疗的质量。

3. 发现患者在社会康复方面存在的问题,为社会对残疾人提供帮助提供依据,还可以就残障为政府相关部门提供新的发病资料。

（二）康复评定的作用

1. 掌握功能障碍的情况　了解功能障碍的性质、范围、程度,寻找引起功能障碍的器官组织缺陷。如颅脑损伤患者是单纯性躯体运动功能障碍,还是同时存在认知、言语及心理障碍等。分清功能障碍是组织器官水平缺陷,或个体自身活动能力受到影响,还是个体与外界交往、发挥社会作用受到限制。

2. 制订康复计划　通过康复评定,寻找和分析导致功能障碍的原因、阻碍患者重返家庭和社会的具体因素,确定问题所在,并设定与之相关的康复目标,然后根据不同目标,制订适当的康复治疗计划。

3. 评价治疗效果及筛选有效疗法　经过一个阶段的治疗、训练后,应进行再次评定,通过与上一次评定的结果和正常值比较,可以评价治疗效果,治疗方法是否正确,下一阶段是否需要修改治疗计划等,直至达到既定的康复目标或停止治疗。

4. 判断预后　对预后的判断可给患者及其家属以心理准备,并为制订更加切实可行的治疗计划提供客观依据,避免患者及其家属对康复期望值过高或过低。如巴塞尔指数(Barthel index)低于 20 的脑卒中患者治疗意义不大,因为死亡率极高;而巴塞尔指数高于80 者多将自愈,不必进行特殊治疗。

5. 评估卫生资源的使用效率　如何在最短的时间内消耗最低的费用、获得最佳的康复效果,一直是社会和患者共同追寻的目标。目前许多医疗机构和相关部门在通过功能独立性评定量表(functional independence measure,FIM)的使用,有针对性地选择康复方案,缩短了住院时间,节约了康复费用。

第二节　康复评定方法

为了更好地表达各种残损、残疾和残障,需要通过数据来显示评定结果,但由于功能障碍的复杂性,至今尚有相当多的残疾状况无法通过定量的方法解释,只能用定性的方法进行分析。

一、康复评定方法的分类

（一）定性评定

定性评定是一种从整体上分析描述评定对象功能障碍特性的描述性分析,主要是解决评定对象"有没有"或者"是不是"的问题。定性评定通过观察和调查访谈等手段获得信息,与正常人群的表现特征进行比较,大致判断患者是否存在功能障碍、功能障碍的性质等。

定性评定的优点是不需要昂贵的仪器设备,对评定的地点也没有严格的要求,可以在短时间内实现等;缺点是有一定的主观性,对结果的准确性有影响。

（二）定量评定

1. 等级资料量化评定　等级资料量化评定是将定性评定中所描述的内容分等级进行量化,即将等级赋予分值的方法。如徒手肌力检查的六级分法(0~5级),Brunnstrom评定6个功能等级划分,Barthel指数等。由于评定标准统一,操作简单,因而易于推广,是临床康复中最常用的评定方法。等级资料量化评定一般通过运用标准化量表进行评定。

2. 计量资料评定　计量资料评定是通过测量获得资料、分析量化结果的方法。该方法可以更加清晰地表达功能障碍的性质、范围和程度,厘清关系,把握本质,揭示规律,预测事物的发展趋势。其突出的优点是可以将功能障碍的程度量化,因而结果客观、准确,便于治疗前后的比较。

计量资料评定常需借用仪器设备直接测量。此类数据一般用度量衡单位表示,如关节活动度以度(°)表示,步长、步幅以厘米(cm)表示,步速用米/秒(m/s)表示。

定性评定和定量评定是统一、互补的,定性评定是定量评定的前提,没有定性的定量是一种盲目的、毫无价值的定量,定量评定使定性评定更加科学、准确,是检测和提高康复医疗质量、评定康复疗效的最主要的手段。

二、常用的康复评定方法

（一）访谈

通过与患者及其家属的直接接触,可以了解患者功能障碍发生的时间、持续的时间、发展的过程以及对日常生活、工作、学习的影响等大量的第一手资料,也可以从患者周围的人那里了解其他有关的信息,如通常交往的人群、朋友和同事等。通过交谈,还可将治疗方案和注意事项告诉患者及其家属,赢得他们的信赖,争取他们对治疗的积极支持和配合。

（二）问卷调查

通过问卷调查这种方式能迅速地收集多个人、多方面的资料,也可通过信访填表的形式进行,其优点是省时省力,缺点是调查对象对表中的项目常常难以准确理解或用文字全面而准确地表达,造成信息量的丢失。

（三）观察

观察包括:①局部观察(以障碍部位为中心);②全身观察(主要是通过全身观察以了解局部障碍对全身所造成的影响);③静态观察(即形态观察,如观察姿势、肢位等情况);④动态观察(即功能观察,要求在活动时进行观察,如了解步行时是否存在异常步态等)。

（四）量表评定

量表评定是运用标准化的量表对患者的功能进行评定的一种方法。在康复评定中常用的量表有以下几种：

1. 按照评定方式分为自评量表和他评量表

（1）自评量表（self-rating scale）：又称客观量表，由患者自己对照量表的项目及要求，选择符合自己情况的答案，如抑郁自评量表（self-rating depression scale，SDS）、生活满意度指数（life satisfaction index，LSI）。

（2）他评量表：又称为主观量表，是由填表人作为评定者（一般为专业人员），评定者根据自己的观察和测量结果填表，如关节活动度（range of motion，ROM）测量，徒手肌力评定（manual muscle test，MMT）；也可以询问知情者，如 Barthel 指数（BI）等。

2. 按照量表的编排方式分为等级量表和总结性量表

（1）等级量表（ordinal scale）：是将功能按某种标志排成顺序，采用数字或字母将功能状况进行定性分级，如将某一种功能状况的评定结果按 A、B、C、D、E 或 1、2、3、4、5 或Ⅰ、Ⅱ、Ⅲ、Ⅳ、Ⅴ进行分级，标准的徒手肌力评定就是典型的等级量表评定的例子。

（2）总结性量表（summary scale）：是由一系列技能或功能活动组成，根据患者完成活动时的表现进行评分，最后将小分相加得出总分，从而归纳出某种结论。总结性量表尽管可以量化地反映患者的功能状况，但是数字不能确切地反映实际功能水平，这一缺陷可以从功能不同的患者取得相同的积分现象中解读出来。

3. 按照量表的内容分为五类功能量表　①运动功能量表，如 Fugl-Meyer 运动量表、Rivermead 运动指数等；②言语功能量表，如波士顿诊断性失语检查、Frenchay 构音障碍评定等；③心理精神量表，如汉密尔顿抑郁量表（Hamilton depression scale，HAMD）、焦虑自评量表（self-rating anxiety scale，SAS）等；④生活自理能力量表，如 Barthel 指数、FIM 等；⑤社会功能量表，如家庭功能评定量表（FAD）、生活满意度评定量表（LSR）、总体幸福感量表（GWB）等。

（五）设备检测

设备检测是指借助于仪器设备对患者的某一功能性变量进行直接测量，通过数据的记录反映患者的功能状况，如使用量角器测量关节活动度、通过肌电图机记录周围神经的传导速度、在平板运动试验期间及试验结束后通过心电图评定 ST 段变化的幅度、在不同的运动治疗强度和时间测量糖尿病患者的血糖浓度变化、通过功能性磁共振反映脑功能变化等。设备检测最突出的优点是可以将数据精确地量化，获得客观的数据，其缺点是有些检测需要昂贵的仪器设备。

第三节　康复评定内容

康复评定的内容包括主观资料、客观资料、功能评定和制订康复计划四个部分，即目前普遍采用的是 SOAP 法。①主观资料（subjective data，简称 S），主要指患者详细的病史，包括患者的主诉及其他临床症状；②客观资料（objective data，简称O）是体格检查发现的客观体征和功能表现；③功能评定（assessment，简称A）是对上述资料进行专业整理和分析；④制订康复计划（plan，简称P），包括有关的进一步检查、会诊、诊断、康复治疗和处理等。

一、病　史

在康复评定中，一般通过与患者或其家属、照顾者面谈来获得病史。病史的内容主要包括主诉、现病史、功能史、既往史、系统回顾、患者概况和家族史等。

（一）主诉

它是患者通过语言表达的最主要的问题及其持续时间，常是以症状为表现的损伤，也可能是残疾或残障的前期表现，预示着某种或某一组疾病，如"上楼梯时出现胸痛3天"可能预示心脏病，说"低头伏案时颈痛、手麻5天"则提示患者可能有颈椎病。

（二）现病史

现病史是病史的主体部分，记述患者发病的全过程，即发生、发展、演变和诊治过程，主要内容包括何时发病、损伤部位、就医机构、检查、诊断、治疗经过、目前状况。一般格式为某时间发生了什么（首发症状），就诊于某医疗机构，做了何种检查，诊断是什么，做了何种医学处理，处理后患者情况发生了何种变化，来本院或本科室就诊时患者的具体情况，包括功能障碍。

1. 起病情况和发病的时间　每种疾病的起病或发作都有各自的特点，对起病情况和发病时间的了解可以帮助探索病因和鉴别其他疾病，如脑血栓形成常发生于睡眠时，脑出血则多发生于激动或紧张时。

2. 主要症状的特点　包括症状出现的部位、性质，持续时间和程度，缓解或加剧的因素，了解这些有助于评定疾病和机体功能。

3. 病因和诱因　询问时应尽可能了解与本次疾病和功能障碍有关的病因，如外伤、中毒、感染、遗传等，以及诱因，如气候变化、环境改变、情绪、起居和饮食失调等。

4. 病情的发展和演变　包括患病过程中主要症状的变化、新症状的出现，这些都可视为病情的发展与演变。

5. 诊治的经过　已经做过哪些检查，进行过哪些康复治疗，检查和治疗的结果；要了解完整的药物使用情况，如药物名称、剂量、使用时间、疗效、副作用等。

6. 一般情况　应记录患者患病后的精神、体力状态，食欲、食量和体重的改变，睡眠和大小便的情况等，还应包括对惯用手的记录（是右利手还是左利手）。

（三）功能史

功能史是康复病史的核心内容，在临床评定中占有极其重要的位置。通过了解功能史,可以区分疾病所导致功能障碍的状况和类型,并确定患者的残存能力。

1. 交流 交流的方式多种多样,主要表现为听、读、说、写四个方面。

2. 进食 将固体或液体食物送入口中,完成咀嚼、吞咽等对正常人是基本的技能,当进食出现障碍时,可能会伴发一些其他后果,比如营养不良、吸入性肺炎以及抑郁等。

3. 修饰 修饰可影响自身形象、自信、社交范围和职业的选择。因此,修饰技巧应受到康复协作组的关注。

4. 洗澡 保持清洁具有重要的心理学意义。此外,清洁方面的缺陷可导致皮肤和组织感染,甚至溃疡。独立洗澡的能力应受到重视。

5. 如厕 大便或小便排泄障碍是造成心理损害最严重的个人自理缺陷,对个人心理、职业和社会交往影响很大。皮肤和衣服的污渍常导致皮肤溃烂、感染和泌尿系统并发症。

6. 穿衣 穿衣是为了保护身体、保暖、增强自信、维持自尊。穿衣的依赖性可影响个人的独立性,因此,在面谈中应深入地了解患者在辅助器帮助下的穿脱衣完成情况。

7. 床上活动 床上活动是最初阶段的功能性活动。翻身可以减轻身体局部的压力,减少在骨骼突出部位产生压疮的危险性。如果患者还不能站立穿衣,床上的桥式动作将有助于穿内衣和长裤。

8. 转移 独立的转移是功能性活动的第二个阶段。从轮椅到床、坐厕、浴凳(椅)、普通座椅或汽车座椅的技巧,是独立从事其他活动的前提。从卧位到坐位的转移能力也有助于提高患者床上的独立性。

9. 运动 在康复领域,行走可以表示从一个地方移动到另一个地方的任意一种移动方式,可以是跳跃,可以是爬行,也可以是轮椅行走,甚至是驾驶机动车。

（四）既往史

既往史记录着患者过去的疾病、外伤和健康状况。某些过去的疾病可持续影响患者的功能状况。对这些疾病的识别能使康复医师更好地区别患者发病前的基础功能水平。既往史的所有要素均应记录,尤其是关于神经系统、心血管系统、呼吸系统、肌肉骨骼系统疾病的病史。记录一般是按照时间顺序进行的。

（五）个人史

1. 生活方式 休闲活动能提高躯体和情绪等健康因素,了解患者的休闲习惯,有利于制订帮助患者独立地重返社会的康复措施。

2. 饮食和体重 要了解患者准备食物的能力、饮食习惯和所食用的某些特殊食物。营养不当可限制康复治疗和影响康复效果,如在动脉粥样硬化所导致的初次心肌梗死和脑血管意外后,可通过食物调控达到二级预防。

3. 酒精和药物等 必须对药物、酒精和尼古丁等的使用情况进行评定。有认知、感知和运动障碍的患者可能会因为滥用药品导致其功能障碍达到更危险的程度。药物和酒精的滥用是造成头部或脊髓损伤的常见原因。

（六）社会史

1. 家庭　一个家庭成员的灾难性疾病对家中其他成员会造成巨大的压力，所以要了解患者的婚姻状况。

2. 家居　考察患者的家居设计以了解患者的居住环境，确定患者的住所是自有还是租住，以及患者可否方便地进入厨房、浴室和起居室等。

（七）职业史

1. 教育和培训　了解患者接受教育的程度，是高中还是本科或研究生毕业，以及学业情况，注意所获得的特殊技能证书和相关执照，这对患者将来职业的目标是很重要的。

2. 工作史　详细了解患者的工作经历，确定患者是否有进一步接受教育和培训的需要。此外，还需了解患者的学习意愿和自律性等。

3. 经济情况　医师应对患者的经济收入、投资和保险资源、残疾等级及债务有一个基本的了解，并向患者及其家属交代康复治疗期间可能发生的费用，并得到患者和家属的认可。

（八）家族史

通过家族史可确定患者家族中是否有遗传病，了解患者家庭支持系统的人员健康状况，这些对制订患者出院后的进一步康复计划是非常重要的。

二、体格检查

评定者做的体格检查与一般的医学检查很多都是相同的，也必须经过良好的培训。通过视、触、叩、听检查，可以寻找进一步支持和形成诊断的证据。但是，康复医疗的体格检查还有两个主要任务：①通过详细的检查获得体检结果，以确定疾病引发的残疾和残障；②确定残存的躯体、心理和智力上的能力，以此作为重建功能独立性的基础。

康复医学体格检查的范围有生命体征和一般情况、皮肤和淋巴、头、眼、耳、鼻、口腔和咽喉、颈胸、心脏和外周血管系统、腹部、泌尿生殖系统和直肠、肌肉骨骼系统、神经系统等。下面重点讲述生命体征和一般情况、肌肉骨骼系统及神经系统的体格检查。

（一）生命体征和一般情况

记录血压、脉搏、呼吸、体温、体重和患者的一般健康状况，确认高血压的有无对脑卒中和心肌梗死的二级预防具有临床意义。心动过速可能是高位截瘫患者的最初表现，也可能提示长期制动患者的肺部栓塞。最初的体重记录有利于确定和追踪营养不良、肥胖以及水和电解质紊乱。如果患者有紧张或焦虑，或不配合、行为不当，或心不在焉，均应注意并做好记录。

（二）肌肉骨骼系统

临床康复中对肌肉骨骼系统的检查内容常有视诊、触诊、动诊、量诊。

1. 视诊　有无脊柱侧凸、后凸、前弯;关节畸形、截肢、躯体缺损和下肢长度不对称;软组织肿胀、肥大、瘢痕和缺损;肌肉颤动、萎缩、肥大和断裂。

2. 触诊　通过触诊以鉴别局部的异常,确定躯体结构性器官的质地和畸形。对于任何此类异常,应首先确定是软组织异常还是骨骼异常,以及是否是异常的解剖结构。

3. 动诊　检查去重力、抗重力、抗阻力时关节的活动情况,关节是否稳定。肌力检查的结果受很多因素的影响,如年龄、性别、疼痛、疲劳、恐惧以及对检查的协作程度等。四肢关节和脊柱的不稳定常见于外伤性疾病和神经源性疾病。

4. 量诊　人体整体量度的测量,各部位长度、围度的测量和关节活动度测量等,可了解肢体短缩程度、肌肉萎缩程度、主动和被动活动受限程度。

（三）神经系统

在康复评定中,除了肌肉骨骼检查外,没有任何一项检查比神经系统检查更重要。该检查虽常用于诊断疾病,但也使康复医师有机会确定需处理的神经损害和需要运用患者残存的功能改善其独立性。神经系统检查的内容包括精神状态、言语与语言功能、脑神经、反射、中枢性运动整合、感觉和知觉评定等,具体内容见相关章节。

三、辅　助　检　查

（一）实验诊断

实验诊断是通过临床实验室分析所得到的信息,为预防、治疗、康复和预后评价所用的医学临床活动。它包括临床血液学检查、临床生化学检查、临床免疫学检查、临床病原学检查、体液与排泄物检查等。

（二）心肺检查

临床常用的心功能评价方法包括心电图、心脏超声、24 小时动态心电图以及心肌酶谱和心肌损伤标志物的检测等。肺功能检查包括通气功能检查、换气功能检查、小气道功能检查和血气分析。通过肺功能检查可以对患者呼吸生理功能的基本状况作出质和量的评价,明确肺功能障碍的程度和类型。

（三）影像学评定

医学影像学（medical imaging）包括影像诊断学（diagnostic imaging）和介入放射学（interventional radiology）,相关检查包括 X 线成像、超声成像（ultrasonography,US）、X 射线计算机断层成像（X-ray computed tomography,X-CT）、磁共振成像（magnetic resonance imaging,MRI）和正电子发射计算机体层扫描术（positron emission tomography,PET）。临床上,

要根据检查的部位和患者的病情来确定检查的方式,应用检查结果来指导临床治疗和康复方案的制订。

 知识拓展

尿流动力学检查

尿流动力学检查可以客观反映膀胱、尿道及其括约肌的异常生理活动,可为神经源性膀胱的临床诊断、分类和治疗提供依据,并能反映下尿路状况对上尿路功能变化的影响。尿流动力学检查通过借助尿流动力检测仪测定相关的生理参数从而对下尿路功能进行评估。常规尿流动力学检查包括尿流率(urinary flow rate)、储尿期膀胱和尿道的功能检查、排尿期膀胱和尿道的功能检查。

四、功 能 评 定

由于康复的范畴涉及医疗、职业、教育和社会等领域,康复评定的内容包含身体、言语、心理、职业和社会等方面。对于不同类型的患者还各有其特定的要求。常做的评定项目通常在功能的八个方面和障碍的三个层次上进行,每个方面具体评定的方法参见相关章节的内容。

(一) 功能的八个方面

1. 认知功能评定　既包括感觉和知觉、注意力、记忆力和执行力的评定,也包括情绪评定、残疾后心理状态评定等内容。认知功能是一切功能的基础。

2. 吞咽功能评定　吞咽功能的完善不仅关系到患者的营养状况,也关系到患者并发症的发生,如肺部感染。对于80岁以上的高龄患者,吞咽功能的评定应作为康复医学科的常规检查来实施。

3. 感觉功能评定　包括一般感觉功能和特殊感觉功能的评定。如对温度觉的评定可以判断患者对高温危险的识别能力,对本体感觉的评定可以判断患者跌倒的风险。

4. 言语功能评定　一般包括失语症评定、构音障碍评定、言语发育迟缓的评定等。言语功能评定既要评定患者是否有言语障碍,言语障碍的类型、程度,还要选择适宜的康复治疗手段,评定康复治疗的效果。

5. 运动功能评定　包括姿势反射与原始反射评定、关节功能评定、感觉与知觉评定、肌力与肌张力评定、步态分析、平衡与协调评定等。

6. 日常生活活动能力评定　日常生活活动指从晨起穿衣到夜间上床睡觉期间所发生的活动,如起床、穿衣、刷牙、如厕、行走、使用手机和电脑、驾驶等是多数人每天必须完成的活动,对这些活动完成情况的评定可以反映患者日常生活活动的能力。

7. 职业能力评定 对于成人,特别是就业年龄阶段的患者常需要进行职业能力的评定,对于就读年龄段的患者,常以是否可以跟班就读来替代职业能力的评定。

8. 环境评定 指对残疾人的环境因素进行评定。本书所指的环境评定仅包括对人造环境进行评定,而不对自然环境、社会环境等进行评定。

(二)障碍的三个层次

通过对损伤、活动受限和参与限制三个层次进行全面的评定,制订出个性化、整体性的康复计划。

1. 损伤的评定 包括评定人体形态、关节功能(活动度、灵活性和稳定性)、肌肉功能(肌力、耐力)、运动功能(肌张力、反射、姿势、平衡与协调、步态)、感觉、循环和呼吸功能、认知、语言、情绪等。

2. 活动受限的评定 包括评定日常生活活动、生产性活动(工作、家务管理、学生学习和发育期婴幼儿玩耍)、休闲活动等。

3. 参与限制的评定 包括评定居住环境、社区环境、社会人文环境、生活质量等。

五、制订康复计划

康复计划(rehabilitation plan)是康复医师向康复治疗人员下达的详细的有关治疗的指令性医疗文件。拟订完善、详细、准确的康复计划对于有效地进行各种治疗是十分重要的。

(一)康复计划及其内容

康复计划是康复医师明确地向治疗师指出的康复治疗目标和具体的康复方案。一个完整的康复计划应包括患者的一般信息、诊断、主要功能障碍、康复目标、康复方案(治疗部位、方法、时间、频度)和治疗过程中的注意事项六个部分。为顺应医疗职业环境的要求,制订好的康复计划单需要在实施前得到康复治疗师、患者(或患者家属、患者委托人)的签字确认。康复计划是患者(或患者家属、患者委托人)、治疗师及其他专业人员检验预后和预测结果的工具。康复计划不是一成不变的,应根据康复目标的完成情况进行动态的调整。

 知识拓展

康复协作组

康复医学是一门多学科性的专业,在康复评定和治疗过程中常常需要多个专业的人员参与。康复协作组是康复工作的主要方式,由康复医师、物理治疗师、作业治疗师、言语治疗师、传统康复治疗师、假肢和矫形器制作师、心理治疗师、康复护士、社会工作者、职业咨询师等组成。康复协作组对患者进行康复评定、治疗、训练和教育,通过沟通、讨论,对患者情况进行全面了解,对不适当的康复计划进行必要的修改,有助于提高康复效果。

(二)康复计划的制订方法

1. 设定康复目标　由于年龄、职业、文化背景、家庭经济状况不同,不同患者的康复期望和要求也不相同。因此,应根据患者的具体情况制订个性化的康复目标。适宜的康复目标应建立在全面准确的评定基础上,包括:①在评定中发现的问题;②患者的心理状况;③患者的社会经济状况、文化背景以及个人的希望;④家庭支持状况、身体和情绪、环境;⑤患者的职业计划和目标。

康复目标包括长期目标(long-term objective)和短期目标(short-term objective)。长期目标是康复治疗结束或出院时所期望的功能活动水平,短期目标是实现长期目标的基础和具体步骤,它常是在治疗1~2周内可解决的问题。随着康复的进展,不断出现新的短期目标,逐步接近并最终实现长期目标。因此,一个将要实施的康复目标应包括:①有可测量的结果;②可用具体的方法进行检查;③希望实现这一目标的时间。

2. 康复目标的描述

(1)下肢功能:下肢的功能主要是支撑体重和步行,根据假肢和支具的有无和种类设定不同的目标,下肢康复目标见表1-3。

表1-3　下肢康复目标

下肢康复目标	表现	下肢康复目标	表现
不能步行	卧床不起	用拐杖步行	能独立起立
	靠物坐位		不能独立起立
	独立坐位	用手杖步行	辅助
乘坐轮椅	自己驱动		完全独立
	外力驱动	无手杖步行	辅助
平行杠内活动	起立		完全独立
	平衡		
	步行		

（2）上肢功能：主要是手功能，手的功能高度分化，要左右分别制订目标。脑卒中患者的手功能可大致判定为实用手、辅助手、候补辅助手、完全失用手。上肢康复目标见表1-4。

表1-4　上肢康复目标

上肢康复目标	表现
实用手	吃饭时虽然不集中注意力，也能端端正正地拿饭碗（左），可以较正常地使用匙、叉、筷子，可以写出认识的字（右）
辅助手	不是实用手，但靠自己的力量能够抓东西，固定，放开
候补辅助手	呈握拳状态的手指可被动地使其张开且能够握物体；桌上的物体被动地挂在手指上，可以拉到靠近身体并使其固定于腹部与桌子之间；依靠自己的力量或用健侧手可将放在桌上的手向下压
完全失用手	不能主动或被动地用手指固定物品，放在桌子上面的手不能向下推动，但可以上臂、前臂或躯干固定物品

（3）整体功能：偏瘫、脊髓损伤、慢性类风湿性关节炎患者常两侧上下肢同时出现功能障碍，常根据患者日常生活活动能力分阶段制订康复目标：①全面辅助；②部分辅助；③完全独立完成。

（4）劳动能力：除日常生活活动以外，最好还应预测劳动能力：①恢复原职；②恢复工作，改变原职；③改变职业，可劳动；④帮助家务。

3. 制订康复方案　通过对患者进行全面的评定，掌握其功能障碍情况，了解其需求，制订确实可行的康复目标，接下来便是选择为达到康复目标所需的治疗手段，安排适当的治疗，并提出注意事项。

（1）康复手段的选择：常用的康复治疗和训练方法涉及物理治疗（physical therapy）、作业治疗（occupational therapy）、言语治疗（speech therapy）、心理治疗（psychotherapy）、辅助器具治疗和中国传统康复治疗。

 知识拓展

物 理 治 疗

物理治疗包括运动治疗和物理因子治疗，其中运动治疗是康复医学中应用最广泛的治疗方法，包括主动运动治疗和被动运动治疗，可借助或不借助器械，按照科学、有针对性、循序渐进的原则，最大限度地恢复患者已经丧失或减弱了的运动功能，并预防和治疗肌肉萎缩、关节僵硬以及局部或全身的并发症。此外，还可利用各种电、声、热、磁、水、蜡、压力等物理因子对炎症、疼痛、痉挛和血液循环障碍进行治疗。

（2）康复治疗的安排:治疗安排是根据对患者的初次评定书写的。一旦患者的问题和治疗目标列出后,就开始进行治疗安排过程。常用的做法是先列出主要存在的医疗问题,接着是功能障碍和康复问题,然后是环境和社会问题。这样利于将康复计划分解为医疗、治疗方法和社会心理等各个方面的专项治疗。康复计划书见表1-5。

表1-5　康复计划书

姓名	性别	年龄	职业	病区	床号	住院号
诊断						
病史摘要和主要功能障碍						
康复目标						
治疗安排(治疗种类、治疗部位、治疗方法和所用设备、治疗剂量和参数、治疗持续时间、治疗频度等)						
注意事项						
医师签名　　　　　　治疗师签名　　　　　　　　日期						
患者(或患者家属、患者委托人)签字　　　　　　日期						

（3）注意事项:在康复计划中清晰地指出康复过程中的注意事项对于确保医疗安全、提高康复质量至关重要,如糖尿病患者在康复过程中血糖的检测、高血压患者血压的检测、跌倒的防控等。

第四节　康复评定的实施

一、康复评定的场所

由于康复医学涉及的范围很广,患者的情景性因素各不相同,因此实施康复评定的场所也有相应的要求。一般来说,住院康复地点一直是整个康复团队进行综合评定的最佳场所。然而,随着医疗费用的不断上涨、医疗体制的改革、医疗保险的推广,以及政府有关部门和社会团体对康复领域的积极参与,人们已经越来越多地利用诊所和社区内的其他地方进行综合性的康复评定。

二、康复评定的过程

（一）康复评定手段的选择

通过交谈、观察等手段,了解患者的主诉、现病史和既往史。在基层社区,应尽可能使用不用仪器的评定方法,避免患者支付昂贵的医疗费用。若患者的一般健康状况不容许使用耗时长的检查手段,应选择简单、费时短的方法进行评定。

（二）康复评定时间的选择

患者来院时,一般由康复医师召集物理治疗师、作业治疗师、言语治疗师、心理治疗师、假肢和矫形器制作师、康复护士、社会工作者等举行评定会议,根据各有关方面的评定结果,加以综合分析并做出全面的综合性评定,即初期评定(initial evaluation),列出问题表,并据此制订相应的康复计划,再由各相关专业人员分头执行。在康复计划实施过程中,根据治疗和训练的进展情况,定期(一般每2周1次)进行再评定,即中期评定(middle evaluation),检查康复计划的执行情况和康复治疗效果,并对康复计划做必要的修订和补充。治疗过程结束时,还要进行总结性评定,即末期评定(final evaluation),与初期评定进行比较以判定治疗效果,提出出院总结,作为随后家庭和社会随访计划的依据。康复始于评定,止于评定。

近年来,由于医疗费用的不断上涨和其他相关要求,迫使康复患者的住院周期明显缩短,使得原来的"三期评定"(初期评定、中期评定、末期评定)发生了很大的变化,现多由科主任带领的团队查房制度所取代。

（三）康复评定的流程

康复评定贯穿于康复的全过程。康复治疗的过程实际上是一个通过定期的康复评定来制订、实施、修改治疗方案的过程。康复治疗工作中,可根据需要随时对患者状况进行评定,制订康复计划,实施康复计划,评估康复疗效,根据疗效评定结果决定是否修改、继续或结束康复治疗。康复工作的流程见图1-3。

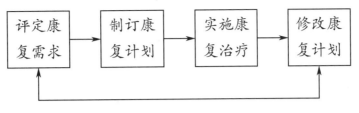

图 1-3 康复工作的流程

一个对患者的全面评定应明确患者的功能障碍和残存功能,避免忽视一些重要的因素。正确的康复评定来源于详细的病史、细致的检查和功能测定。从广义上说,实施康复评定的过程应包括下列四个部分:

1. 采集病史 康复病史不仅为评定提供了依据,作为制订康复计划的基础,还能为相关的社会问题和可能的职业康复提供线索。障碍史是康复病史的核心内容,其要点是了解日常生活活动的主要方面(如进食、穿衣、洗漱、如厕、沐浴)的具体实施情况。

2. 检测功能 目的是对患者的伤病和障碍情况进行科学和客观的了解,检测内容和手段多种多样。用于康复医学检查和测定的手段包括一般的临床检查和测定的全部项目,但由于康复对象构成的特殊性,通常是以神经科和骨科检查最为重要。

3. 记录结果 各种记录应遵循准确性、一贯性、客观性和完整性四项原则,具体进行时尚应注意:①应有统一的、标准化的记录格式;②记录应简洁、明了和方便;③检查记录表(如关节活动度和肌力检查表)应备有多行空格,以便能用同一张表格记录治疗过程中反复检查的结果,从而能方便地进行比较和反映疗效;④检查和测定条件应加以说明:⑤正确地运用医学术语。

4. 分析处理 将病史和观察所得,结合检测结果进行科学的综合、比较、分析和解释,这也是评定过程中不可忽视的重要内容。

(1)全面地掌握患者的功能障碍:一般将独立程度分为四级。①完全独立;②大部分独立(小部分依赖),需少量帮助;③大部分依赖(小部分独立),需大量帮助;④完全依赖。

(2)判断患者的代偿能力:在临床康复工作中,不仅应了解患者的功能障碍情况,知道患者丧失什么功能,还残存什么功能,怎样利用这些残存的功能去发挥代偿作用,提高患者的生活和社会适应能力。

(3)确定康复治疗目标:对患者功能障碍的种类、严重程度和主要功能障碍有了正确全面的认识,治疗的重点即可明确。最基本的指标是患者的生活自理能力的恢复水平,其次是患者社会适应能力的恢复程度等。

(4)决定各种康复治疗措施:通过康复评定会议或团队查房等形式综合各专业人员的评定结果和意见,根据功能障碍的主次,制订康复计划并对康复治疗的先后顺序做出合理的安排。影响患者生理能力最严重的、患者感到最痛苦和最迫切希望解决的问题,应该予以优先考虑。

三、康复结果的描述

康复医学的医疗目的,不是针对疾病的"治愈",而是最大程度地恢复功能。康复的基本目标主要包括两个方面:①增加患者的独立能力;②促进患者回归社会并进行创造性生活。

（一）生命体征是否平稳

在重症监护室和其他重症病区实施康复服务后,患者常难以在短时间内发生功能的改变,但是有利于患者生命体征的平稳,如对于肺部感染的患者康复的早期介入有利于肺部感染的治疗,经过康复服务,患者的生命体征如体温、脉搏、呼吸、血压等好转是康复早期介入疗效的重要体现。

（二）原发疾病和并发症是否得到控制

康复服务对于急性期脑卒中后的糖尿病患者血糖的控制,脑卒中伴高血压患者的血压控制、压疮预防十分重要,若通过康复服务实现了上述目标也是康复效果的重要体现。

（三）日常生活能否独立

对于恢复期患者经过康复服务,有些患者日常生活可以自理,也有些患者仍然需要他人照料,即使仍然需要他人照料,可能也有程度的变化,如仅仅在某些情况下需要帮助。经过康复服务,患者日常生活能力有改善,也能反映康复效果。

（四）就业能否得以实现

对于就业年龄段的成年人来说,康复后再就业是十分重要的内容,也是回归社会的重要标志。对于学龄段患者,常用就读指标来替代就业评定。

除了使用上述概念外,还可以用康复效率来描述康复结果。康复效率的评定可用公式表达:康复效率＝(治疗后 ADL 评分－治疗前 ADL 评分)/治疗天数。数值越大,康复效率越高。

四、注 意 事 项

（一）选择合适的方法

在临床康复中,目前有许多用于评定功能障碍的方法和设备,但不同的方法和设备评定的目的各有侧重,在选择使用时,应注意鉴别。如中枢性瘫痪引起的四肢运动障碍不宜选用徒手肌力评定,脑性瘫痪儿童的运动功能应重点评定神经反射发育和运动发育。

（二）掌握恰当的时间

无论是急性期患者还是恢复期患者,都应尽快地进行功能评定。为确保准确性,评定常由一个人自始至终地进行,但需注意的是,每次评定时间要尽量短,不要引起患者的疲劳。在康复过程中,应反复多次地进行康复评定,及时掌握患者的功能状态,不断地完善、修正康复计划。

（三）争取患者和家属的配合

尽管康复评定手段绝大多数是无创性的,但为了最大限度地获得患者和家属的协作和支持,评定前要向患者及其家属说明评定的目的和方法,消除他们的不安,取得他们的配合。

（四）防止意外情况的发生

康复的对象多为老年人或其他功能障碍者,常合并多种疾病。在进行评定的过程中患者可能会出现不适或其他并发症,此时应及时终止评定,积极查找原因,给予相应的处理。

本章小结

通过学习,帮助学生逐步形成临床康复评定工作思维,评定身体结构与功能有无异常,活动和社会参与是否受限。康复评定是康复医师和康复治疗师工作的基础。评定者应了解康复评定的概念、内容及方法。制订康复计划是本章的重点和难点。康复医师和康复治疗师在康复评定方面分工与合作,康复医师制订康复计划,其中具体的实施方案需要康复治疗师根据自己的专业和技术进行操作。康复计划需要随着康复过程的进展不断地完善和改进。

（刘立席）

思考与练习

一、名词解释

1. 康复评定

2. 残障

3. 活动受限

二、填空题

1. 2021 年通过的《国际功能、残疾和健康分类》将障碍分为＿＿＿＿＿＿、＿＿＿＿＿＿和＿＿＿＿＿＿。

2. 康复评定的方法包括＿＿＿＿＿＿和＿＿＿＿＿＿两类。

3. 康复评定的内容（SOAP 法）包括_____、_____、
_____和_____。

三、简答题

1. 功能评定包括哪八个方面？
2. 如何设定康复目标？

第二章 | 人体形态评定

02章

02章 数字资源

学习目标

1. 具有严谨的工作态度,理解和尊重患者,注意保护患者的隐私。
2. 掌握人体形态评定的操作技术和临床意义,四肢长度和围度的测量方法。
3. 熟悉身体质量指数的评价方法。
4. 了解残肢断端长度及围度的测量方法。
5. 学会分析和判断人体形态变化所致的功能障碍。

 工作情景与任务

导入情景:

患者,男性,42 岁,3 个月前因右侧股骨干骨折术后出现局部疼痛、活动受限入院。目前症状:右下肢膝关节不能弯曲,负重困难,不能独立行走。查体:右侧大腿外侧可见手术瘢痕,局部有轻度红肿,皮温增高,有压痛和叩击痛,无明显畸形,感觉无异常,末梢血运良好。X 线片示:右股骨干中下骨折术后复位良好,内固定器形态正常、稳定。测量结果:左下肢长 84cm(髂前上棘到内踝尖),右下肢长 81cm;髌上 10cm 处大腿围度,左侧 45cm,右侧 41cm。

工作任务:

1. 该患者双下肢形态上有何异常?
2. 该形态的变化对人体功能有何影响?

人体形态的正常与否对于人体功能的行使有着重要的意义,人体形态评定是康复评定的基本内容之一。人体形态评定技术包括对人体的姿势、形态以及体重等内容的评定。其中对四肢和躯干的测量是制订辅助器具的依据,对体重的测量是了解患者身体素质的基础指标之一。

第一节 概　　述

一、概　　念

人体形态是指身体的最直观的外部表现,包括器官系统的外形结构、体格、体型及姿势。人体形态评定是定量测量人体外部特征的主要方法。在康复评定中,人体形态评定是了解生长发育异常及伤病所致的身体形态方面的变化,确定由于形态变化导致的功能障碍及其程度的重要方法。

二、人体形态评定的内容

人体形态评定主要是从身体姿势、体格、体型及身体成分等方面进行测量和评价。

（一）身体姿势评定

在人体形态评定中,通常用直立姿势作为身体姿势评定的基本姿势。直立姿势测量法要求患者两足跟靠拢,两臂自然下垂,挺胸收颌,两眼平视前方,使头部保持眼眶下缘与耳屏点成水平的"耳眼平面"姿势。耳眼平面是国际上通用的标准平面,已被各国人体测量工作者广泛采用。采用这种方法测量的优点是所需测量器械相对比较简单轻便,测量所需的时间也较短,适宜于大面积或流动性测量工作。但是,在直立状态下进行测量,患者的稳定性较差,也难以根据测量的要求对姿势做精确的矫正。

（二）体格评定

在一般的人体形态评定中,体格评定的内容常用身高、体重、胸围、肢体长度和围度等指标来表示。

（三）体型评定

体型是指人体在某个阶段由于受遗传、营养、环境及疾病等因素影响而形成的身体外形特征。通过对体型的研究,探讨体型与某些疾病的关系,了解不同体型人的性格和行为特点。

体型评定多采用定性的评定方法对人体体型进行分类,目前有几十种有关体型分类的方法。

1. 谢尔顿体型分类法　美国临床心理学家谢尔顿按照个体在胚胎发育中的三个胚层,将人的体型分为三种类型(图2-1)。

（1）内胚层型(肥胖型):这种类型的人体体型特点是身体圆胖,头大,颈短而粗,胸厚而宽,腹部隆起,腰部粗壮,四肢短粗。

（2）中胚层型(健壮型):这种类型的人体体型特点是身体魁伟高大,肌肉结实粗壮,

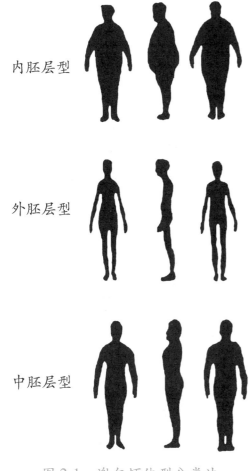

内胚层型

外胚层型

中胚层型

图 2-1 谢尔顿体型分类法

肩宽胸厚,腰腹较小,身体有一定线条。

（3）外胚层型（瘦小型）:这种类型的人体体型特点是瘦小,软弱无力,肌肉不发达,四肢细小。

2. 国内临床体型分类法 国内学者基于谢尔顿体型分类法,将成年人的体型分为以下三种:

（1）瘦长型（无力型）:体高肌瘦,肌肉少,颈、躯干、四肢细长,胸廓扁平,肩窄下垂,上腹角（两侧肋骨之间形成的夹角）<90°。瘦长型的人易发生内脏下垂。

（2）矮胖型（超力型）:与瘦长型相反。体格粗壮,颈、四肢粗短,肌肉发达,肩平,胸廓宽阔,上腹角>90°。矮胖型的人容易患高血压、高脂血症。

（3）均匀型（正力型）:身体各部分结构匀称适中,上腹角为 90°左右。一般正常人多为此体型。

此外,常用的体型评定方法还有柯里顿评分标准、体型评价表、三角形体型评价法等。相比较而言,谢尔顿体型分类法和国内临床体型分类法简单易行,便于操作。通过对比判断,可以较清楚地判断出人体所属的体型。

（四）身体成分评定

身体成分是指皮肤、脂肪、肌肉、骨骼及内脏器官等身体的组成成分。身体成分评定主要是对人体脂肪成分进行测量与评定,包括体脂和皮脂测定。随着检验技术的发展和医疗器械的不断改进,身体成分的测定方法较为丰富。测定方法分为直接测定法、间接测定法和双间接测定法,由于直接测定法很困难,多采用间接测定法和双间接测定法。可根据不同的目的选用不同的测定方法。如评估总体脂,可选用体重指数、生物电阻抗或双能X 线吸收法等;评估局部体脂或腹型肥胖,可测量腰围、腰臀比;也可根据实际条件选用超声、CT 或 MRI 等检查来测定总体脂肪和局部体脂。

第二节 姿 势 评 定

身体姿势是指身体各部分在空间的相对位置,它反映人体骨骼、肌肉、内脏器官、神经系统等各组织间的力学关系。正常的姿势有赖于肌肉、韧带、骨骼、关节、筋膜等组织的支持和良好的姿势习惯以及正常的平衡功能。正确的身体姿势应具备如下条件:具有能使机体处于稳定状态的力学条件;肌肉为维持正常姿势所承受的负荷不大;不妨碍内脏器官功能;表现出人体的美感和良好的精神面貌。

一、正常姿势及评定

（一）正常姿势

人体正常姿势包括静态姿势和动态姿势。静态姿势表现为站位、坐位、跪位和卧位等相对静止的姿势;动态姿势是指活动中的各种姿势,如行走姿势、运动姿势、劳动姿势和舞蹈姿势等。姿势的表现受到性别、年龄、身体状况、文化背景及性格等因素的影响,同时也受到各种病理因素的影响。理想的姿势应满足以下几点:很好地分散重力压力进而平衡肌肉功能;允许关节在中央范围运动,减少对韧带和关节面的压力;有效地进行个人的日常生活;满足个体逃避受伤的能力。

在静态姿势评定中,直立姿势是人体最基本的和最能区别于其他动物的特定姿势,其特征是双脚着地,身体直立,上肢能够自由地进行各种粗大运动和精细动作,下肢能够站立、行走和跑步。站立的高重心和足底的小支撑面使得人体在站立时相对不稳定。这也是人类在长期的进化过程中形成的特有的外形特征。

（二）直立姿势的评定

人体处于直立位的标准姿势时,从各个不同方向进行观察,要符合以下条件:

1. 前面观　从前面看,双眼应平视前方,两侧耳屏上缘和眶下缘中点应处同一水平面上,左、右髂前上棘应处同一水平面上。

2. 后面观　从后面看,头后枕部、脊柱和两足跟夹缝线都应处于一条垂直线上;与脊柱相邻的两肩和两侧髂嵴,对称地处于垂直脊柱的水平线上。

3. 侧面观　从侧面看,耳屏、肩峰、股骨大转子、膝、踝应五点一线,位于一条垂直线上。同时可见脊柱的 4 个正常生理弯曲,即向前凸的颈曲,向后凸的胸曲,向前凸的腰曲和向后凸的骶曲。颈曲和腰曲弯曲度最大,胸曲次之,骶曲最小,具体见图 2-2。

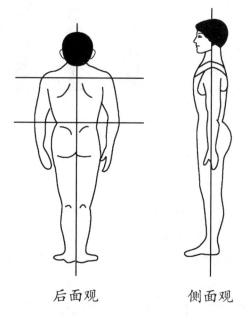

后面观　　　侧面观

图 2-2　标准直立姿势

二、常见的异常姿势及评定

（一）侧面观

从侧面观察,正常颈椎和腰椎的生理弯曲弧度介于 3~5cm。

1. 头前倾姿势　可见下颈段和上胸段的屈曲度增加,上颈段的伸展度增加,常伴有圆肩,外耳道位于重心线之前,颈椎前凸并头向前增加,颈椎体位于重心线之前。在肌肉方面可见颈部的伸肌紧张,颈部屈肌放松。产生这种情况与长期颈部屈曲向前的职业姿势有关,如长时间使用电脑工作的人员。

2. 肩向前　肩峰位于重心线之前,肩胛骨外展并常伴有上提。在肌肉方面常见胸大肌、胸小肌、前锯肌和肋间肌紧张,胸背伸肌、下斜方肌、菱形肌薄弱。

3. 胸脊柱后凸(驼背)　是胸椎体后凸增加的表现(图 2-3),重心线位于椎体之前,在肌肉方面常见胸部伸肌、肩胛骨后缩肌、肋间肌、胸肌、背阔肌、前锯肌、肩胛提肌、上斜方肌紧张。发生这种情况可能与长期前倾疲劳、长期过度的屈肌锻炼、椎间盘前部受压、脊柱结核病等因素有关。

4. 胸部畸形　正常胸廓呈圆锥形,上方略小,下方稍宽,横径与前后径之比为 4∶3。常见的胸部畸形有漏斗胸(前胸和胸骨凹陷)、桶状胸(胸廓的前后径增加)、"鸡胸"(胸骨凸向前下方)、扁平胸(胸部扁平,横径明显大于前后径)、不对称胸(左右胸廓歪斜,大小高低不一)。

5. 腰椎前凸　是腰椎过度伸展、前凸加大的表现(图 2-4)。在肌肉方面可见腹肌薄弱和被拉长,腰部伸肌和屈髋肌紧张。产生这种情况通常与腰骶角增大、骨盆前倾和髋屈曲、椎体后部受压等因素有关,此外,还与妊娠、肥胖症或不良习惯等因素有关。

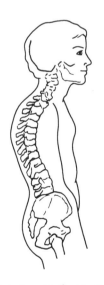

图 2-3　胸脊柱后凸

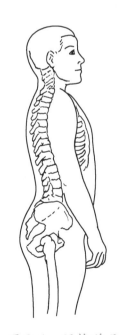

图 2-4　腰椎前凸

6. 骨盆前倾　是髂前上棘位于耻骨联合之前的表现,此时髂前上棘应位于重心线之前,并与耻骨平行。

7. 骨盆后倾　是耻骨联合位于髂前上棘之前的表现,此时髂前上棘应位于重心线之后,并与耻骨平行。

8. 膝反曲　是膝关节过伸的表现,此时踝关节常呈跖屈状态,膝关节位于重心线之后。在肌肉方面可见股四头肌、腓肠肌、比目鱼肌紧张,腘肌和腘绳肌被牵拉,可有股四头肌瘫痪的表现。

9. 膝屈曲　是踝关节呈背屈位的表现,常与髋屈曲有关或由其引起。此时膝关节中心位于重心线之前。在肌肉方面常见腘肌和腘绳肌紧张,股四头肌被拉长。

（二）后面观

1. 头部倾斜　与同侧椎体受压有关。在肌肉方面可见一侧颈部侧屈肌紧张,对侧颈部侧屈肌被牵拉。

2. 肩下垂　在肩下垂情况下,两肩在冠状面上不在同一水平,一侧的肩关节下垂,另一侧的肩关节可以抬高和内收,菱形肌和背阔肌紧张。

3. 翼状肩胛骨、肩胛骨内收和外展　翼状肩胛骨因肩胛骨内侧缘和内侧上角凸起,形似羽翼,故得名,这是由于前锯肌部分或全部瘫痪,使得肩胛骨内侧微抬起所致。肩胛骨内收与菱形肌、斜方肌紧张有关;肩胛骨外展,与前锯肌紧张有关。

4. 脊柱侧弯　脊柱侧弯时,脊椎的棘突在冠状面上向外偏离重心线,为了保持身体平衡,可引起肩和骨盆的偏斜。它是一种症状或 X 线体征。功能性胸腰段侧弯可能与长期不对称姿势、优势手、下肢不等长有关,在肌肉方面常见凹侧组织紧张、凸侧组织薄弱、被牵拉。特发性侧弯(原因不明的)的发生与凹侧椎体受压、肋骨及椎体的结构变化、下肢不等长、骨盆倾斜、肩水平不同、内脏器官功能障碍(如呼吸困难)等因素有关,在肌肉方面可见凹侧椎旁肌肉紧张、髋外展肌较紧张,或伴有轻度的骨盆倾斜,对侧肌肉、肌腱拉长。

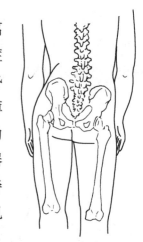

图 2-5　骨盆向侧方倾斜

5. 骨盆向侧方倾斜　骨盆向侧方倾斜时,骨盆在冠状面常偏向右侧(图 2-5)。骨盆右侧偏移,常伴有相对左髋内收和右髋外展。在肌肉方面可见腰方肌紧张,髋外展及对侧髋内收肌紧张,对侧髋外展肌力减弱的情况。

（三）前面观

1. 头下颌骨不对称　可以是发育性的,也可以由外伤引起。

2. 锁骨和其他关节不对称　一般由外伤引起。

3. 髋内旋、髋外旋　髋内旋时可见髌骨朝向内侧,髋外旋时可见髌骨朝向外侧。

4. 膝内翻　可以是单侧的,也可以是双侧的。发生膝内翻时,膝关节的中心位于大腿和小腿中线的外侧(图 2-6)。在肌肉方面可见髋内旋肌紧张,膝关节过伸(股四头肌和足外翻肌紧张),髋外侧旋转肌、腘绳肌和胫后肌拉长等现象。

5. 膝外翻　可以是单侧的,也可以是双侧的,发生膝外翻时,膝关节的中心位于大腿和小腿中线的内侧(图2-7)。在肌肉方面可见髂胫束和膝关节外侧肌肉紧张,膝关节内侧组织被拉长等现象。

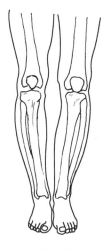

图 2-6　膝内翻

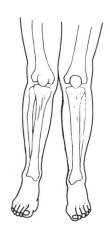

图 2-7　膝外翻

6. 踇外翻　可见第一足趾的跖趾关节向外侧偏斜。这与第一跖骨头内侧过度生长、关节脱位、痛性踇趾滑膜囊肿等因素有关。

7. 爪形趾　可见跖趾关节过伸,近侧趾间关节屈曲,趾长伸肌紧张、短缩的现象,常与空凹足有关。

8. 锤状趾　可见跖趾关节和远侧趾间关节过伸、趾伸肌短缩、蚓状肌被拉长。这与跖骨头下胼胝(过度负重所致)和足趾上面胼胝(鞋的压力有关)等因素有关。

三、异常姿势的影响

(一)肌肉和韧带失衡

1. 肌肉变薄　长时间被动拉长的肌肉将变得薄弱。

2. 肌肉缩短　长时间处于收缩状态的肌肉在某种体位是强壮的,但在全范围的关节活动中将失去其原有的力量,这样该肌肉会因处于习惯的体位而短缩。

3. 韧带失去张力　被动拉长的韧带,由于不断地增加被动张力,因而失去了它们支持和保护关节的能力。

4. 关节脱位　关节没有韧带或肌肉的支持,将失去某一方向的活动度,可出现半脱位或脱位。

(二)关节负重增加和压力分布异常

长期异常的负重压力可引起关节软骨的异常,从而导致关节过早的退行性改变。例如,膝内翻使得内侧膝关节面异常受压,同时也增加了下肢外侧韧带的牵拉;骨盆的过度前倾会引起腰椎体后部异常压力,同时也增加了 L_5 和 S_1 椎间盘的压力,腹肌被牵拉,髂腰肌相应缩短, L_5 存在潜在滑脱的可能。

(三）继发性功能障碍

直立姿势时躯体负重部位的异常可连锁地引起其他相关部位的改变。人体闭合运动链系统中任何环节的异常,将导致整个运动链各组成部分的相应代偿性改变。例如,增加腰部负荷,可以通过增加胸椎和颈椎的负荷来相应地代偿,同时也加速了胸椎和颈椎退行性变的速度;膝关节屈曲畸形,增加了股四头肌的负荷,同时增加了髌股关节的压力。为了维持直立的姿势和重心,需要增加髋、踝关节的屈曲,这样就增加了腰部的负荷,可能会导致腰部的退行性病变。

(四）诱发疼痛

过度的压力和牵拉会引起疼痛反应,导致关节和周围组织的慢性无菌性炎症,称为疼痛综合征,通常有以下两种情况:

1. 原发性姿势异常 在平时的生活和工作中,不正确姿势的维持可引起姿势性疼痛,如长时间过度弯腰工作、伸颈看电脑屏幕会引起腰部和颈部的疼痛,通过腰、颈部的适当活动可以减轻疼痛。

2. 继发性姿势异常 长时间的不良姿势导致炎症、损伤和退行性病变后,继发性加重原有的姿势障碍和导致新的姿势障碍,并诱发或加重疼痛。

第三节 体 格 评 定

体格评定是对人体的整体的量度和各部位的长度、围度及宽度等进行测量。身高、体重、胸围、肢体长度和围度等指标是体格评定的常用指标。由于年龄、性别和发育状况的不同,人体形态各有差异,并受遗传、疾病、外伤、障碍等因素的影响而不断发生变化。为了解因身体发育、伤病所致的身体形态方面的改变,客观地表现形态障碍对于功能状态的影响程度,如截肢、肢体水肿或下肢不等长等,评定者必须对患者进行准确、客观的测量和记录,以协助功能状态的评定,为制订康复治疗方案、观察康复效果及判断预后提供依据。测量时应尽量在早晨空腹时、排空大小便后进行,患者只穿单薄内衣、戴矫正器械等,力求使测量结果准确可靠。

一、肢体长度的测量

可用软尺测定骨的缩短或增长程度以及残肢断端的长度,测量时应注意先将两侧肢体置于对称位置,然后利用骨性标志测量两侧肢体的长度,最后将两侧的测量结果进行比较。误差一般控制在 0.5cm 范围内。

（一） 上肢长度的测量

上肢长度的测量分以下 4 个部分：

1. 上肢长度　测量时,患者取坐位或立位,上肢在体侧自然下垂,肘关节伸展,前臂为旋后位,腕关节为中立位。评定者测量从肩峰外侧端到桡骨茎突或中指尖的距离,见图 2-8。

2. 上臂长度　患者体位同上。评定者测量从肩峰外侧端到肱骨外上髁的距离,见图 2-9。

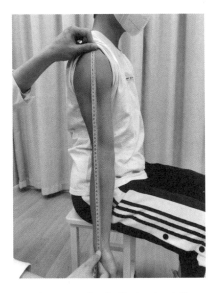

图 2-8　上肢长度的测量

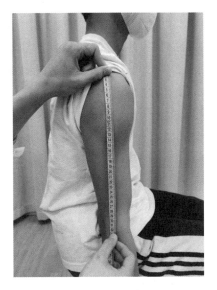

图 2-9　上臂长度的测量

3. 前臂长度　患者体位同上。评定者测量从肱骨外上髁到桡骨茎突或尺骨鹰嘴到尺骨茎突的距离,见图 2-10。

4. 手长度　患者将手置于手指伸展位。评定者测量从桡骨茎突与尺骨茎突的连线中点开始到中指指尖的距离,见图 2-11。

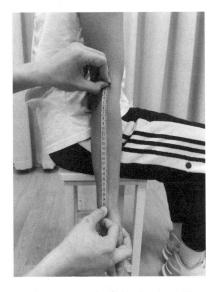

图 2-10　前臂长度的测量

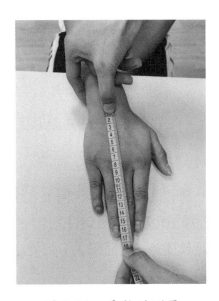

图 2-11　手长的测量

（二）下肢长度的测量

下肢长度的测量分以下4个部分：

1. 下肢长度　患者取仰卧位，骨盆水平，下肢伸展，髋关节置于中立位。评定者测量从髂前上棘到内踝的最短距离，也可测量从股骨大转子到外踝的距离，见图2-12。

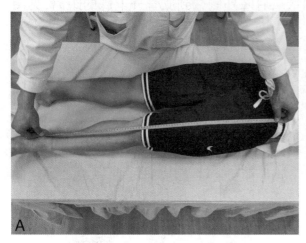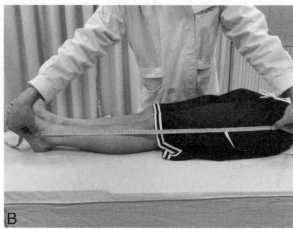

图2-12　下肢长度的测量

A.从髂前上棘到内踝的最短距离；B.从股骨大转子到外踝的距离。

2. 大腿长度　患者体位同上。评定者测量从股骨大转子到膝关节外侧关节间隙的距离或坐骨结节到股骨外上髁的距离，见图2-13。

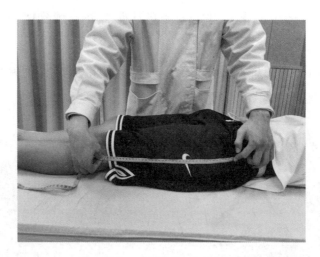

图2-13　大腿长度的测量

3. 小腿长度　患者体位同上。评定者测量从膝关节外侧间隙到外踝的距离或股骨外上髁到外踝的距离，见图2-14。

4. 足长度　患者将踝关节放置于中立位。评定者测量从足跟末端到第二趾末端的距离，见图2-15。

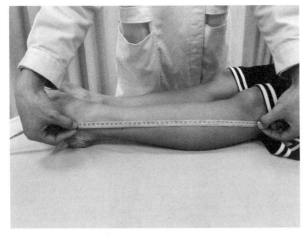

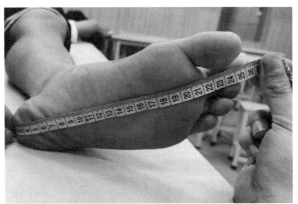

图 2-14　小腿长度的测量　　　　　　　　　　图 2-15　足长的测量

 知识拓展

残肢断端长度测量

（1）上臂残端长度：测量从腋窝前缘到残肢末端的距离。

（2）前臂残端长度：测量从尺骨鹰嘴沿尺骨到残肢末端的距离。

（3）大腿残端长度：测量从坐骨结节沿大腿后面到残肢末端的距离。

（4）小腿残端长度：测量从膝关节外侧关节间隙到残肢末端的距离。

二、肢体围度的测量

常用皮尺测量肢体的围度（或周径），以了解患肢肌肉有无萎缩、肿胀或肥大。测量时应注意皮尺与肢体纵轴垂直，松紧度适宜。

（一）四肢围度的测量

四肢围度的测量分以下 4 个部分：

1. 上臂围度　患者分别取肘关节用力屈曲和肘关节伸展两种体位，评定者测量上臂中部、肱二头肌最大膨隆处的围度，见图 2-16。

2. 前臂围度　患者将前臂放在体侧自然下垂，评定者分别测量前臂近侧端最大膨隆处和前臂远端最细处的围度，见图 2-17。

3. 大腿围度　患者体位为下肢稍外展，膝关节伸展。评定者测量髌骨上方 10cm 处或从髌骨上缘起向大腿中段取 6cm、8cm、10cm、12cm 处的围度。记录测量结果时应注明测量部位，见图 2-18。

4. 小腿围度　患者体位为下肢稍外展、膝关节伸展位。评定者分别测量小腿最粗处和内、外踝上方最细处的围度，见图 2-19。

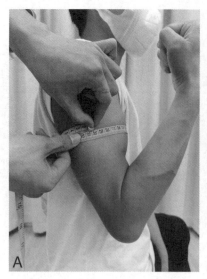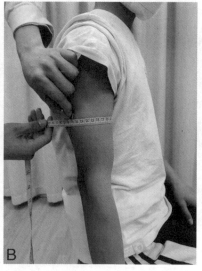

图 2-16　上臂围度的测量

A.肘屈曲位上臂围度的测量;B.肘伸展位上臂围度的测量。

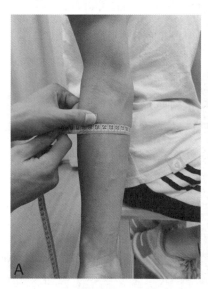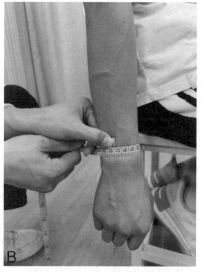

图 2-17　前臂围度的测量

A.前臂最大围度的测量;B.前臂最小围度的测量。

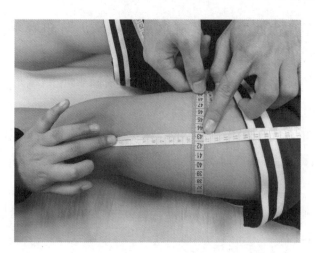

图 2-18　大腿围度的测量

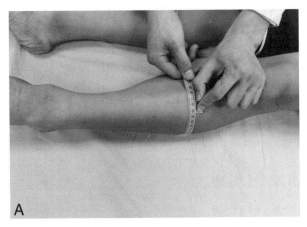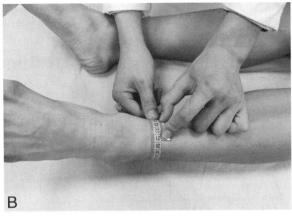

图 2-19 小腿围度的测量

A. 小腿最大围度的测量;B. 小腿最小围度的测量。

 知识拓展

残肢断端围度的测量

对残肢断端围度进行测量是为了判断残肢断端的水肿状态,判定残肢与假肢接受腔的合适程度。残肢断端围度的测量尽量做到每周一次。

（1）上臂残端围度:从腋窝直到断端末端每隔 2.5cm 测量一次围度。

（2）前臂残端围度;从尺骨鹰嘴直到断端末端每隔 2.5cm 测量一次围度。

（3）大腿残端围度:从坐骨结节直到断端末端每隔 5cm 测量一次围度。

（4）小腿残端围度:从膝关节外侧关节间隙起直到断端末端每隔 5cm 测量一次围度。

（二）躯干围度的测量

1. 头围(常用于小儿)　患者取坐位、站立位或平卧位。用软尺齐双眉上缘,后经枕骨结节,左右对称环绕一周。正常成人头围为 54~58cm,胎儿头围为 32~34cm。

2. 颈围　患者取立位或坐位,上肢在体侧自然下垂。用软尺测量通过喉结处的颈部围度,测量时应注意软尺与水平面平行。

3. 胸围　患者取坐位或立位,上肢在体侧自然下垂。测量应分别在患者平静呼气末和吸气末时进行。软尺通过胸骨中点和肩胛骨下角点,绕胸一周。

4. 腹围　患者取坐位或立位,上肢在体侧自然下垂。测量通过脐或第 12 肋骨的尖端和髂前上棘连线的中点的围度,注意软尺要与水平面平行。测量腹围时应考虑消化器官和膀胱内容物的充盈程度。

5. 臀围　患者取立位，双侧上肢在体侧自然下垂。测量股骨大转子和髂前上棘连线中间臀部最粗处的围度。

6. 腰臀比　即测量的腰围除以臀围的比值，正常男子为 0.8~0.90，正常女子为 0.75~0.80，如果被测者腰臀比超过了上限，其冠心病发病率较正常人高 3~5 倍，糖尿病的发生率较正常人高 3~9 倍，胆肾结石的发病率是正常人的 4~6 倍。

三、身高和体重的测量

身高与体重是衡量人体发育、营养状况的基本指标，也是衡量其他生理指标的基础，可与性别、年龄、遗传、饮食、劳动、生活条件、健康状况、锻炼程度等有关。

（一）身高

身高是指身体的总高度，即人体直立时，由头顶点到地面的垂直距离。它是反映人体纵向发育的重要指标，也是判断骨骼生长发育状况的重要依据。身高与体重、胸围等指标配合分析，可作为评定人体形态的重要内容。正常人的指距等于身高。人体的身高同样受年龄、性别、种族、地区、生活条件、体育锻炼以及疾病等因素的影响。在一生中，身高也是变化最大的指标之一。在青少年生长发育时期，身高随年龄增长而逐年递增。就个体而言，在同一天中，一个人的身高也存在规律性的变化，早晨起床时最高，傍晚时最低，一般可相差 2cm 左右。

测量方法：被测者应脱鞋赤足，背靠立柱，使足跟、骶骨正中线和两肩胛骨间三处与立柱贴紧，足尖分开成 60°，成立正姿势，并将头调整到耳眼平面，直至测量完成。

（二）体重

体重即人体的重量，是描述人体横向发育的指标，它在很大程度上反映了人体骨骼、肌肉、皮下脂肪及内脏器官等组织的综合发育状况。

1. 成人　我国成人男女标准体重可参照以下公式：

$$体重(kg) = 身高(cm) - 100（身高在 165cm 以下）$$

$$体重(kg) = 身高(cm) - 105（身高在 166-175cm）$$

$$体重(kg) = 身高(cm) - 110（身高在 176-186cm）$$

一般理想体重在标准体重±10% 以内的范围，超过标准体重的 10%~20% 为超重，超过标准体重的 20% 为肥胖。

2. 儿童和青少年　可采用以下公式来推断出标准体重：

2~12 岁：标准体重(kg) = 年龄×2+8

13~16 岁：标准体重(kg) = ［身高(cm) - 100］×0.9

体重超过标准体重的 20%~30% 为轻度肥胖，超过标准体重的 30%~50% 为中度肥胖,超过标准体重的50%为重度肥胖。计算肥胖度可用下列公式：

肥胖度=（实际体重−按身高计算的标准体重）/按身高计算的标准体重×100%

3. 身体质量指数　身体质量指数（body mass index，BMI）是以体重和身高的相对关系来判断营养状况和肥胖程度的指标。

BMI的计算公式：BMI=体重（kg）/身高^2（m^2），相关数据及临床意义参见表2-1。

表2-1　世界卫生组织对BMI的健康建议

分类	健康风险	BMI
体重不足	中度至高度危险	小于18.5
标准体重	正常至低危险	18.5~24.9
体重过重	危险增加	25.0~30.0
肥胖	严重危险	大于30.0

本章小结

　　人体的生长发育、体质水平、营养状况，都可以通过人体形态的发育表现出来，因此，评定主要从四个方面加以测量和评价，包括体格、体型、身体姿势及身体组成，其中四肢长度及围度的测量是制订辅助器具的依据，体重的测量是了解身体素质的基础指标之一，也是形态评定的基础。通过人体形态的评定，了解人体生长发育状况及伤病所致的身体形态方面的变化，如骨折后肢体的肿胀程度、骨折复位及截肢后肢体的长度等。

（易江兰）

思考与练习

一、名词解释
1. 身体质量指数（BMI）
2. 驼背

二、填空题
1. 正常人体脊柱有四个生理性弯曲，即_____、_____、_____和_____。
2. 前臂长度测量从_____到_____，或_____到_____的距离。
3. 小腿周径测量分别测量_____和_____的周径，分别反映小腿的最大和最小周径。

三、简答题

1. 姿势评定中目测观察的内容有哪些？

2. 姿势异常对人体的影响有哪些？

第三章 人体反射评定

03章 数字资源

1. 具有良好的团队合作意识和职业道德。
2. 掌握各类人体反射评定的临床意义和阳性反应。
3. 熟悉反射的概念、分类及评定目的。
4. 了解常用的神经反射检查。
5. 学会各类人体反射的评定方法。

 工作情景与任务

导入情景：

患者李某，男性，54 岁，因"左侧肢体无力 1 个月余"入院，诊断为脑出血（右侧基底节区），经临床治疗目前病情平稳。查体：神志清楚；Brunnstrom 运动功能评定，左上肢为Ⅲ级，左手为Ⅱ级，左下肢为Ⅲ级，左侧肘屈肌群肌张力为Ⅱ级。在康复治疗过程中，发现患者头部经常转向右侧。

工作任务：

1. 该患者何种反射活跃？
2. 该患者进行康复治疗时，如何运用反射帮助患者进行康复训练？

第一节 概　　述

一、概　　念

反射（reflex）是指在中枢神经系统参与下，机体对内外环境变化刺激所做的规律性应答。反射以反射弧作为解剖学基础。反射弧包括感受器、传入神经、中枢神经、传出神经、效应器 5 个部分,其中任意一个部分损伤或信号传导受阻,反射都将出现障碍。

反射是神经系统活动的基本形式,是运动功能的基础。通常人体反射发育的成熟需要经历脊髓水平、脑干水平、中脑水平和大脑皮质水平 4 个阶段,在发育过程中脊髓水平反射、脑干水平反射(初级水平反射)逐渐被中脑水平反射、大脑皮质水平反射(高级水平反射)整合或抑制。一般将中脑及大脑皮质水平的反射称为反应,反应通常在婴儿后期出现并终身存在。而脊髓水平及脑干水平的反射称为原始反射,这部分反射是婴儿初期维持各种生命现象和后期运动发育的基础,所以在一定发育阶段内存在是正常的,若延迟出现或持续存在,应被看作是病理现象。

二、反射的分类及评定目的

(一)反射的分类

1. 根据反射中枢的位置分类　脊髓水平反射、脑干水平反射、中脑水平反射及大脑皮质水平反射。

2. 根据感受器存在部位分类　深反射和浅反射。

3. 根据生理功能分类　摄食反射、防御反射及姿势反射。

(二)评定目的

1. 判断中枢神经系统的发育状况　反射发育异常提示中枢神经系统发育迟滞,如婴儿围生期脑部受到损害,反射的发育可出现异常。因此,通过对反射进行评定可判断婴幼儿的发育状况。

2. 判断中枢神经系统的损伤状况　当中枢神经系统受到损伤时,高级水平反射对初级水平反射失去抑制,原始反射可再次出现,如脑卒中患者出现对称性或不对称性紧张性颈反射、联合反应等。因此,通过对反射进行评定可判断中枢神经系统的损伤状况。

3. 作为制订康复治疗方案的依据　根据评定结果确定脑瘫患儿的发育水平,制订出抑制患儿原始反射出现的康复治疗方案。同时,利用原始反射调整患者的局部肌群肌张力,有利于引导患者分离运动的出现。

 知识拓展

共同运动与选择性运动

中枢神经系统损伤后的临床表现反映在多个方面,如反射的异常、肌张力的异常以及异常的协同运动模式等。异常的协同运动模式即共同运动,或称联带运动,是指患侧肢体不同肌群以错误的时空关系被组合在一起完成的一种半随意运动模式,是一种肢体刻板的整体运动模式,没有实用价值。如患侧肩关节屈曲时,必然伴随肩关节外展和肘关节屈曲。共同运动是脊髓水平等低级中枢控制的原始粗大运动模式,是中枢神经系统损伤患者偏瘫侧肢体运动控制障碍的典型表现。

选择性运动,又称为分离运动,是大脑皮质水平控制的运动,受本体感觉反馈调节,相对于共同运动其表现为患侧肢体能随意独立进行单关节活动。在临床上当中枢神经系统损伤后,低级中枢失去了高级中枢的抑制作用,导致患者在进行功能活动时不能选择性控制相关肌群,同时伴有反射和肌张力的异常等。因此,中枢神经系统损伤患者肢体运动控制障碍的恢复过程,是一种运动模式和肌张力不断衍变的质变过程,掌握其具体分期及各期表现,有利于制订康复治疗方案和实施康复治疗,工作中通常采用 Brunnstrom 运动功能评定和 Fugl-Meyer 运动功能评定,详见书后附表 1 和附表 2。

第二节　人体反射的评定

一、脊　髓　水　平

脊髓水平的反射是运动反射,受到刺激后肢体出现完全的屈曲或伸展模式。对脊髓反射检测的阳性或阴性反应在 2 个月内的正常婴儿可能存在,超过 2 个月的婴儿阳性反应持续存在,可能预示着中枢神经系统发育迟缓,阴性反应是正常的。

（一）屈肌收缩反射

检测体位:患者取仰卧位,头置正中,下肢伸展。

诱发刺激:刺激一侧足底。

阳性反应:受刺激的下肢失去控制而屈曲,见图 3-1。

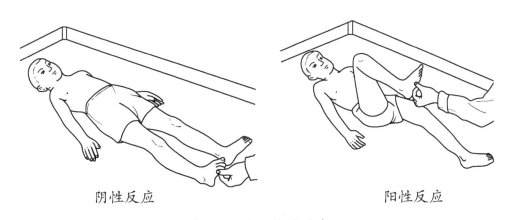

阴性反应　　　　　　　　　　　　阳性反应

图 3-1　屈肌收缩反射

临床意义:出生后 2 个月内阳性反应属于正常,在这之后仍存在可能提示反射发育迟缓。

（二）伸肌伸展反射

检测体位:患者取仰卧位,头置正中,一侧下肢伸直,另一侧下肢屈曲。

诱发刺激：刺激屈曲一侧下肢足底。

阳性反应：屈曲的一侧下肢失去控制而伸直，见图3-2。

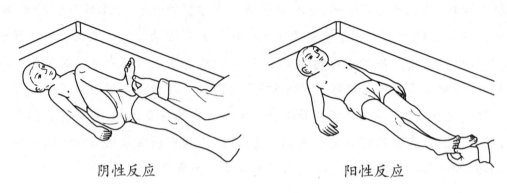

阴性反应   阳性反应

图 3-2 伸肌伸展反射

临床意义：出生后2个月内阳性反应属于正常，在这之后仍存在可能提示反射发育迟缓。

（三）交叉伸展反射

检测体位：患者取仰卧位，头置正中，一侧下肢伸直，另一侧下肢屈曲。

诱发刺激：屈曲伸直侧的下肢。

阳性反应：在屈曲伸直侧下肢时，对侧屈曲的下肢变为伸直，见图3-3。

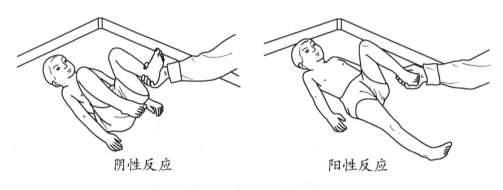

阴性反应   阳性反应

图 3-3 交叉伸展反射

临床意义：在出生后2个月内出现阳性反应属于正常，在此之后仍存在可能提示反射发育迟缓。

二、脑 干 水 平

脑干水平的反射是静止的姿势反射，有时并非肉眼观察到的运动反射。在出生后4~6个月内，脑干水平反射的阳性或阴性反应可见于正常婴儿，超过6个月的婴儿仍存在阳性反应则可能提示反射发育迟缓，阴性反应是正常的。

（一）不对称性紧张性颈反射

检测体位：患者取仰卧位，头置正中，上下肢伸直。

诱发刺激：将头转向一侧。

阳性反应：面部朝向的一侧上下肢伸展或伸肌肌张力增高；对侧上下肢屈曲或屈肌肌张力增高，见图3-4。

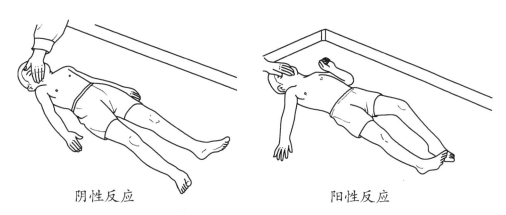

阴性反应　　　　　　　　　　　　阳性反应

图3-4　不对称性紧张性颈反射

临床意义：出生后4~6个月内出现阳性反应属于正常，出生6个月后出现阳性反应可能提示反射发育迟缓。

（二）对称性紧张性颈反射

检测体位：患者呈膝手卧位或趴于评定者的腿上。

诱发刺激：将头向腹侧或背侧屈曲。

阳性反应：将头向腹侧屈曲时，上肢屈曲或屈肌肌张力增高，下肢伸展或伸肌肌张力增高，见图3-5；将头向背侧屈曲时，上肢伸展或伸肌肌张力增高，下肢屈曲或屈肌肌张力增高，见图3-6。

临床意义：出生后4~6个月内出现阳性反应属于正常，出生6个月后仍存在阳性反应可能提示反射发育迟缓。

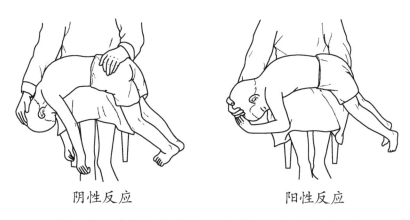

阴性反应　　　　　　　　　　　　阳性反应

图3-5　对称性紧张性颈反射（头向腹侧屈曲）

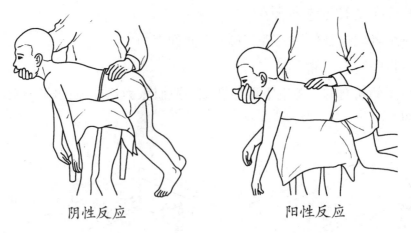

阴性反应　　　　　　　　　阳性反应

图 3-6　对称性紧张性颈反射(头向背侧屈曲)

(三) 紧张性迷路反射

检测体位:患者取仰卧位或俯卧位,头置正中,上下肢伸直。

诱发刺激:维持仰卧位或俯卧位。

阳性反应:仰卧位时,被动屈曲上下肢,患者伸肌肌张力增高,见图 3-7;维持俯卧位时,患者不能后伸头、后缩肩及伸展躯干和四肢,见图 3-8。

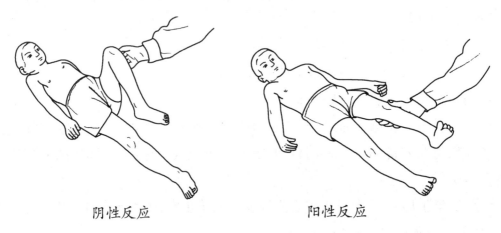

阴性反应　　　　　　　　　阳性反应

图 3-7　紧张性迷路反射(仰卧位)

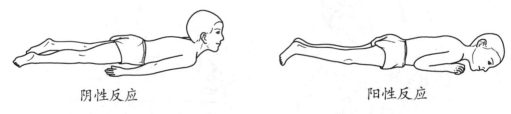

阴性反应　　　　　　　　　阳性反应

图 3-8　紧张性迷路反射(俯卧位)

临床意义:出生后 4 个月内出现阳性反应属于正常,4 个月后仍存在阳性反应提示可能为反射发育迟缓。

（四）阳性支持反应

检测体位:抱患者使之维持站立。

诱发刺激:使患者用足底跳跃几次。

阳性反应:下肢伸肌肌张力增高,足跖屈,可伴有膝反张,见图3-9。

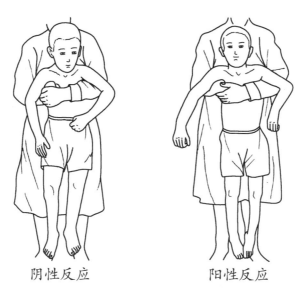

阴性反应　　　　　　　　阳性反应

图3-9　阳性支持反应

临床意义:出生后4~8个月内出现阳性反应属于正常,在出生8个月后仍存在阳性反应提示可能为反射发育迟缓。

（五）联合反应

检测体位:患者取仰卧位。

诱发刺激:嘱患者用全力抓握某一物体(偏瘫患者用健侧手)。

阳性反应:对侧肢体出现同样的动作或相关肌群肌张力增高,见图3-10。

临床意义:若出现阳性反应合并其他异常反射,可能提示反射发育迟缓或中枢神经系统损伤。

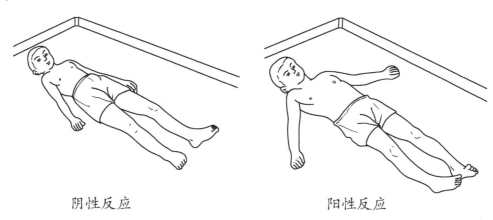

阴性反应　　　　　　　　　　阳性反应

图3-10　联合反应

三、中脑水平

（一）调正反应

调正反应在红核上方的中脑整合，不包括大脑皮质。调正反应是指身体的位置在空间发生变化时，头和身体在空间保持正常姿势的反应，大部分反应终身存在。

1. 颈调正反应

检测体位：患者取仰卧位，头置正中，上下肢伸直。

诱发刺激：被动地或主动地将头转向一侧。

阳性反应：整个身体向着与头一致的方向旋转，见图3-11。

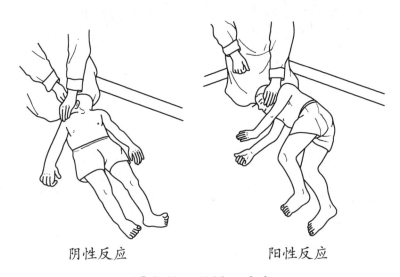

阴性反应　　　　　　　　阳性反应

图 3-11　颈调正反应

临床意义：出生后6个月内阳性反应是正常的，超过6个月仍存在阳性反应可能提示反射发育迟缓，超过1个月的婴儿出现阴性反应是反射发育迟缓的指征。

2. 身体调正反应

检测体位：患者取仰卧位，头置正中，上下肢伸直。

诱发刺激：主动地或被动地将头转向一侧。

阳性反应：身体呈分节旋转，先转头，然后是肩，最后是骨盆，见图3-12。

临床意义：出生后6~18个月出现阳性反应，6个月后仍是阴性反应则提示可能为反射发育迟缓。

3. 头部迷路调正反应

检测体位：患者取俯卧位或仰卧位，遮上眼睛。

诱发刺激：维持俯卧位或仰卧位。

阳性反应：头抬至正常位置，面部呈垂直位，口呈水平位，见图3-13和图3-14。

临床意义：俯卧位头部迷路调正反应在出生后1~2个月出现直至终生为阳性反应属

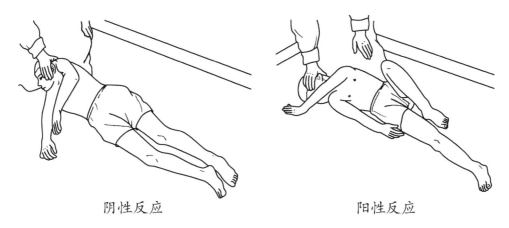

阴性反应 阳性反应

图 3-12 身体调正反应

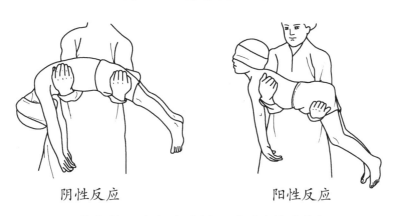

阴性反应 阳性反应

图 3-13 头部迷路调正反应(俯卧位)

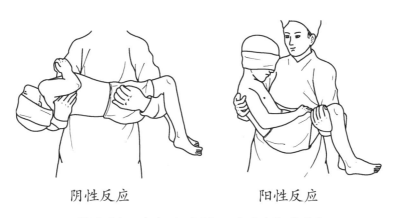

阴性反应 阳性反应

图 3-14 头部迷路调正反应(仰卧位)

于正常,出生 2 个月后仍为阴性反应可能提示反射发育迟缓。仰卧位头部迷路调正反应在出生后 6 个月出现直至终生为阳性反应属于正常,出生 6 个月后仍为阴性反应可能提示反射发育迟缓。

4. 视觉调正反应

检测体位:双手抱患儿并使之在空中呈俯卧位或仰卧位。

诱发刺激:维持俯卧位或仰卧位。

阳性反应:头抬至正常位置,面部呈垂直位,口呈水平位,见图 3-15 和图 3-16。

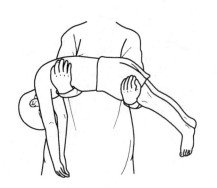

阴性反应   阳性反应

图 3-15   视觉调正反应(俯卧位)

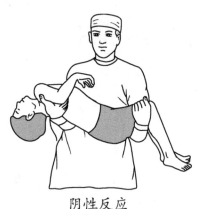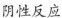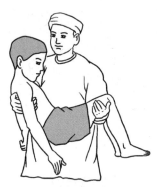

阴性反应   阳性反应

图 3-16   视觉调正反应(仰卧位)

临床意义:俯卧位视觉调正反应的阳性反应在俯卧位头部迷路调正反应出现后不久出现直至终生,在此时间之后仍为阴性反应则可能提示反射发育迟缓(若头部迷路调正反应不存在,那么视觉调正反应在各个位置上都将是无效的)。仰卧位视觉调正反应是出生后6个月直至终生出现阳性反应均属于正常,6个月后仍为阴性反应可能提示反射发育迟缓。

(二)自动运动反应

自动运动反应作为一组反射可在婴幼儿身上观察到,严格来说,它不是调正反应,但这部分反应都是随着头部的位置变化而变化的,涉及半规管、迷路或颈部的本体感觉。自动运动反应出现在发育的某个阶段,它的持续存在或缺乏可见于某些疾病的患者。

1. 拥抱反射

检测体位:患者取半仰卧位。

诱发刺激:突然将头伸向后下方。

阳性反应:上肢外展、伸直(或屈曲)、外旋,手指伸直和外展,见图 3-17。

临床意义:出生后4个月内出现阳性反应属于正常,4个月后仍为阳性反应可能提示

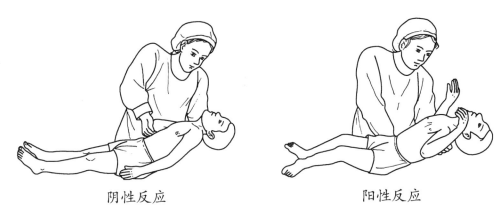

阴性反应 阳性反应

图 3-17　拥抱反射

反射发育迟缓,阴性反应是正常的。

2. 抬躯反射

检测体位:用手托住患者胸部,患者取俯卧位置于空中。

诱发刺激:主动地或被动地抬头。

阳性反应:脊柱和下肢伸直(当头向腹侧屈曲时,脊柱和下肢屈曲),见图 3-18。

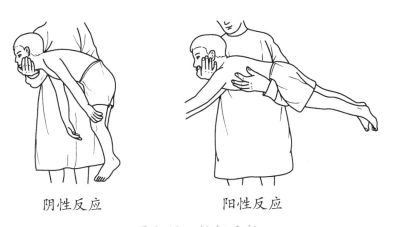

阴性反应 阳性反应

图 3-18　抬躯反射

临床意义:出生后 6 个月至 2 岁或 2.5 岁出现阳性反应是正常的,超过 2.5 岁仍为阳性反应可能提示反射发育迟缓。从出生至 6 个月和从 2.5 岁直到终生为阴性反应都是正常的。

3. 保护性伸展反应

检测体位:患者取俯卧位,双上肢向头的方向伸展。

诱发刺激:评定者抓起患者踝足部或骨盆使之悬空,然后突然将头向地板方向运动。

阳性反应:上肢立即伸展伴有手指外展和伸直以保护头,见图 3-19。

临床意义:阳性反应大约在出生后 6 个月出现并持续终生,6 个月后阴性反应则提示可能为反射发育迟缓。

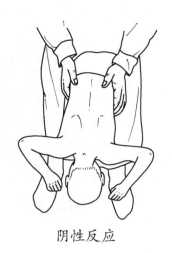 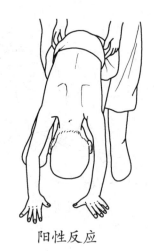

阴性反应　　　　　　　　阳性反应

图 3-19　保护性伸展反应

四、大脑皮质水平

平衡反应是指平衡状态改变时,人体建立新平衡的过程。平衡反应是大脑皮质水平的反应,整合了前庭觉、视觉及本体感觉的刺激输入,是大脑皮质、基底节与小脑共同作用的结果,属于高级水平的发育性发射。通常在出生 6 个月时形成俯卧位和仰卧位平衡反应,10 个月形成坐位平衡反应,12～21 个月形成立位平衡反应,并持续终生。

(一)仰卧位平衡反应

检测体位:患者仰卧于斜板上,上下肢伸直。

诱发刺激:将斜板倾斜向一侧。

阳性反应:患者头和胸调正,抬起的一侧上下肢外展和伸展(平衡反应),斜板较低的一侧肢体出现保护性反应,见图 3-20。

临床意义:出生后 6 个月直至终生出现阳性反应属于正常,6 个月后出现阴性反应可

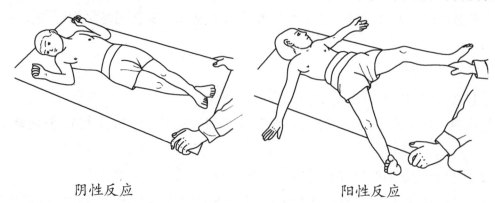

阴性反应　　　　　　　　　　　阳性反应

图 3-20　仰卧位平衡反应

能提示反射发育迟缓的征象。

（二）俯卧位平衡反应

检测体位：患者俯卧于斜板上，上下肢伸直。

诱发刺激：将斜板倾斜向一侧。

阳性反应：患者头和胸调正，抬起的一侧上下肢外展、伸展（平衡反应），斜板较低的一侧肢体出现保护性反应，见图 3-21。

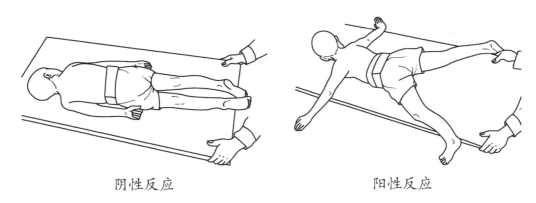

阴性反应　　　　　　　　　　　　　阳性反应

图 3-21　俯卧位平衡反应

临床意义：出生后大约 6 个月出现阳性反应并持续终生，6 个月后出现阴性反应可能提示反射发育迟缓。

（三）膝手四点位平衡反应

检测体位：患者取膝手四点位。

诱发刺激：将身体向一侧倾斜。

阳性反应：患者头和胸调正，抬起的一侧上下肢外展、伸展，较低的一侧肢体出现保护性反应，见图 3-22。

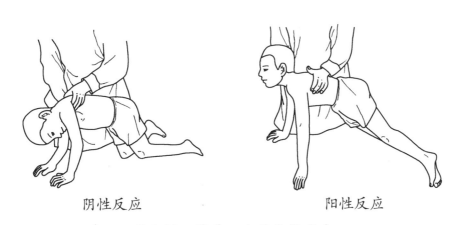

阴性反应　　　　　　　　　　　　　阳性反应

图 3-22　膝手四点位平衡反应

临床意义：出生后 8 个月出现阳性反应是正常的，并持续终生。8 个月后阴性反应可能提示反射发育迟缓。

（四）坐位平衡反应

检测体位:患者取坐位。

诱发刺激:拉或推使患者向一侧倾斜。

阳性反应:患者头和胸调正,抬高一侧上下肢外展、伸展(平衡反应),较低的一侧肢体出现保护性反应,见图3-23。

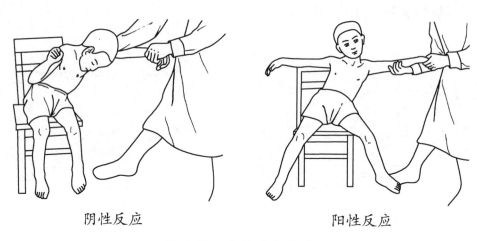

阴性反应　　　　　　　　　　阳性反应

图 3-23　坐位平衡反应

临床意义:出生后 10~12 个月出现阳性反应并维持终生,12 个月后出现阴性反应可能提示反射发育迟缓。

（五）双膝立位平衡反应

检测体位:患者呈双膝立位。

诱发刺激:拉或推使患者向一侧倾斜。

阳性反应:患者头和胸调正,抬高的一侧上下肢外展、伸展(平衡反应),较低的一侧出现保护性反应,见图3-24。

临床意义:出生后 15 个月出现阳性反应并维持终生,15 个月后阴性反应可能提示反射发育迟缓。

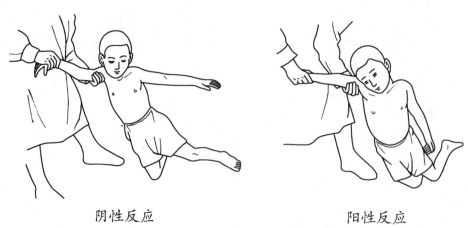

阴性反应　　　　　　　　　　阳性反应

图 3-24　双膝立位平衡反应

（六）跨步及跳跃反应

检测体位：患者呈站立位，评定者双手握住患者上臂。

诱发刺激：使患者向左、右、前和后分别移动。

阳性反应：患者头和胸调正，并向移动方向跨步维持平衡，见图3-25。

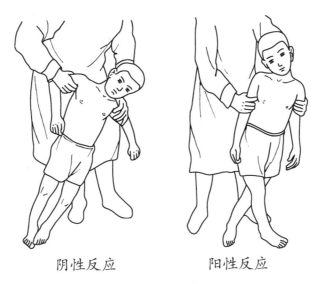

阴性反应　　　　阳性反应

图3-25　跨步及跳跃反应

临床意义：出生后15~18个月出现阳性反应，并维持终生。18个月后阴性反应可能提示反射发育迟缓。

五、其他常用的神经反射

常用的神经反射包括浅反射、深反射和病理反射。检查神经反射时要求患者保持安静和放松状态，同时注意双侧对比检查，对称性的反射减弱或增强，不一定是神经系统损害的表现，而反射的不对称（一侧增强、减弱或消失）是神经系统损害的指征之一。反射的检查结果分为消失（-）、减弱（+）、正常（++）、活跃（+++）和亢进（++++）。

（一）浅反射

浅反射（superficial reflex）是身体表面部分的感受器受到刺激而引起的肌肉快速收缩反应。常见的浅反射有角膜反射、咽反射、上腹壁反射、中腹壁反射、下腹壁反射、提睾反射、跖反射、肛门反射等。

反射弧任何部分损害均可引起浅反射减弱或消失，即上运动神经元损害或下运动神经元损害均可出现浅反射减弱或消失。另外，昏迷、麻醉、深睡及1岁内婴儿浅反射也可消失。

（二）深反射

深反射（deep reflexes）是肌肉受到快速牵拉后引起的肌肉收缩反应，肌肉收缩反应在被牵拉的肌肉中最为明显,但不限于该肌肉,通常叩击肌腱可引出深反射。常见的深反射有肱二头肌反射、肱三头肌反射、桡骨膜反射、跟腱反射、膝反射、踝阵挛、霍夫曼征等。

深反射减弱或消失是下运动神经元损害的重要体征之一,多由反射弧受损所致,也可见于深昏迷、深度麻醉、深度睡眠、中枢神经系统损害休克期和肌肉自身病变等情况。此外,当患者精神紧张或注意力集中于检查部位时,也可使深反射受到抑制。深反射活跃或亢进是上运动神经元损伤的重要体征之一,多见于反射弧未中断而锥体束受损时。

(三)病理反射

病理反射(pathologic reflex)在正常情况下不出现,是中枢神经系统损害时表现的异常反射,但对于1岁以下的婴儿而言则是正常的原始保护反射,以后随着锥体束的发育成熟逐渐将其抑制。当锥体束受损时,抑制作用解除,这类反射可再次出现。习惯上,病理反射指巴宾斯基(Babinski)征。

巴宾斯基征是重要的锥体束受损体征,是神经系统疾病康复评定中一项常规的检查。检查时用竹签轻划足底外侧,自足跟向前至小趾根部足掌时转向内侧,阳性反应为踇趾背屈,可伴其他足趾呈扇形展开,见图3-26。巴宾斯基征阳性反应还可通过刺激下肢其他部位而产生,方法及命名较多,常用的有查多克征、奥本海姆征和戈登征,称为巴宾斯基征等位征,在检查中有时巴宾斯基征虽为阴性,但巴宾斯基征等位征呈现阳性反应,故巴宾斯基征等位征检查在临床上具有一定的价值,已成为常规检查项目。

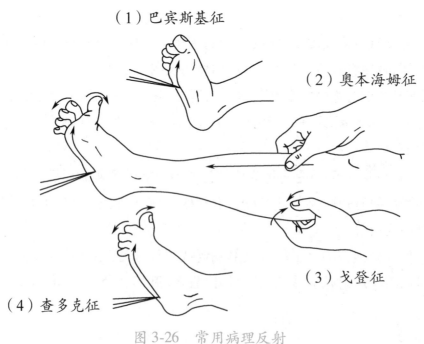

（1）巴宾斯基征
（2）奥本海姆征
（3）戈登征
（4）查多克征

图 3-26　常用病理反射

反射是指在中枢神经系统参与下,机体对内外环境变化和刺激所做的规律性应答。通常人体反射发育的成熟需要经历脊髓水平、脑干水平、中脑水平和大脑皮质水平4个阶段,其中各类反射的评定方法、阳性反应及临床意义是本章的学习重点。通过学习正常的人体反射发育规律,从而判断人体发育是否正常,以及损伤的程度,进一步指导康复治疗方案的制订。通过对反射发育的规律进行深入研究,进一步了解人体运动控制的发育规律,培养学生的自主学习能力和探究能力。

（杜海云）

 思考与练习

一、名词解释

1. 反射

2. 平衡反应

二、填空题

1. 反射的解剖学基础是_____,包含_____、_____、_____、_____和_____共五部分。

2. 常用的神经反射包括_____、_____和_____。

3. 根据反射中枢的位置将反射分为_____、_____、_____、_____和_____。

三、简答题

简述反射的评定目的。

第四章 | 认知功能评定

04章

04章 数字资源

学习目标

1. 具备爱心、责任心和同理心,尊重患者人格,善于心理抚慰和疏导。
2. 掌握认知功能障碍、知觉障碍、注意障碍、记忆障碍、抑郁和焦虑等概念;认知功能障碍的筛查。
3. 熟悉意识状态、知觉障碍、注意障碍和记忆障碍的评定方法;焦虑和抑郁的主要表现。
4. 了解执行功能障碍的评定;焦虑和抑郁的评定方法。
5. 学会简易精神状态检查量表的使用,早期识别焦虑和抑郁,帮助患者积极乐观地生活。

 工作情景与任务

导入情景:

杨婆婆,71岁,1年前出现记忆减退,偶尔午休后,杨婆婆会说她还没吃早饭,其他无明显异常,家属未重视。2天前杨婆婆突然打电话给儿子,说"家里来了陌生人",儿子立即赶回家中,发现"陌生人"竟是自己的父亲,杨婆婆的丈夫。杨婆婆只认识自己的儿子,其他亲人都不认识了。家人决定送杨婆婆到医院诊治。

工作任务:

1. 该患者存在何种功能障碍?
2. 该功能障碍如何早期识别?

第一节 认知功能

一、概 述

（一）概念

1. 认知 认知的概念有狭义和广义之分。狭义的认知是指认识,广义的认知是个体对感觉输入信息的获取、编码、操作、提取和使用的过程,是输入和输出之间发生的心理过程。

2. 认知功能障碍 当各种原因引起脑部组织损伤时,导致患者记忆、语言、视空间、执行、计算、理解和判断等功能中的一项或多项受损,影响个体的日常或社会活动能力,称为认知功能障碍。认知功能障碍包括知觉障碍、注意障碍、记忆障碍和执行功能障碍。

（二）认知功能障碍的评定流程

1. 确认患者意识是否清楚 采用格拉斯哥昏迷量表(Glasgow coma scale,GCS)判断意识障碍的程度,患者意识清楚是认知功能评定的前提条件。

2. 认知功能障碍的筛查 在患者意识清楚的条件下,通过简易精神状态检查量表(mini-mental state examination,MMSE)筛查患者是否存在认知障碍,这是认知功能评定的关键步骤。

3. 认知功能障碍的特异性检查 根据筛查结果,初步确定患者可能存在某种认知功能障碍,并进行有针对性的认知功能评定,如单侧忽略评定、注意力评定、记忆力评定等。

（三）认知功能障碍评定的注意事项

进行认知功能障碍评定时,患者必须意识清醒,能配合评定者的指令,具有一定的言语理解和表达能力。评定环境应相对封闭,减少外界声音、行人等各种因素的影响。评定结果应考虑患者年龄及受教育程度,综合各项评定并进行全面分析。

二、常见认知障碍的评定方法

（一）意识状态评定

1. 意识状态的初步判断 根据意识障碍轻重的程度分三种,无论患者处于何种程度的意识障碍,均不适合进行认知障碍的评定。

（1）嗜睡(somnolence):睡眠状态过度延长,当呼唤或推动患者肢体时即可唤醒,醒后能进行正确的交谈或执行指令,停止刺激后患者又入睡。

（2）昏睡(stupor):一般的外界刺激不能使患者觉醒,给予较强烈的刺激时可有短时间的意识清醒,醒后可简短回答提问,刺激减弱后又进入睡眠状态。

（3）昏迷(coma)：分浅昏迷和深昏迷两种。当患者对强烈刺激有痛苦表情及躲避反应，无自发言语和有目的的活动，反射和生命体征均存在，为浅昏迷；对外界任何刺激均无反应，深、浅反射消失，生命体征发生明显变化，呼吸不规则，为深昏迷。

2. 格拉斯哥昏迷量表(Glasgow coma scale，GCS)　GCS 总分为 15 分，最低分为 3 分，8 分以下为重度损伤，预后差，9~11 分中度损伤，≥12 分为轻度损伤。≤8 分提示有昏迷，≥9 分提示无昏迷，数值越低，预示病情越重（表 4-1）。患者 GCS 总分达到 15 分时才有可能配合进行认知障碍的评定。

表 4-1　格拉斯哥昏迷量表(GCS)

项目	患者反应	评分
睁眼反应	自动睁眼	4
	听到言语命令时患者睁眼	3
	刺痛时睁眼	2
	刺痛时不睁眼	1
运动反应	能执行简单口令	6
	刺痛时能指出部位	5
	刺痛时肢体能正常回缩	4
	刺痛时患者身体出现异常屈曲（去皮质状态）（上肢屈曲、内收内旋、下肢伸直、内收内旋、踝跖屈）	3
	捏痛时患者身体出现异常伸直（去大脑强直）（上肢伸直、内收内旋、腕指屈曲，下肢伸直、内收内旋，踝跖屈）	2
	刺痛时患者毫无反应	1
言语反应	能正确回答问话	5
	言语错乱，定向障碍	4
	说话能被理解，但无意义	3
	能发声，但不能被理解	2
	不发声	1

（二）认知障碍的筛查

简易精神状态检查(mini mental state examination，MMSE)该项检查总分 30 分，评定时间为 5~10 分钟。根据患者的文化程度划分认知障碍的标准，一般文盲≤17 分，小学文化≤20 分，中学文化≤24 分，在标准分数线下考虑存在认知功能障碍，需进一步检查。表中包括定向力、记忆力、注意力和计算力、回忆力、命名、复述、三级指令、阅读、书写、临摹，如答错可进行单项检测，见表 4-2。

表 4-2　简易精神状态检查量表(MMSE)

项目	检查内容	得分
定向力	现在是什么日期?(年份)、(季节)、(月份)、(几号)、(星期几)	/5
	我们现在是在哪里?(省)、(市)、(区县或乡镇)、(什么医院)、(第几层楼)	/5
记忆力	现在我会说三样东西的名称,说完之后,请你重复一次。请记住它们,因为几分钟后,我会叫你再说出来给我听。[苹果][报纸][火车]	/3
	现在请你说出这三样东西给我听。(每样东西一秒钟,一个一分,以第一次的表现进行打分;然后重复物件,直至全部三样都记住,至多重复6次)	
注意力和计算力	请你用100减7,然后再减7,连续减下去,直至我叫你停为止。(减五次后便停)	/5
	(口头表达困难者,可手写代替,但要求每写出一个答案,测试者须将其遮掩起来不能让受试者看到)	
	(　　)(　　)(　　)(　　)(　　)	
	*现在我读几个字给你听,请你倒转讲出来。[祝出入平安]	
回忆力	我之前叫你记住的三样东西是什么?	/3
命名	(出示铅笔、手表)这个是什么东西?	/2
复述	请你跟我讲这句话"非如果,还有,或但是"	/1
三级指令	我给你一张纸,请你按我说的去做,现在开始:"用你的右手(若右手不能,可用左手代替)拿起这张纸,将它对折,并放在地上。"	/3
阅读	请你看看这句话,并且按上面的意思去做。"闭上你的眼睛"	/1
书写	你给我写一个完整的句子	/1
临摹	这里有一幅图(图 4-1),请你照着它一模一样地画	/1

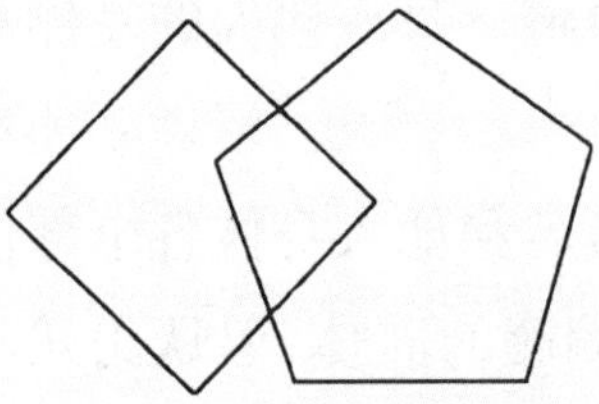

图 4-1　MMSE 看图作画

总分		/30

*:在注意力和计算力测试中,当不能完成连续减7任务时,请患者完成倒转讲句子。

（三）功能检查法

功能检查法是评定认知功能障碍的最直观的方法，即通过直接观察患者从事的日常生活活动情况，评定其认知功能障碍的程度，如将毛巾、牙刷、牙膏、肥皂等洗漱用品放在盥洗盆上，观察患者是否能够合理使用这些洗漱用品，并且正常完成洗漱活动。

三、适应证和禁忌证

（一）适应证

脑血管意外、脑外伤以及老年变性脑病等脑部伤病引起的认知功能障碍；慢性疾病及残疾引起的情绪情感障碍；心因性情绪情感障碍和药物性情绪情感障碍。

（二）禁忌证

全身状态不佳、病情处于进展期难于耐受检查；意识障碍者；拒绝检查或完全无训练动机及要求者。

第二节　知　觉　障　碍

知觉（perception）是人类对客观事物的整体认识。知觉以感觉作为基础，要比感觉信息的叠加复杂。大脑对感觉刺激的解释和整合发生障碍，称为知觉障碍，如躯体构图障碍、视空间关系障碍、失认症及失用症等。

一、知觉障碍的分类及特点

（一）躯体构图障碍

1. 单侧忽略　是脑卒中后较常见的认知障碍之一。患者的各种初级感觉完好无损，却不能对大脑损伤灶对侧身体或空间呈现的刺激做出反应，分为知觉性单侧忽略和再现性单侧忽略两种类型。

2. 左右分辨困难　不能分辨自身或他人的左侧和右侧，不能执行含有"左"和"右"的指令。

3. 躯体失认　不能识别自己和他人身体各个部位以及各个部位之间的关系。表现为否认偏瘫肢体的存在；或承认偏瘫的肢体，但认为长在别人身上；不能完成区别身体各个部位的指令等。

4. 手指失认　不能识别和命名自己或他人的手指，甚至不能指出触及的手指，轻者不影响手的实用性，但严重者会影响手指的功能活动，如系纽扣、系鞋带、打字等。

5. 疾病失认　否认或忽视瘫痪肢体的存在，是脑卒中后的短暂性表现，康复期较少见。

（二）视空间关系障碍

1. 图形背景分辨障碍　图形背景知觉是指从背景中分辨物体不同的形状,选择必要的对象及忽略无关的视觉刺激的能力。图形背景分辨困难指不能从视野范围内发现自己所需要的对象,注意广度缩短,注意力分散等,如不能在抽屉中找到想要的剪刀、不能找到轮椅中的手闸等。

2. 空间定位障碍　空间定位知觉又称方位觉,指物体的方位,如上下、前后、左右、内外、东、南、西、北等。不能判断物体与物体之间的关系叫空间定位障碍,如患者不能按指令完成"请将桌子上的书拿起来"这样的动作。

3. 空间关系障碍　患者不能认识两个或两个以上的物体之间,以及物体与人体之间的位置、距离及角度等关系,主要表现为穿衣、梳妆、转移障碍,不能计算,结构性失用等日常生活活动异常。如患者不能区别衣服的前与后,里与外,常常将衣服穿反,找不到袖子、纽扣,两条腿同时穿进一条裤腿中,不能列竖式进行算术运算等。

4. 地形定向障碍　地形定向觉是指判断两地之间关系的能力,如从一个地点到另一个地点,需要准确判断目的地的方向,线路周围的环境特征等,最终完成两地之间的移动。当地形定向存在障碍时,患者表现为不能描述以往熟悉的环境或线路的特征,不能记住新的线路,不能识别路标,在熟悉的环境中迷路等。

5. 形态恒常性识别障碍　形态恒常性指识别两个相似,但大小和位置不同的物体性质的能力。有形态恒常性识别障碍者不能观察或注意到物体的结构和形状上的细微差别,如患者不能区别"b"和"d","田"和"由","手表"和"手链"等外观或结构略有差别的字或物体。形态恒常性识别障碍与失认证不同,前者是不能区别相似的物品,而后者是不能识别单一的物品。

6. 距离知觉障碍　不能准确判断物体之间的距离。如不能准确够到眼前的物品;上下楼梯感觉不安全;往杯子倒水时,水倒在杯子外边,或水满后不知道停止;不能准确地将饭菜送到口中等。

（三）失认症

失认症是指某种感觉正常的情况下,不能认识熟悉的事物,但可以利用其他感觉途径识别的一类症状。如患者不能通过照片辨认亲人或朋友,但可以通过脚步声识别。

1. 视觉失认　患者在没有视觉障碍的前提下,不知道视觉范围内客观实体的名称、形状、作用等,但可以通过视觉以外的感觉系统(听觉、味觉、嗅觉)理解实体的特征,包括物体失认、面容失认、色彩失认等。

2. 触觉失认　是指患者触觉、温度觉、本体感觉和注意力正常,但不能通过触摸识别熟悉的物品。

3. 听觉失认　患者听觉正常,但不能识别所听到声音的意义。

（四）失用症

失用症是指肢体在没有运动功能障碍的情况下，不能按要求完成有目的的运动。

1. 意念性失用　对物品功能、动作及动作顺序的理解障碍，表现为工具的选择和使用障碍，既不能执行指令也不能自发完成动作，对示范动作可模仿，但不能按顺序完成。如患者用筷子去喝汤，并且不能合理进食饭菜。

2. 意念运动性失用　患者不能执行运动的口头指令，也不能模仿他人的动作，但对过去学会的运动仍有记忆，可自发完成过去学会的动作。如让患者徒手完成刷牙的动作，患者表情茫然，但递给牙刷时，患者会完成用牙刷刷牙的动作。意念性失用和意念运动性失用的鉴别，见表4-3。

表4-3　意念性失用和意念运动性失用的鉴别

项目	动作意念	执行指令	模仿	动作顺序	自发完成
意念性失用	丧失	不能	能	错误	不能
意念运动性失用	保存	不能	不能	正确	能

3. 肢体运动性失用　在排除肢体运动功能障碍疾病的情况下，患者肢体精细动作笨拙。如患者不能完成系纽扣、系鞋带、穿针引线等。

4. 结构性失用　指结构的组合或结构性活动障碍。如不能根据指令完成画图、积木组装等，严重者不能完成穿衣、摆放餐具、组装家具等。

二、知觉障碍的评定方法

（一）躯体构图障碍的评定

1. 单侧忽略的评定

（1）Schenkenberg 二等分线段测验：在一张 26cm×20cm 的白纸上画三组平行线段，每组 6 条，其长度分别为 10cm、12cm、14cm、16cm、18cm，在最上边及下边各画一条15cm 长的线段作为示范，见图4-2。嘱咐患者用笔在每条线段的中点做一标记（每条线段只能画一个标记），其中最上端和最下端各一条线段用来做示范，不统计在内。患者画完后，通过粗略目测即可发现所画"中点"是否均偏向一侧，或漏掉标注线段中点。

图 4-2　Schenkenberg 二等分线段测验

（2）Albert 线段划消测验：在一张 26cm×20cm 的白纸上画有 40 条线段，每条线段长 2.5cm，分为 7 个纵行，中间一行为 4 条线段，其他 6 行有 6 条线段，见图4-3。要求患者划消每一个线段,最后分析遗漏的线段数及偏向,也可以划消字母、数字、相同的汉字或符号等。

（3）画图测验:评定者将画好的表盘或房子等大致左右对称地画出,展示给患者,让患者临摹,也可以要求患者在画好的圆圈内填写表盘上的数字和指针,要求指向固定的时间。如果患者只画一半,或明显偏向一侧,提示存在单侧忽略,见图4-4。

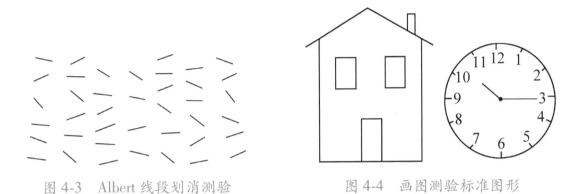

图4-3　Albert 线段划消测验　　　　图4-4　画图测验标准图形

2. 左右分辨障碍的评定

（1）指令完成能力检查:评定者发出指令,患者完成。如"伸出你的右手,去摸你的左耳"。

（2）动作模仿能力检查:评定者做一个动作,要求患者模仿。如评定者将左手放在右侧大腿上,观察患者是否存在镜像模仿。

3. 躯体失认

（1）观察:观察患者如何摆放偏瘫的肢体,是否认识到自己偏瘫肢体的功能丧失。

（2）指令完成情况:要求患者在合理的时间内准确说出身体部位的名称。如"指出你的鼻子",不要用"左"或"右"这样的字,以区别左右分辨障碍。需要指出的是躯体失认的患者可以表现为左右分辨障碍,而左右分辨障碍的患者可以辨别身体部位。

（3）模仿动作:能够模仿他人的动作,如果为镜像动作,也属于正常。

4. 手指失认

（1）手指图辨认:向患者出示一张手指图,嘱患者手掌向下放在桌子上,评定者触及其某一手指,让患者在图中指出被触及的手指,睁眼和闭眼情况下分别指5次。

（2）命名手指:评定者说出手指的名称,要求患者从自己、评定者及手指图上分别指认,共10次。

（3）动作模仿:评定者做指关节弯曲和对指动作,要求患者模仿。

（二）视空间关系障碍的评定

1. 图形背景分辨困难的评定

（1）图片测试法:向患者出示三种物品重叠到一起的图片,见图4-5。要求患者在1分钟之内说出所见物品的名称。

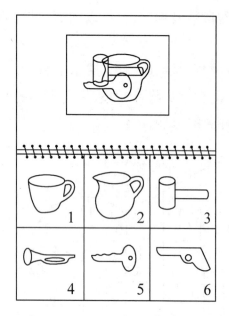

图4-5 Ayres 图形-背景测试

（2）功能检测法：在卧室的床上铺上白色床单，要求患者挑选出床上摆放的白色浴巾或毛巾；或要求患者从没有分类的柜橱中找出勺子，不能完成者为有图形背景分辨障碍。

2. 空间定位障碍的评定

（1）图片测试法：将一张画有正方形的纸放在患者面前，令其在正方形纸的上方或下方画圆圈；或将几张内容相同的图片放在患者面前，每一张图片都画有铅笔和铅笔盒，但铅笔的位置不同，要求患者描述铅笔与铅笔盒的位置。

（2）功能检测法：将生活中常用的物品摆放在患者面前，要求患者按照指令完成相应的动作，如"将牙刷放在牙缸中""将勺子放在碗里"等，不能完成指令者为存在空间定位障碍。

3. 空间关系障碍的评定

（1）点式图连接测试：将一张画有左右相同的点式图纸出示给患者，左边通过各点的连接形成一个图案，要求患者按照左侧图的形状，将右侧的点连接成与左侧一样的图案，见图4-6。

（2）十字标测试：在示范卡片的不同位置画上十字标，要求患者按照示范卡的样子，将十字标准确无误地画在另一个卡片上，如果患者不理解指令，评定者给予示范。

（3）日常生活活动测试：让患者根据评定者的指令进行穿衣、梳洗、转移、进食等日常生活活动，观察其使用物品、摆放物品、处理物品之间位置关系的能力。

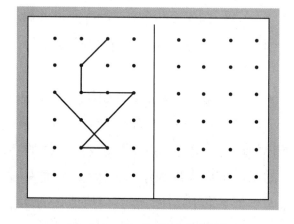

图4-6 点式图连接测试

（4）结构性运用测试：准备好盘子、碗、筷子、汤勺等餐具，令患者将餐具摆放在餐桌的合适位置上，观察患者是否能够合理摆放；也可以准备画笔、纸、绘有表盘的简笔画，令患者按简笔画进行模仿绘图，观察其绘画中时针与分针的位置关系。

4. 地形定向障碍的评定

（1）了解病史：询问家属患者是否在日常生活中有迷路的情况，并让患者描述其非常熟悉的环境的特征，或画出线路图，测试患者是否理解和记住两地之间的关系。

（2）地图理解测试：给患者一张其居住城市的地图，令患者指出其所在的位置，并按地图所指到达指定地点，观察患者是否能准确到达目的地。不能根据地图确定目的地的线路,也不能描述或画出过去熟悉环境的线路图,为存在地形定向障碍。

5. 形态恒常性识别障碍的评定

（1）检查所需要的物品:图片（相似的字或物体）及生活中常用的物品（手表、手链、牙刷、铅笔、吸管、钥匙等）。

（2）方法:将图片和物品毫无规律地混放在一起,每一个物品从不同的角度呈现给患者（物品上下、正反颠倒）,让其辨认,不能正确识别相似物品者为存在形态恒常性识别障碍。

6. 距离知觉障碍的评定

（1）将一物体抛向空中,让患者接取（正常时可以接到）。

（2）将物品摆放在桌子上,让患抓取（正常时可以准确抓取到）。

（3）让患者上下阶梯（正常时无不安全感）。

不能按指令完成上述动作者为存在距离知觉障碍。

（三）失认症的评定

1. 视觉失认的评定

（1）物体失认:将生活中常见的物品实物或照片放在患者面前,如电视、牙膏、牙刷、鸡蛋、碗、筷子等,要求患者说出物品的名称或特征,患者不能回答,但闭上眼睛触摸后可以正确回答,提示存在物体失认。

（2）面容失认:出示患者本人、亲人、朋友或著名人物的照片,要求患者说出人物的名字和面部特征;也可以将相同的照片混杂在诸多照片中,要求其挑选出相同的;还可以根据声音、步态和服装等特征辨认,不能完成者判定存在面容失认。

（3）色彩失认:将不同颜色的物品或卡片放在患者面前,评定者说出某种颜色,要求患者指出来;或出示常见的水果或植物线条画,让患者用彩笔涂上相应的颜色,如西红柿、香蕉、苹果、橘子等,不能完成者可判定存在色彩失认。

2. 触觉失认的评定 确认患者不存在深浅感觉、复合感觉功能障碍及命名性失语后,在桌子上摆放生活中常用的物品、如碗、勺子、盘子、球、玻璃杯、书、铅笔等,让患者闭上眼睛触摸其中一件物品,识别后放回原处,然后睁开眼睛,挑出该物品。不能辨认者为异常。

3. 听觉失认的评定

（1）听力检查:判断患者听力是否正常。

（2）非言语性听觉测试:评定者在患者背后发出不同声音,如咳嗽、拍手、敲桌子等,询问患者是什么声音。不能辨认者可判定其存在非言语性听觉失认。

（3）言语性听觉测试:评定者说一段话,或放录音,让患者复述,或写下听到的内容,如不能复述和听写,可判定存在言语听觉障碍或言语性声音失认。

（四）失用症的评定

无论是意念性失用,还是意念运动性失用,患者均表现为不能正确执行口令,因此,判断有无失用症主要采用动作检查法,即要求患者使用某种工具完成特定的动作,观察其动作表现。

1. 意念性失用的评定　意念性失用的患者对完成某种事情的目的性和规划性缺乏正确的认识和理解,因此不能正确完成系列活动过程。如将牙杯、牙刷、牙膏准备好,让患者完成刷牙的过程,患者不知道刷牙的程序,但患者可以按指令完成每一个分解动作,刷牙的正常程序是先将牙杯接水→将牙膏挤在牙刷上→刷牙→漱口,但患者不能按照正常的程序刷牙,可能会先用牙刷刷牙,再将牙膏挤在牙刷上。

2. 意念运动性失用的评定　通过执行动作口令能力进行测试。意念运动性失用的患者不能执行运动口令,也不能准确模仿他人的动作或手势,但将某种工具交给患者时,患者可自动完成使用工具的动作。如让患者演示擦脸的动作,患者会表情茫然,但将其脸上滴上水滴,再将毛巾交给他时,患者会自动完成擦脸的动作。

3. 肢体运动性失用的评定　可采用精细运动进行测试。患者在没有运动功能障碍的条件下,对其上肢精细运动功能进行测试,如表现动作笨拙、缓慢等为存在肢体运动性失用,可以通过以下测试验证:

(1) 手指或足尖敲击试验:令患者用一只手的手指快速连续敲击桌面,或用一只脚的脚尖快速连续敲击地面。

(2) 手指模仿试验:评定者用手演示日常生活常用的动作,如拧瓶盖、洗手等,要求患者模仿。

(3) 手指轮替试验:患者快速地进行前臂的旋前、旋后动作。

(4) 手指屈曲试验:患者快速进行示指屈曲动作。

(5) 集团屈伸速度测试:患者快速进行手指的屈曲和伸展抓握运动。

4. 结构性失用的评定

(1) 复制几何图形:要求患者复制二维的平面几何图形,如相互交叉的五边形,或三维几何图形,如立方体等。

(2) 复制图画:要求患者按照给出的图画进行模仿绘画,内容包括表盘、菊花、大象、空心十字、立方体和房子。

(3) 功能活动:令患者进行实物组装及部分日常生活活动,如组装家具、穿衣、做饭等,观察其功能活动是否受到影响。

(4) 拼图:出示拼图图案,图案不可过于复杂。

第三节　注　意　障　碍

注意是一切意识活动的基础,当个体集中于某种事物时,必须排除外界刺激的干扰。当患者不能处理进行活动所必需的各种信息时,为存在注意障碍。

一、概　　述

（一）注意的分类

1. 重点注意（major attention）　指对特殊感觉（视觉、听觉、触觉）信息的反应能力。如观察某人时，注意其特殊的面部特征、言谈举止的细节等。

2. 持续注意（sustained attention）　指持续一段时间注意某项活动或刺激的能力，又称之为集中。持续注意与警觉有关，它取决于紧张性觉醒的维持水平。这也是信息处理的底线，如在公路上开车、看电视、在功能训练中观察患者等都需要此类注意。

3. 选择性注意（selective attention）　指选择有关活动任务而忽略无关刺激（如外界的噪声、内在的担心等）的能力。如在客厅里别人看电视，你却在看报纸或做作业，这与有意向选择某项活动有关。

4. 交替注意（alternate attention）　指两项活动之间灵活转移注意重点的能力。如正在做某项工作时，电话铃响了，你会暂停工作去接电话，然后再恢复工作。

5. 分别注意（respective attention）　指对多项活动同时反应的能力，也称之为精神追踪、同时注意。如驾车时，边开车边与旁边的乘客说话。

（二）注意障碍的分类

1. 觉醒状态低下　患者对痛觉、触觉、视觉、听觉及言语等刺激反应不能迅速、正确地做出反应，表现为反应时间延迟。

2. 注意范围缩小　患者的主动注意减弱，一般易唤起注意的事物并不能引起患者的注意，注意范围显著缩小。

3. 保持注意障碍　指患者注意的持久性和稳定性下降。患者在进行持续性和重复性的活动时，缺乏持久性，注意力不集中，易受到干扰。

4. 选择注意障碍　患者难以有目的地选择需要的信息，剔除无关信息的能力差，容易受到自身或外部环境的影响，注意力不集中。

5. 转移注意障碍　患者不能根据需要及时地从当前的注意对象中脱离出来，将注意及时转移到新的对象中，因而不能跟踪事件发展。

6. 分配注意障碍　患者缺乏在同一时间内利用多种信息的能力。

二、注意障碍的评定方法

（一）反应时检查

反应时是指刺激作用于机体到做出明显的反应所需的时间。如评定者在患者身后呼其姓名，当患者听到名字后转过头，记录从呼名到转头的时间。

（二）注意广度的检查

数字距是检查注意广度的常用方法。方法是评定者说出一串数字,让患者正向和逆向复述,能正确复述出的数字串最高位数为该患者的复述数字距。测验从 2 位数开始,评定者以 1 位数/s 的速度说出一组数字,每一水平最多允许 2 次检测(2 次数字不同),通过一次即可晋级下一水平测试,两次测试均没通过,即结束测试。如患者复述 3-7,正确后,晋级 3 位数,7-4-9,患者复述 7-4-9,正确后晋级 4 位数,依此类推。正常人正数数字距为 7±2,倒数数字距为 6±2,数字距为 3 时,提示患者为临界状态,数字距为 2 时,可确诊为异常。

（三）注意持久性的评定

1. 划消测验　给患者出示一段文字(也可以是数字或字母),让其划去相同的字(或数字、字母),计算正确的划消数、错误的划消数和划消时间。

2. 连续减 7(或其他数)或倒背时间　让患者连续计算 100 减去 7,递减 5 次,或倒数一年的十二个月,或倒数一周的每一天。

（四）注意选择性的评定

经典的评定方法为 Stroop 字色干扰任务。计算机呈现红蓝色块和红蓝两个汉字,每个汉字均有红蓝两种颜色。要求患者看到红色汉字或红色色块尽快按鼠标左键,看到蓝色汉字或蓝色色块时尽快按右键。计算从出现到反应的时间。

（五）注意转移的评定

1. 连线测验　一张纸上印有 25 个小圆圈,其中 13 个标上 1~13 的数字,另外 12 个标上 A~L 的英文字母,要求患者把数字及字母间隔开连线,并保持它们各自的正常顺序,同时记录完成的时间,单位为秒。

2. 符号-数字测验　可用来评测成人和儿童的脑损伤后注意的转移,也可用来进行分别性注意的评估。

（六）注意分配的评定

多采用同步听觉序列加减测验,要求患者连续听 61 个随机排列的 1~9 的数字,同时计算出相邻 2 个数字之和。每两个数字的时间间隔为 1.2 秒、1.6 秒、2.0 秒或 2.5 秒,每回答正确得 1 分,最高为 60 分。

第四节　记　忆　障　碍

记忆就是人脑对所输入信息进行编码、储存以及提取的过程。根据提取内容的时间长短分为瞬时记忆、短时记忆、长时记忆。记忆会随着信息输入量的减少和年龄的增长而逐渐减退,当某些原因导致与记忆有关的中枢神经系统损伤后,将出现永久性的记忆障碍。

一、概　　述

（一）记忆的分类

1. 瞬时记忆（immediate memory）　又称感觉记忆,信息保留时间极短,最长为 1～2 秒,与感觉刺激关系密切,当刺激结束后,大脑仍能保持瞬间印象,是记忆的第一阶段。人类只有少量的感觉记忆信息被保留进入到短时记忆中,大部分未被注意的信息很快消失,如许多与我们擦肩而过的人,我们见过,但在头脑中却未保留下任何记忆。

2. 短时记忆（short-term memory）　又称工作记忆,信息保留时间在 1 分钟以内;感觉记忆信息被注意转入到短时记忆中,是记忆的第二阶段,但短时记忆的容量是有限的,即不是所有的感觉记忆都能转变成短时记忆,大脑只是将其中必要的感觉信息重新编码和复述后转为长时记忆储存下来,如对某种信息一遍又一遍地复述,使记忆内容得以储存和巩固。

3. 长时记忆（long-term memory）　指信息保留时间在 1 分钟以上,甚至数日、数年、终生。长时记忆又分为近期记忆和远期记忆,近期记忆指信息保留时间在数小时、数日、数月之内,而远期记忆指信息保留超过 1 年。经过短时记忆阶段重现编码后的信息转入长时记忆中,是记忆的第三阶段,是回忆的基础,并且不受容量限制,没有止境。

（二）记忆障碍分型

1. 记忆减退　记忆功能低于正常。记忆减退是痴呆患者早期出现的特征性表现。

2. 遗忘　由于脑损伤而致记忆功能受损或丧失。脑外伤患者的遗忘有两种表现形式,即顺行性遗忘和逆行性遗忘。

3. 虚构　意识清晰背景下出现对既往事件或个人经历的错误叙述。患者往往通过回忆讲出从未发生过的事情,情节逼真,形象生动,带有荒诞色彩,但转瞬即忘。今天讲的与昨天讲的可能完全不一样。但患者坚信此事确实发生过。

二、记忆障碍的评定方法

（一）瞬时记忆的评定

1. 数字广度测试　见数字距测试方法,一次重复的数字长度（正数字距）为 7±2 表示瞬时记忆正常,一次重复的数字长度低于 5 为瞬时记忆缺陷。

2. 词语复述测试　评定者说出 4 个不相关的词,如排球、菊花、桌子、汽车等,速度为 1 个词/s,要求患者立即复述。正常时能复述 3～4 个词,复述 5 遍仍未正确者,为存在瞬时记忆障碍。

3. 视觉图形记忆测试　出示 4 个图形卡片（简单图形）,令患者注视 2 秒后,将卡片收起或遮盖,要求患者根据记忆临摹画出图形,如画出的图形不完整或位置错误为异常。

（二）短时记忆的评定

检测内容同瞬时记忆法,但时间要求是注视 30 秒后,要求患者回忆瞬时记忆检测的内容。

（三）长时记忆的评定

长时记忆的评定分别从情节记忆、语义记忆和程序性记忆等不同侧面进行。

1. 情节记忆测试　要求患者回忆其亲身经历的事件或重大公众事件,包括事件的时间、地点、内容。它包括顺行性情节记忆和逆行性情节记忆。

（1）顺行性记忆评定:是对识记新信息能力的检测。如早餐吃了什么,刚做过什么治疗等。

（2）逆行性记忆评定:是对以往信息记忆的测试,包括个人经历记忆、社会事件记忆和著名人物记忆等,可采用问卷式提问。

2. 语义记忆测试　是指有关常识、概念及语言信息的记忆,包括常识测验、词汇测验、分类测验、物品命名及指物测验等,如提问患者"一年有几个月?""美好是什么意思?"或让患者对物品进行分类、指认物品等。

3. 程序性记忆测试　程序性记忆即在潜意识水平学习有关行为技能、认知技能及运算法则的能力。程序性记忆有时难以用语言描述,如骑自行车、打羽毛球等。此项测试只要求患者完成指定操作,如开启罐头、订书、按照给出的图画填充颜色等。

第五节　执行功能障碍

执行功能是人独立完成有目的、控制自我行为的能力,包括制订任务计划、判断任务实施的准确性、分析决策的可行性、控制自我行为和独立解决问题的能力等内容,是一种综合的运用能力。

一、概　述

（一）概念

执行功能障碍指脑损伤或脑功能减退(如阿尔茨海默病)后,运用知识达到某种目的的能力减退,对待事物的反应缺乏主动性,见于大脑额叶损伤的患者,常伴有注意及记忆功能障碍。

（二）执行功能障碍的特点

执行功能障碍以解决问题的能力下降或丧失为重要的特征,即不能认识存在的问题、不能计划和实施所选择的解决方法、不能检验所解决问题的方法是否满意。执行功能障码大体可概括为三个方面:启动障碍、终止障碍和自身调节障碍。

1. 启动障碍　指不能在需要时开始某种动作,对事物缺乏兴趣和耐心,行为被动,反应迟钝。

2. 终止障碍　表现为持续某一言语或动作而不能停止。

3. 自身调节障碍　表现为不能根据周围环境的变化而做出相应的反应,不能改变其不适的行为,常常以自我为中心。

二、执行功能障碍的评定方法

(一)启动能力的评定

要求患者在一分钟之内说出以"大"为开头的词或短语,正常人一分钟之内可以说出8~9个(单词或短语)。如大家、大地、大方、大小、大全、大力支持、大权在握、大大咧咧等。若为失语症患者,可提供设计好的图片让其挑选。

(二)变换能力的评定

1. 评定者出示1个手指时,患者出示2个手指,评定者出示2个手指时,患者出示1个手指,共完成10遍。

2. 评定者敲击桌子底面1下(避免视觉提示),患者出示1个手指,评定者敲击桌子底面2下,患者不动,共完成10遍。

上述两种检查如患者只是模仿评定者的动作,或反复重复某一个动作均为异常。

3. 交替变化检查　评定者出示一个由方波和三角波交替并连续组成的图形,患者照图画出图形,一直重复一个图形而不是交替变化(也称持续状态)者为异常,见图4-7。

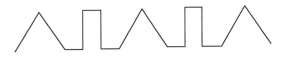

图 4-7　交替变换测验

4. 交替运动检查　评定者示范动作要求,即一手握拳,另一手同时五指伸开,然后左右手动作颠倒过来,要求患者按要求完成。

(三)解决问题能力的评定

1. 成语及谚语解释　选择与患者受教育水平和背景相应的成语或谚语,解释其引申意义。如只是做字面解释为0分;能用通俗的话反映较为深刻道理为1分;能正确解释其寓意为2分。0分说明患者的抽象概括能力存在障碍。

2. 类比测验　分相似性测验和差异性测验两种,前者是要求患者说出一对事物或物品的相同之处,后者是指出不同之处。如西红柿、白菜都属于蔬菜;床、椅子的不同,床可以平躺,椅子只能坐。

3. 推理测验

（1）言语推理：如李娟比王红高，王红比刘丽高，张菲比李娟高。请问下面哪项回答是正确？①刘丽比李娟高；②张菲比王红高；③刘丽比张菲高；④王红比张菲高。

（2）非言语推理：可以用数字推理、字母推理和图形推理。如在横线上填上正确的数字：1，4，7，10，<u>13</u>。

（四）日常生活活动检查法

要求患者演示一些日常生活活动动作，如喝水、写字、穿衣等，观察患者是否存在反复进行片段动作的情况，处于持续状态和不能完成序列动作均为异常反应。

第六节　心理障碍

心理是个体与环境相互作用的精神活动。当个体的心理过程和心理特征发生异常改变时，称异常的心理现象，如焦虑、抑郁。抑郁和焦虑是康复医学中常见的心理症状，其长期存在将严重影响患者的康复效果，准确掌握患者的心理状况，可帮助患者尽早调整心理环境，有利于康复。

一、概　述

（一）概念

1. 心理健康（mental health）　即心理卫生，指以积极有益的教育和措施，维护和改进人们的心理状态以适应当前和发展的社会环境。心理健康的目标就是提高人类对社会生活的适应与改造能力，正确评价人的心理状态，有助于预防心理疾病的发生。

2. 情绪（emotion）　是以个体的愿望和需要为中介的一种心理活动，包括喜、怒、哀、乐、憎、愤等。当客观事物或情景符合主体的需要和愿望时，就能引起积极的、肯定的情绪，如喜悦、兴奋等；当客观事物或情景不符合主体的需要和愿望时就会产生消极、否定的情绪，如焦虑、抑郁等。无论是积极的，还是消极的情绪，如果只是暂时存在，属于人体正常的情绪反应，如果持续或长期存在，对机体产生不利影响，则为异常的情绪反应。

3. 焦虑（anxiety）　是因受到不能达到目的或不能克服障碍的威胁，使个体的自尊心与自信心受挫，或失败感和内疚感增加，或担心而形成的一种紧张不安及带有恐惧和不愉快的情绪。

4. 抑郁（depression）　是指显著而持久的情绪低落，包括忧郁、悲观、缺少主动语言、自责、食欲减退，甚至有自杀念头或行为等。

（二）焦虑和抑郁的主要表现

1. 焦虑　自觉无能力面对威胁，感到危险马上发生，内心处于警觉状态，或怀疑自己应对行为的有效性。患者表述的症状通常是与处境不相符的痛苦情绪体验,如担忧、紧张、着急、烦躁、害怕、不安、恐惧、不祥的预感等情绪反应。

2. 抑郁　表现为心情不好,感到自己无助或绝望,认为生活毫无价值;或感到自己的疾病无法好转,对治疗和康复失去信心;认为自己给别人带来的只是麻烦,连累了家人;对以前的各种业余爱好和文体活动缺乏兴趣,或不愿意见人,不愿讲话,甚至厌世、产生自杀念头等。

二、严重伤病后的心理反应

人们在严重伤病后,心理反应过程大致经过以下几个阶段:

1. 心理休克　心理休克是一种心理防御反应。患者对突然发生的伤病或残疾来不及应对,表现为麻木、惊呆,出乎意料的镇静与冷淡,表情淡漠,答语简短。

2. 焦虑和否认　患者的意识恢复后,往往陷入严重的恐惧和焦虑状态,他们无法面对这个残酷的现实,认为"这不会是我""这不可能",自觉或不自觉地否认伤病这个残酷现实,起到自我保护作用。

3. 愤怒　当患者意识到伤病已经不可避免,便会产生愤怒情绪,表现为焦虑烦躁,对自己或他人产生无名怨恨情绪,对亲人和医护人员冷漠、敌视,严重者发生毁物、打人或自伤、自残行为。

4. 抑郁　当患者了解到自己将终身残疾时,表现为抑郁,程度从轻度悲观至自杀。

5. 自卑和自责　患者可能由于社会角色的改变、病损的长期折磨以及各种生理功能障碍等因素的影响产生自卑心理;同时,患者可能会觉得自己给亲人和家庭带来了不幸而自责,对生活失去热情。

6. 退化　这是正常的适应性防御反应。成人表现为以自我为中心,要求多,不配合治疗;儿童的表现类似婴儿的行为,如不合作、遗尿等。

7. 适应　大部分患者经过心理变化和抗争,最终能接受躯体功能受损的现实,能重新评价自我,积极主动配合治疗。

 知识拓展

急性焦虑症

案例:患者,女性,20岁,3个月前因外伤导致"右侧肱骨远端骨折"。手术后经过康复训练,患者右侧肘关节活动度已达到功能活动范围(30°~130°),可以出院。医方虽经多次沟通,但患者以右侧肘关节不能伸直为由拒绝出院。在一次康复训练中,患者突然心慌气紧,急促哈气,有窒息感和濒死感,全身出汗,四肢动弹不得。诊断为"急性焦虑症,呼吸性碱中毒"。

三、评 定 方 法

（一）焦虑自评量表

焦虑自评量表(self-rating anxiety scale,SAS)见表4-4。

表4-4　焦虑自评量表(SAS)

评定项目	很少有	有时有	大部分时间有	绝大部分时间有
1. 我感到比往常更加神经过敏和焦虑				
2. 我无缘无故感到担心				
3. 我容易心烦意乱和恐惧				
4. 我觉得我可能将要发疯				
*5. 我感到事事都很顺利,不会有倒霉的事情发生				
6. 我的四肢抖动和震颤				
7. 我因头痛、颈痛和背痛而烦恼				
8. 我感到无力或疲劳				
*9. 我感到很平静,能安静坐下来				
10. 我感到心跳较快				
11. 我因阵阵的眩晕而不舒服				
12. 我有阵阵要昏倒的感觉				
*13. 我呼气和吸气都不费力				
14. 我的手指和脚趾感到麻木和刺痛				
15. 我因胃痛和消化不良而苦恼				
16. 我时常要小便				
*17. 我的手总是温暖而干燥				
18. 我觉得脸发热、发红				
*19. 我容易入睡,晚上休息很好				
20. 我做噩梦				

注:SAS包括正向评分和负向评分,*为负向评分。1分:没有或很少时间;2分:少部分时间;3分:相当多时间;4分:绝大部分或全部时间。正向评分题依次评分为1、2、3、4分;负向评分题则为4、3、2、1分。

（二）汉密尔顿焦虑量表

汉密尔顿焦虑量表（Hamilton anxiety scale，HAMA）由 Hamilton 于 1959 年编制，最早是精神科临床常用的量表之一，包括 14 个项目。临床上常将其用于焦虑症的诊断及焦虑程度划分的依据。

（三）抑郁自评量表

抑郁自评量表（self-rating depression scale，SDS）见表 4-5。评分同 SAS。

表 4-5　抑郁自评量表（SDS）

评定项目	很少有	有时有	大部分时间有	绝大部分时间有
1. 我觉得闷闷不乐、情绪低沉				
2. 我觉得一天之中早晨最好				
3. 我一阵阵哭出来或想哭				
4. 我晚上睡眠不好				
5. 我吃得和平时一样多				
6. 我与异性接触时和往常一样感到愉快				
7. 我发觉我的体重在下降				
8. 我有便秘的苦恼				
9. 我心跳比平时快				
10. 我无缘无故感到疲乏				
11. 我的头脑和平时一样清楚				
12. 我觉得经常做的事情并没有困难				
13. 我觉得不安而安静不下来				
14. 我对将来抱有希望				
15. 我比平常容易激动				
16. 我觉得做出决定是容易的				
17. 我觉得自己是个有用的人，有人需要我				
18. 我的生活很有意思				
19. 我以为如果我死了别人会生活得更好些				
20. 平时感兴趣的事我仍然感兴趣				

抑郁既是一种客观存在的心理问题又是个人对自身状态的主观感受,对抑郁的评价可采用由医师或其他人员对患者进行评价或由患者自行完成对自身的评价两种方式。

（四）汉密尔顿抑郁量表

汉密尔顿抑郁量表(Hamilton depression scale,HAMD)由 Hamilton 于 1960 年编制,是临床上评定抑郁状态时应用得最为普遍的量表。这项量表由经过培训的两名评定者对患者进行联合检查,一般采用交谈与观察的方式,检查结束后,两名评定者分别独立评分;在治疗前后进行评分,可以评价病情的严重程度及治疗效果。

本章小结

认知是一切功能活动的基础。评定者应掌握认知功能障碍的筛查,根据筛查结果,再进一步进行有针对性的认知功能评定。慢性疾病常常出现各种情绪情感障碍,如焦虑、抑郁等心理症状,其长期存在将严重影响患者的康复效果,熟悉抑郁和焦虑的评定方法,对于指导临床康复治疗具有重要的意义。

（刘立席）

 思考与练习

一、名词解释

1. 认知功能障碍

2. 单侧忽略

3. 失认证

二、填空题

1. 根据意识障碍轻重的程度,将意识状态分为＿＿＿＿＿＿、＿＿＿＿＿＿和＿＿＿＿＿＿。

2. 记忆分为＿＿＿＿＿、＿＿＿＿＿＿和＿＿＿＿＿＿。

3. 常见的知觉障碍有＿＿＿＿＿＿、＿＿＿＿＿＿、＿＿＿＿＿＿和＿＿＿＿＿＿等。

4. 注意障碍的分类包括＿＿＿＿＿＿、＿＿＿＿＿＿、＿＿＿＿＿＿、＿＿＿＿＿＿和＿＿＿＿＿＿。

三、简答题

1. 失认症的表现有哪些?

2. 意念性失用和意念运动性失用如何鉴别?

四、案例分析题

患者,张某,男性,76 岁,行右侧髋关节置换术,病情稳定后转入康复科治疗。治疗师询问其姓名时能够作答,询问其年龄时,患者回答"17 岁";不能回答自己现在在什么地方,治疗师告知正确地点(医院)后患者能跟随复述。1 分钟后再问患者现在在什么地方时患者不能答对。

请问该患者可能存在何种功能障碍?哪一项评定适合评估其功能障碍?

第五章 感觉功能评定

05章 数字资源

学习目标

1. 培养学生良好的医患沟通能力。
2. 掌握躯体感觉障碍的分类和疼痛的定义。
3. 熟悉躯体感觉的分类及体表感觉的节段性分布。
4. 了解疼痛的分类和评定方法。
5. 学会躯体感觉的评定方法和注意事项。

  工作情景与任务

导入情景：

患者李某,女,55岁,主因"左侧肢体无力伴麻木1个月余"就诊,诊断为脑梗死(右侧丘脑),目前病情平稳。查体:神志清楚,言语流利;Brunnstrom运动功能评定,左上肢Ⅳ级,左手Ⅳ级,左下肢Ⅴ级,左侧肢体肌张力无明显增高,左侧肢体轻微刺激即疼痛明显,步行稳定性差。

工作任务：

1. 请指出患者左侧肢体轻微刺激即感疼痛属于何种感觉障碍?
2. 如何为患者进行感觉功能评定?

第一节 概 述

一、概 念

感觉(sensation)是指人脑对直接作用于感受器官的客观事物的个别属性的反映。人体主要感觉有三类,躯体感觉(又称一般感觉,包括浅感觉、深感觉、复合感觉)、特殊感觉

（视觉、听觉、嗅觉、味觉）和内脏感觉,其中躯体感觉是康复评定最重要的内容。

感觉功能评定是用客观量化的方法有效地和准确地评定患者感觉功能障碍的种类、性质、部位、范围、严重程度和预后的方法。

二、躯体感觉的分类

根据感受器对于刺激的反应和感受器所在部位的不同,躯体感觉分为浅感觉、深感觉和复合感觉。

（一）浅感觉

浅感觉包括皮肤及黏膜的触觉、痛觉、温度觉和压觉。其感受器大多位置表浅,位于皮肤内。浅感觉的感受器种类较多,其中最大的感受器是柏氏小体,最小的感受器是游离神经末梢,感受器受外在环境的理化刺激发生反应。

（二）深感觉

深感觉又称本体感觉,是深部组织的感觉,包括运动觉、位置觉和振动觉。深感觉是由于体内的肌肉收缩,刺激肌肉、肌腱、关节和骨膜等处的神经末梢(肌梭、腱梭等本体感受器)所产生的感觉。

（三）复合感觉

复合感觉又称皮质感觉,是大脑综合、分析、判断的结果,包括皮肤定位觉、两点辨别觉、体表图形觉(实体觉)、材质辨别觉、重量觉等。

三、感觉障碍的分类

依据病变性质将感觉障碍分为刺激性症状和抑制性症状两类。

（一）刺激性症状

刺激性症状包括感觉过敏、感觉倒错、感觉过度、感觉异常及疼痛等,由感觉传导通路的刺激性病变引起。

1. 感觉过敏　由于患者神经兴奋阈值下降,感觉敏感度增高,轻微刺激即可引起强烈感觉,多由于病理过程的刺激和外界的刺激(如检查时的刺激)相加所导致。感觉过敏常见于浅感觉障碍,如痛觉过敏,患者对疼痛的感觉敏感度增高,一个轻微的疼痛刺激可引起较强的疼痛感。

2. 感觉倒错　是指对刺激的认识完全倒错。如将冷觉刺激误认为是热觉刺激,将触觉误认为是痛觉等。

3. 感觉过度　一般发生在感觉障碍的基础上,患者感觉兴奋阈增高,潜伏期延长,当刺激开始后不能立即感知(潜伏期可长达30秒),达到一定刺激强度时产生的一种定位不准确的强烈不适感,持续一段时间才消失(后作用),有扩散趋势,往往单点刺激感受为多点刺激,见于周围神经和丘脑损害。

4. 感觉异常　是指在无外界刺激情况下出现的自发性异常感觉,如烧灼感、蚁走感、针刺感、电击感、麻木感、肿胀感、沉重感、痒感、束带感和冷热感等,客观检查常常无感觉障碍。

5. 疼痛　是一种与实际或潜在的组织损伤相关的不愉快的感觉和情绪情感体验。从感受器到中枢的整个感觉传导通路的任何病灶刺激都可引发疼痛。没有外界刺激而感觉到疼痛称为自发性疼痛。

(二) 抑制性症状

感觉传导通路受破坏时表现为感觉缺失和感觉减退。

1. 感觉缺失　指患者在意识清楚情况下对刺激不能感知。感觉缺失根据感受器种类的不同又分为痛觉缺失、触觉缺失、温度觉缺失和本体感觉缺失等。同一部位各种感觉均缺失称为完全性感觉缺失,同一个部位某种感觉缺失而其他感觉保留称为分离性感觉障碍。

2. 感觉减退　是神经兴奋阈值高,对较强刺激才能感知,但感受到刺激的性质不变。

四、节段性感觉支配及体表分布

人体每一对脊髓后根的感觉神经纤维支配相应的皮肤区域,这种节段性分布以胸髓节段最为明显,其在体表的排列也较为规律和整齐,此标志有助于脊神经或脊髓损伤患者的临床定位诊断,见表5-1。

表5-1　脊髓节段性感觉支配及体表检查部位

节段性感觉支配	检查部位	节段性感觉支配	检查部位
C_2	枕外隆凸	T_2	腋窝
C_3	锁骨上窝	T_3	第三肋间
C_4	肩锁关节顶部	T_4	第四肋间(乳头线)
C_5	肘前窝桡侧面	T_5	第五肋间
C_6	拇指	T_6	第六肋间(剑突水平)
C_7	中指	T_7	第七肋间
C_8	小指	T_8	第八肋间
T_1	肘前窝尺侧面	T_9	第九肋间

节段性感觉支配	检查部位	节段性感觉支配	检查部位
T_{10}	第十肋间（脐水平）	L_4	内踝
T_{11}	第十一肋间	L_5	足背第三跖趾关节
T_{12}	腹股沟韧带中部	S_1	足跟外侧
L_1	T_{12} 与 L_2 之间上 1/3 处	S_2	腘窝中点
L_2	大腿前中部	S_3	坐骨结节
L_3	股骨内上髁	$S_{4\sim5}$	肛门周围

第二节　感觉功能评定

一、评定目的

通过感觉检查,判断患者有无感觉障碍,明确感觉障碍的类型、部位、范围、程度及感觉恢复情况。通过对感觉障碍结果的分析,为神经系统疾病的定位诊断提供依据,分析引起感觉障碍的原因,研究感觉障碍对运动功能、日常生活能力和使用辅助器具的影响,以及采取哪些安全措施可防止患者由于感觉障碍再受损伤,进一步指导康复治疗方案的制订和实施。

 知识拓展

感觉与运动的关系

良好的感觉是正常运动的前提和保证,躯体感觉、视觉以及前庭觉与运动密切相关。临床上完全性感觉缺失患者往往难以完成视线以外的活动,如从口袋里面拿钥匙。

正常人体当大脑皮质发起功能性活动任务指令时,动作开始执行,本体感觉通过感知身体的运动和位置并不断反馈给中枢神经系统,从而不断调整运动输出指令,使得功能性活动平稳、准确地完成。在精细运动中,手指握力的大小,随物品重量、物品表面粗糙程度及摩擦力而变化,这种变化依赖于物品接触手掌面皮肤感受器(浅感觉)传输感觉信号至中枢神经系统而实现。因此,当患者感觉缺失或减退时,患者对自身肢体在空间的位置缺乏正确的认识,无法自发地运用肢体和调整身体姿势,也不能在康复治疗中准确地做出运动反应。所以,针对中枢神经系统损伤患者,常常将感觉功能与运动功能的训练有机地结合在一起,从而使运动障碍的康复治疗更加有效。

二、评定方法

躯体感觉检查项目包括浅感觉检查、深感觉检查和复合感觉检查。检查由两部分组成,即给予刺激和观察患者对刺激的反应。一般患者对刺激的反应有正常(反应快而准确)、缺失(无反应)和减退(反应迟钝或回答结果与所受刺激不相符)等。

(一)浅感觉检查

1. 触觉 嘱患者闭目,评定者用棉签或软毛笔轻触其皮肤,让患者回答有无一种轻痒的感觉,或让患者说出所触次数。检查时注意双侧对称部位的比较,刺激的强度应一致,刺激的动作要轻,刺激速度不能过频。检查四肢时,刺激走向应与肢体长轴平行;检查胸腹部时,刺激走向应与肋骨平行。检查顺序为面部、颈部、上肢、躯干、下肢。

2. 痛觉 嘱患者闭目,评定者分别用大头针尖端和钝端以同等力量轻刺其皮肤,要求患者立即说出具体感受(疼痛、疼痛减退、疼痛消失、痛觉过敏),并指出受刺激部位,注意双侧对称部位疼痛程度的比较。

3. 温度觉 嘱患者闭目,评定者分别用盛有冷水(5~10℃)和热水(40~45℃)的两支试管交替接触患者皮肤,接触时间以 2~3 秒为宜,嘱患者回答"冷"或"热"的感觉。检查时注意双侧对称部位的比较,所用试管直径宜小,管底面积与皮肤接触面不宜过大。

4. 压觉 嘱患者闭目,评定者拇指用力按在患者皮肤表面挤压肌肉或肌腱,让患者回答是否感到压力。对瘫痪患者,压觉检查通常从障碍部位开始,直至正常部位。

(二)深感觉(本体感觉)检查

1. 运动觉 嘱患者闭目,评定者用拇指和示指轻轻捏住其手指或足趾两侧,上下移动范围5°左右,让患者说出移动方向。如患者感觉不明显可加大运动幅度或测试较大的关节,以了解运动觉的减退程度。

2. 位置觉 嘱患者闭目,评定者将其肢体移动并停止在某一位置上,让患者回答肢体所处位置,或用另一侧肢体模仿出相同位置。正常人能准确说出或模仿出相应位置。临床上要求患者闭眼时进行指鼻试验、跟-膝-胫试验等,亦为位置觉检查方法。

3. 振动觉 嘱患者闭目,评定者将每秒振动 256 次的音叉柄端放置在患者骨隆起处,让其回答有无振动感及振动感持续时间。检查常用的骨隆起部位有胸骨、锁骨、肩峰、鹰嘴、尺桡骨茎突、腕关节、棘突、髂前上棘、胫骨粗隆、腓骨小头及内外踝等。检查时应注意身体上下及左右对比,正常人有共鸣性振动感,随着年龄不断增加振动感逐渐丧失。

(三)复合感觉(皮质感觉)检查

复合感觉是大脑皮质对各种感觉刺激整合的结果,因此,必须在浅、深感觉均正常时,复合感觉检查才有意义。

1. 皮肤定位觉　嘱患者闭目,评定者用棉签或手指轻触其皮肤,再让患者用手指出被刺激部位。正常误差手部小于 3.5mm,躯干部小于 10mm。

2. 两点辨别觉　嘱患者闭目,评定者用两脚规或叩诊锤的两尖端同时轻触其皮肤,距离由大至小,让患者回答感觉到"1 点"或"2 点",测试其能区别两点的最小距离。检查时应两点同时刺激,用力均等。正常人身体各部位两点辨别觉的差异较大,其中舌尖最为敏感,距离为 1mm;指尖为 3~5mm;指背为 4~6mm;手掌为 8~15mm;手背为 20~30mm;前胸为 40mm;背部为 40~50mm;上臂和大腿部约为 75mm。

3. 体表图形觉　辨别写在皮肤上的图形或文字的感觉称为体表图形觉。嘱患者闭目,评定者用手指或笔杆在其皮肤上画图形(圆形、方形、三角形)或写数字(1~9),让患者说出所画的内容。

4. 实体觉　是检查患者手对实物大小、形状和性质的识别能力。嘱患者闭目,评定者将患者熟悉的物品(笔、钥匙、硬币、手表等)置于其手中,令患者触摸后说出该物品的名称和属性。检查时先测患侧,再测健侧。

5. 重量觉　是检查患者手对物品重量的分辨能力。嘱患者闭目,评定者将大小相同、形状相等但重量不一的物品逐一置于患者手上(泡沫块、塑料块、木块、铁块),或双手同时分别放置不同重量的检查物品,让患者将手中物品重量与前一物品重量进行比较,或双手进行比较后说出谁轻谁重。

6. 材质辨别觉　识别不同材质的感觉称为材质辨别觉。嘱患者闭目,评定者将棉花、丝绸、羊毛等物品逐一放在其手中,让患者触摸后说出材料的名称或质地(光滑或粗糙)。

三、适应证和禁忌证

（一）适应证

1. 中枢神经系统病变　如脑卒中、脑外伤、脊髓损伤等。

2. 周围神经病变　如臂丛神经损伤、坐骨神经损害等。

3. 外伤　如切割伤、压砸伤、撕裂伤、烧伤等。

4. 缺血或营养代谢障碍　如糖尿病、雷诺病、多发性神经炎等。

（二）禁忌证

昏迷患者、认知障碍或完全性失语等不能配合的患者。

四、注意事项

感觉检查主要依靠患者的主观感受及表达,缺乏客观的控制手段,个体差异性大。检查时患者易受情绪、意识、言语交流及精神心理因素等多方面影响,故要求评定者耐心、细致地实施评定过程。

1. 检查应在安静、温度适宜的环境下进行,患者保持放松、舒适的体位。

2. 患者必须意识清楚,认知功能良好。

3. 感觉检查前,评定者应向患者说明检查目的和检查方法,以取得患者的配合。

4. 感觉检查中患者应闭目,且评定者避免使用暗示性提问。如:感觉到我碰你手了吗?

5. 感觉检查中注意双侧对比和近远端对比。针对感觉缺失或减退患者,检查应从障碍部位向正常部位逐渐移行,而对感觉过敏的患者要从正常部位向障碍部位逐渐移行。

6. 刺激应以随机、无规律的时间间隔给予。

7. 根据感觉神经和其所支配分布的皮区进行检查。

8. 一次检查时间不宜过长,必要时反复多次检查,以取得准确的结果。

第三节　疼　痛　评　定

一、概　　念

国际疼痛学会 2020 年将疼痛定义为一种与实际或潜在的组织损伤相关的不愉快的感觉和情绪情感体验,或与此相似的经历。疼痛受到生物学、心理学及社会环境等多方面因素的影响,属于一种保护性感受,但同时也可对身体功能、心理健康和社会功能产生不利影响。从生理学角度看,它包括感觉成分和反应成分,是身体内、外受到某种能引起即时或潜在组织损伤的刺激而产生的一种不愉快的感觉,常常难以限定、解释或描述;从心理学角度上讲,它又常常带有情绪和情感的成分,可能受压抑、焦虑以及其他精神因素的高度影响。

二、疼痛的分类

（一）根据疼痛的持续时间分类

这是临床最常用的疼痛分类方法,此种分类对治疗很有价值。

1. 急性疼痛　疼痛持续时间通常在 1 个月以内。急性疼痛及其伴随反应通常在数天或数周内消失,若治疗不当,则疼痛持续存在,病理生理学改变增加,致使其发展为亚急性或慢性疼痛。

2. 慢性疼痛　疼痛持续时间一般在 6 个月以上。慢性疼痛并非与急性疼痛一样是疾病的一个症状,而是其本身就成为一种疾病。与急性疼痛相比,慢性疼痛有三个不同点:心理反应不同;产生疼痛之外的多种障碍表现;疼痛完全缓解的可能性极小。

3. 亚急性疼痛　疼痛持续时间介于急性疼痛与慢性疼痛之间,约 3 个月。

4. 再发性急性疼痛　疼痛是在数月或数年中不连续的、有限的急性发作。再发性急性疼痛往往是在慢性病理基础上由外周组织病理的急性发作所致。

（二）根据临床病因分类

1. 中枢性疼痛　如丘脑综合征、幻肢痛。

2. 外周性疼痛　又分为内脏痛(如胆结石、肾结石、冠心病、消化性溃疡等所致疼痛)和躯体痛(如浅部的各种皮肤疼痛和深部的肌肉、骨、关节、结缔组织的疼痛等)。

3. 心因性疼痛　如癔症性疼痛、精神性疼痛等。

三、评 定 目 的

1. 掌握疼痛的特征,寻找疼痛与解剖结构之间的联系。

2. 明确疼痛对运动功能和日常生活活动能力的影响。

3. 为选用适当的治疗方法及药物提供依据。

4. 判断治疗效果,若治疗后疼痛缓解不完全,通过疼痛定量评定可以说明治疗后疼痛减轻的程度和变化特点。

四、评 定 方 法

（一）视觉模拟评分法

视觉模拟评分(visual analogue scale,VAS)是目前临床上最常用的疼痛强度评定方法,适用于需要对疼痛强度及强度变化进行评定的患者。VAS 通常采用 10cm 长的直线(横线或竖线),按毫米划格,两端分别表示"无痛"(0)和"极痛"(100)。患者根据其感受程度,用笔在直线上画出与其疼痛强度相符合的某点,从"无痛"端至记号间的距离即为痛觉评分分数。一般重复两次,取两次的平均值。VAS 常用以下两种方法操作:

1. 直线法　直线法是用一条直线不做任何划分,仅在直线两端分别注明不痛和剧痛,让患者根据自己的实际感受在直线上标出与其疼痛程度相符合的某一点来作为评分分数。这种评分法易于掌握,使用方便,适用于各种年龄的疼痛患者,见图 5-1。

不痛 ———————————— 剧痛

图 5-1　视觉模拟评分(直线法)

2. 数字评分法　从无痛的 0 依次增强到最剧烈疼痛的 10,共 11 个点来描述疼痛强度。患者根据个人疼痛感受在其中一个数上标记作为评分分数,见图 5-2。

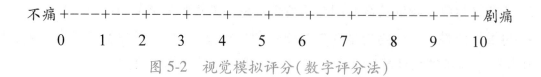

图 5-2 视觉模拟评分(数字评分法)

(二)压力测痛法

1. 压力测痛法　是临床上有效的诊断方法之一,常用于需要对疼痛强度(痛阈、耐痛阈)进行评定的患者,特别适用于肌肉骨骼系统疼痛的评定,但不宜用于末梢神经炎患者、糖尿病患者和患有凝血系统疾病具有出血倾向者。

2. 评定方法　评定时评定者首先用手指按压找准痛点,再将压力测痛器的测痛探头平稳地对准痛点,逐渐施加压力,观察患者的反应。记录患者诱发疼痛出现所需的压力强度(kg/cm^2),此值为痛阈(即患者首次报告引起痛觉的最小刺激量)。然后继续施加压力,至患者不能耐受时记录下最高疼痛耐受限度所需的压力强度,此值为耐痛阈(即患者由于疼痛将刺激除掉或要求停止刺激时的最小刺激量)。同时还应记录所评定痛区的体表定位以便对比。

3. 注意事项

(1)患者体位应舒适,检查部位放松,以提高检查结果的准确性。

(2)测痛器的圆形探头必须平稳放于待测部位,不可用测痛探头的边缘测试。

(3)测量记录应从压力测痛器加压时开始。

(4)本方法测定内脏痛时结果不可靠。

(三)口述分级评分法

1. 口述分级评分法　是以言语评价量表进行的疼痛强度评定方法。言语评价量表由一系列用于描述疼痛的形容词组成,以疼痛从最轻到最重的顺序排列,最轻程度疼痛的描述被评定为 0 分,以后每级增加 1 分,每个形容疼痛的词都有相应的评分以便定量分析疼痛。评定时由评定者列举烧灼痛、锐利痛、痉挛痛等一些关键词,让患者从中选择来形容自身的疼痛。

2. 疼痛评价 4 级评分法　见表 5-2。

表 5-2　疼痛评价 4 级评分量表

0	1	2	3	4	5	6	7	8	9	10
无痛		轻度疼痛			中度疼痛		重度疼痛			
		虽有痛感但可忍受 能正常生活			疼痛明显不能 忍受,影响睡眠		疼痛剧烈,不能入 睡,可伴有被动体位 或功能紊乱表现			

3. 注意事项

（1）等级的划分常常取决于患者自身的经验。

（2）在采用不同的口述评分法时它们的结果难以比较。

（3）本方法只能为疼痛感觉程度提供级别次序,并不能表达疼痛程度的变化。

（4）本方法对细微的感觉变化不敏感,且易受情感因素影响。

（5）不同性质的疾病对评分结果有影响。

（四）45 区体表面积评分法

45 区体表面积评分法是将人体表面分为 45 个区域(前面 22 个区域,后面 23 个区域),每个体表区域内标有该区特定的代码,患者将自己身体感受到的疼痛用不同的颜色或符号在相应的区域上标出,见图 5-3。该法可量化评定疼痛部位、疼痛强度和疼痛性质,适用于疼痛范围相对较广的患者,如颈痛、腰痛及肌筋膜痛等患者,不宜用于精神病患者的疼痛评定和头痛评定。

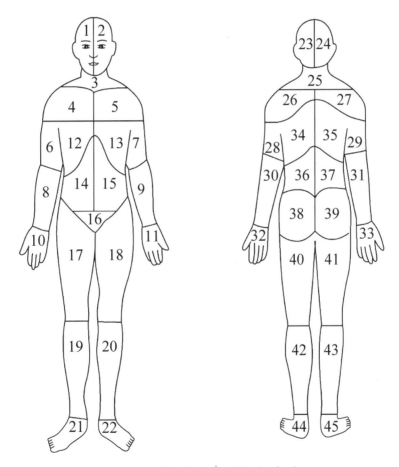

图 5-3　45 区体表面积评分法

1. 评分标准　不同颜色或不同符号表示不同疼痛强度的标准:①无色或"—"表示无痛;②黄色或"○"表示轻度疼痛;③红色或"□"表示中度疼痛;④黑色或"△"表示重度疼痛。每个区域无论大小均定位为 1 分,其余为 0 分。即使只涂盖了一个区的一小部分也评为 1 分,总评分反映疼痛区域,最后计算出各疼痛区域所占体表面积的百分比。

2. 注意事项

（1）评定前应对患者做详细的说明,以免患者涂盖时出现误涂。

（2）老年人在操作上可能会有困难,不能正确地涂盖皮肤分区形容疼痛,在评定时需耐心细致,结果应结合临床综合判断。

（3）患者的情感和疾病长期性等因素可影响皮肤疼痛区域的涂盖。

> **本章小结**
>
> 　　本章学习了躯体感觉的分类,感觉障碍的类型及评定方法,疼痛的概念、分类和评定方法。在对患者实施康复治疗前,通过感觉功能评定,有利于患者进行安全、有效的康复功能训练,评估所得出的结果可以作为评定治疗效果的指标,据此制订阶段性的治疗方案和目标,判定预后。感觉障碍的评定是许多功能障碍患者康复评定的重要内容,还可以作为检测康复治疗效果的手段而反复加以使用。疼痛常作为患者独立或合并症状进行评定。科学合理的评定方法,可提高患者对于康复治疗的信心。

（杜海云）

 思考与练习

一、名词解释

1. 感觉

2. 疼痛

3. 感觉过敏

二、填空题

1. 躯体感觉分为_____、_____和_____。

2. 复合感觉包括_____、_____、_____、_____及_____。

三、简答题

1. 简述躯体感觉的分类。

2. 列表简述脊髓节段性感觉支配及体表检查部位。

第六章 心肺功能评定

学习目标

1. 具备生命安全责任意识,避免运动训练不当影响心肺功能的恢复,甚至心肺恶性事件的发生。
2. 掌握心功能的分级、代谢当量的概念、6分钟步行试验、呼吸困难的分级和分度,以及心肺功能评定的适应证和禁忌证。
3. 熟悉心肺功能的评定目的、心肺功能的评定方法和功能性肺残疾评定。
4. 了解心电运动试验、肺容量与肺通气功能测定、动脉血气分析和呼吸气分析评定。
5. 学会使用心肺功能评定的方法,判断心肺功能和指导康复训练。

工作情景与任务

导入情景:

李某,女性,76岁,有反复咳嗽、咳痰史20年,有长期吸烟史,常受凉后出现咳嗽、咳痰、气喘加重,用沙丁胺醇气雾剂等药物,只能缓解症状,停药后病情复发。慢走不到百步即感气短,爬一段楼梯出现呼吸困难。查体:神志清楚,口唇发绀,呼吸急促,桶状胸,肺部叩诊为过清音,双肺闻及散在哮鸣音,双肺底有少许湿啰音,心率110次/min,律齐,无杂音,双下肢轻度凹陷性水肿,四肢活动良好。代谢当量为5.2MET。

工作任务:

1. 请指出该患者呼吸困难的分级和分度。
2. 该患者的心功能为几级?

第一节　心功能评定

一、概　　述

心脏有多方面的功能,广义的心功能包括心脏的机械功能(即收缩功能和舒张功能)、神经内分泌功能和电生理功能。狭义的心功能指心脏的机械功能。在对患者进行心脏康复治疗之前,首先要明确患者的心功能状况,作出客观、准确的评价。心功能评定对诊断心脏疾病、了解心脏功能储备和适应能力、制订康复处方及判断预后具有重要的价值。

二、评　定　方　法

（一）评定目的

1. 协助临床诊断

（1）冠心病、肺动脉高压的早期诊断及评估心肌氧气供/需平衡。

（2）发现和鉴别心律失常。

（3）鉴定呼吸困难或胸闷的性质。

（4）左心衰竭和右心衰竭的鉴别诊断。

2. 确定功能状态

（1）判断冠状动脉病变的严重程度及预后。

（2）判定心功能、体力活动能力和残疾程度,计算心排血量、每搏量、每搏氧耗量等循环指标。

（3）对心力衰竭分级和疾病严重程度、预后进行评估。

（4）预测心脏移植患者的移植时机。

（5）起搏器起搏频率的设定、心力衰竭心脏再同步化治疗患者的选择及疗效评估。

（6）对药物治疗、介入治疗和手术效果进行评估;对活动时呼吸困难、心慌、气短、疲劳等相关疾病进行判断。

（7）麻醉下手术心血管意外、死亡危险性评估及患者术后管理。

3. 指导康复治疗

（1）评估患者进行运动的危险性。

（2）为制订运动处方提供依据。

（3）协助患者选择必要的临床治疗。

（4）消除患者的运动顾虑,增加患者参加日常活动的信心。

4. 评定康复治疗训练的效果

重复进行心功能评定,根据患者对运动耐受程度的变化,评定运动锻炼和康复治疗的效果,评估和鉴定劳动能力丧失状况,寻找和发现猝死高危因素,确定心脏功能状态并实施健康管理。

（二）评定方法

1. 病史　应详细了解患者有无心脏病病史,心脏病的发病过程、诊治经过及目前状况。

（1）现病史:了解有无咳嗽、咳痰、气短、胸痛、呼吸困难及其他疾病。

（2）既往史:特殊的心脏病病史、呼吸系统疾病病史和手术史。

（3）个人史:吸烟史、过敏史、职业史、生活习惯（尤其是不良生活习惯,如酗酒、熬夜）、生活环境。

2. 体格检查　在全面检查的基础上重点对心血管系统、呼吸系统进行检查。如有无颈静脉怒张、肺部啰音、心脏扩大、奔马律、心脏杂音等。

3. 辅助检查

（1）心脏超声:心脏超声无创且可反复测定,是能动态显示心腔内结构、心脏的搏动和血液流动的诊断技术,作为无创性心脏检查技术被广泛应用于临床疾病诊断、手术及预后评估等。国内外对超声心动图评估心功能方面进行了大量的研究,肯定了超声心动图在心功能分级评估中的重要作用与意义。

（2）心电图:是反映心脏兴奋的电活动过程,是心脏兴奋的发生、传播及恢复过程的客观指标,有一定的参考意义。

（3）动态心电图:动态心电图能在日常活动过程中长时间（24~72 小时）不间断地记录心电图形,故又称长程心电图,可记录并发现短暂发作的心律失常和一过性心肌缺血等心电图改变。在康复医疗活动中,动态心电图可检查出症状性和无症状性心肌缺血以及冠脉痉挛为主的心肌缺血,并用于评价抗心肌缺血药物和抗心律失常药物的疗效,预测心肌梗死后再发梗死。

（4）心脏导管检查:包括左心室造影和指示剂稀释法心功能测定、放射性核素扫描测定等。

4. 心功能分级

（1）NYHA 心功能分级:1928 年,美国纽约心脏学会（New York Heart Association,NY-HA）依据患者的症状与活动能力将心脏功能分为 4 级,这是最早的心脏功能分级方法,并被广泛沿用至今。1994 年,美国纽约心脏学会标准委员会对该分级法进行了修订,增加了客观评价内容,即根据负荷试验、心电图、超声心动图、X 线检查和放射学显像技术等的检查结果进行客观评价分级。具体分级见表 6-1。

表 6-1　第 9 版 NYHA 心功能分级表

分级	功能状态	客观评价
Ⅰ级	患者有心脏病,但体力活动不受限。一般的体力活动不引起过度疲劳、心悸、呼吸困难或心绞痛	无心血管病变的客观依据
Ⅱ级	患者有心脏病,体力活动稍受限。休息时感觉舒适,但一般的体力活动会引起过度疲劳、心悸、呼吸困难或心绞痛	有轻度心血管病变的客观依据
Ⅲ级	患者有心脏病,体力活动较大受限。休息时感觉舒适,但一般较轻的体力活动会引起过度疲劳、心悸、呼吸困难或心绞痛	有中度心血管病变的客观依据
Ⅳ级	患者有心脏病,体力活动能力完全丧失。休息时仍可存在心力衰竭症状或心绞痛,进行任何体力活动都会使症状加重	有重度心血管病变的客观依据

（2）代谢当量:代谢当量(metabolic equivalent,MET)是指单位时间、单位体重内维持静息代谢所需要的耗氧量,以 ml/(kg·min)表示,1MET＝3.5ml/(kg·min),是康复医学中常用的运动强度指标,有利于运动处方的制订。机体在坐位休息时,摄氧 3.5ml/(kg·min),将此定为 1MET。代谢当量量化心力衰竭患者的心功能分级标准见表 6-2。

表 6-2　代谢当量量化心力衰竭患者的心功能分级标准

心功能分级	代谢当量（METs）	心功能分级	代谢当量（METs）
Ⅰ级	大于或等于 7	Ⅲ级	大于或等于 2 而小于 5
Ⅱ级	大于或等于 5 而小于 7	Ⅳ级	小于 2

 知识拓展

Killip 法

Killip 法对发生心肌梗死后心脏功能进行分级,急性心肌梗死后发生心力衰竭时,心脏功能按心力衰竭程度可以分为五级。

Ⅰ级:无心力衰竭症状,但肺毛细血管楔压可以增高。

Ⅱ级:轻至中度心力衰竭,肺湿音出现范围小于两肺野的 50%,有肺淤血的 X 线表现。

Ⅲ级:重度心力衰竭,肺湿音出现范围大于两肺野的 50%,可以出现急性肺水肿。

Ⅳ级:出现心源性休克。

Ⅴ级:出现心源性休克及急性肺水肿。

5. 6 分钟步行试验　6 分钟步行试验(six minutes walk test,6MWT)对于缺血性心脏病患者是一项简便、易行、安全、可重复的客观评价心脏功能的方法,它全面完整地评价了运动过程中所有系统的反应。它没有像最大量心肺功能运动测试那样提供关于运动中牵涉到的不同器官和系统功能的详细信息或运动受限的机制。

6MWT 要求患者在走廊里尽可能行走,测定 6 分钟内步行的距离。若步行距离 < 150m,表明心力衰竭程度严重,步行距离 150~425m 为中度心力衰竭,步行距离 426~550m 为轻度心力衰竭。6MWT 结果可用于评定患者心脏储备功能,评价药物治疗和康复治疗疗效,主要适用于:①病情稳定的慢性心力衰竭患者心功能的评价;②心肌缺血患者运动耐量的评价;③慢性肺疾病患者肺功能的评价。

6. 心电运动试验　通过观察患者运动时的反应,判断储备功能和耐受能力,是心脏负荷试验中最常用的一种。

(1) 类型

1) 活动平板试验:让患者在带有能自动调节坡度和转速的活动平板仪上,进行"走→跑"运动,逐渐增加运动负荷,通过观察心率,了解患者心脏储备功能与耐受能力,以达到预期的试验目标。

2) 踏车运动试验:采用固定式功率自行车,患者进行踏车运动,逐渐增加踏车阻力,增加运动负荷,达到预期的试验目标。

3) 台阶试验:根据患者的性别、年龄、体重计算出 90 秒内登台阶的次数,让其按节拍反复上下每级梯高 23cm 的二阶梯,然后根据试验前后的心电图判断结果。

4) 手摇车运动试验:适用于下肢功能障碍的患者,试验原理与作用和踏车运动相似。

(2) 方案

1) 活动平板试验:是通过增加速度和坡度来增加运动负荷或强度。活动平板的运动强度以 VO_{2max} 表示。

改良 Bruce 方案是临床广泛应用的活动平板运动试验方案。该方案是通过同时增加速度和坡度来增加运动负荷,其中最大级别负荷量最大,一般人都不会越过最大级别。该方案的缺点是运动负荷增加不规则,起始负荷较大(代谢当量为 4~5METs),运动负荷增量也较大。因此,年老体弱者因不能耐受第一级负荷或负荷增量,难以完成试验。另外,此方案是一种走-跑试验,患者往往难以控制自己的节奏,心电图记录质量难以得到保证。改良 Bruce 方案见表 6-3。

表 6-3 改良 Bruce 方案

分级	速度/ (km·h⁻¹)	坡度/%	时间/min	代谢当量 (METs)
0	2.7	0	3	2.0
1/2	2.7	5	3	3.5
1	2.7	10	3	5.0
2	4.0	12	3	7.0
3	5.5	14	3	10
4	6.8	16	3	13
5	8.0	18	3	16
6	8.9	20	3	19
7	9.7	22	3	22

注:坡度 1°=1.75%。

2）踏车运动试验:是世界卫生组织（WHO）推荐的方案,速度一般选择 50~60 转/min,从 1 级开始,不断递增运动负荷,直到患者不能保持 50 转/min 的速度时结束运动,试验控制在 8~12 分钟内完成,见表 6-4。

表 6-4　WHO 推荐的踏车运动试验方案

分级	运动负荷/[(kg·m)/min]		运动时间/min
	男	女	
1	300	200	3
2	600	400	3
3	900	600	3
4	1 200	800	3
5	1 500	1 000	3
6	1 800	1 200	3
7	2 100	1 400	3

3）台阶试验:台阶试验（step test）是一项简便易行的定量负荷试验,以台阶指数为负荷运动时间、心血管运动反应、负荷后心率恢复速度的综合指标。目前常见的有 6 分钟二级台阶试验,试验仪器为两级台阶,一级台阶高度为 15cm,二级台阶高度男为 30cm,女为

25cm。测试者以 30 次/min 的频率在一级台阶上进行上下台阶运动 3 分钟后,无间隔地接着在二级台阶上继续 3 分钟上下台阶运动。监测人员需要时刻关注患者的心率、面部表情等情况,并分别记录运动开始后 3 分钟末、运动结束即刻的心率。

4) 手摇车运动试验:手摇车运动试验与踏车运动试验相似,只是把用力的部位由下肢改为上肢,适用于下肢功能障碍而双上肢运动功能基本正常者。因为上肢力量明显低于下肢,故运动试验的最高负荷和摄氧量明显低于下肢运动,但心血管反应(心率/血压变化)相似。功率的计算方法同踏车运动试验。

(3)结果分析

1) Bruce 活动平板方案:正常人年各年龄组 VO_{2max}[ml/(kg·min)]测定结果见表 6-5。

表 6-5　正常人 VO_{2max}[ml/(kg·min)]测定结果(Bruce 活动平板方案)

年龄/岁	男性		女性	
	活动	少活动	活动	少活动
25～34	42.5±5.1	36.7±5.6	31.7±4.6	26.1±6.4
35～44	39.9±5.4	36.6±4.3	29.9±5.3	24.1±3.2
45～54	37.0±5.3	32.7±4.7	27.6±6.2	23.1±4.0
55～64	33.3±4.4	29.8±4.8	29.7±4.7	20.2±4.3

2) 踏车运动试验方案:正常人各年龄组 VO_{2max}[ml/(kg·min)]和代谢当量值(METs)结果见表 6-6,通常用于检测 VO_{2max} 同样的方法,以其结果除以 3.5 即为 METs(1MET=每分钟 3.5ml 的 VO_2/kg 的体重)。

表 6-6　正常人各年龄组 VO_{2max} 和 METs 结果(功率自行车方案)

年龄/岁	男性		女性	
	VO_{2max}	METs	VO_{2max}	METs
15～20	41.9	11.9	32.9	9.4
～30	39.9	11.3	31.7	9.0
～40	33.8	9.7	29.1	8.3
～50	33.6	9.6	25.9	7.4
>50	28.0	7.9	23.1	6.6

3) 主观用力程度分级(rating of perceived exertion,RPE):根据运动者自我感觉用力程度衡量相对运动水平的半定量指标(表 6-7)。RPE 与心率和耗氧量具有高度相关性。

一般症状限制性运动试验要求达到 15～17 分。分值乘以 10 约相当于运动时的心率反应（应用影响心率药物的除外）。

表 6-7　主观用力程度分级（Borg 量表）

分值	7	9	11	13	15	17	19
	轻微用力	稍用力	轻度用力	中度用力	明显用力	非常用力	极度用力

4）血压改变：正常心电运动实验的血压反应为收缩压随运动负荷的增加而逐步升高，舒张压的改变相对小，甚至可以明显下降，说明血管舒张功能良好。

5）心电图 ST 段改变：运动中 ST 段出现明显偏移为异常反应，包括 ST 段下移和上移。

6）心脏变时性功能不全：当心率不能随着机体代谢需要的增加而增加并达到一定程度或者不能满足机体代谢需求时称为心脏变时性功能不全。

7）运动诱发心律失常：最常见的是室性期前收缩。

 知识拓展

心肺运动试验

心肺运动试验（cardiopulmonary exercise test，CPET）是目前量化评估心肺功能的最佳手段，是评估心肺功能的可靠标准（图 6-1）。该试验的目的在于识别静息状态下所不能发现的功能受限及高危风险人群，进而指导临床采取各种积极的干预措施以防患于未然。通过精确地量化受试者通气功能、气体代谢及运动功能并反映心肺整体功能，评估慢性心力衰竭患者病情严重程度及预后、鉴别呼吸受限原因、量化手术干预或临床治疗效果、指导手术方案及个体化运动处方的制订等。

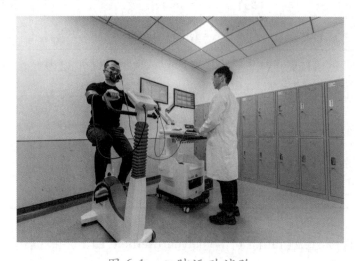

图 6-1　心肺运动试验

（4）心电运动试验的适应证和禁忌证

1）适应证：凡符合检查目的和要求，同时病情稳定，无感染及活动性疾病，无明显步态和骨、关节异常，精神正常且主观上愿意接受检查，并能主动配合者。如有下肢关节或肌肉病变，可采用上肢运动来进行试验。

2）禁忌证：①绝对禁忌证：急性心肌梗死，未控制的心力衰竭，药物未能控制的不稳定型心绞痛，引起症状和血流动力学障碍的未控制的心律失常，严重动脉狭窄，急性肺动脉栓塞或肺梗死，急性心包炎，心肌炎，确诊或怀疑主动脉瘤等。②相对禁忌证：严重冠状动脉主干狭窄或类似病变，中度瓣膜病变，明显心动过速或过缓，肥厚型心肌病或其他原因所致的流出道梗阻性病变，电解质紊乱，高度房室传导阻滞及高度窦房传导阻滞，严重高血压，精神障碍或肢体活动障碍，不能配合心电运动实验者。

第二节　肺功能评定

一、概　　述

肺最基本和最重要的功能是进行内外环境间的气体交换，即外呼吸，从而为全身组织细胞提供氧气并清除代谢产生的二氧化碳，以维持最佳的内环境。肺功能是维持人体新陈代谢和功能活动的重要保证。肺功能的含义包括广义和狭义两方面，广义的肺功能包括呼吸、防御、代谢、储血、水液调节等；狭义的肺功能主要指呼吸功能（包括气体代谢功能）。呼吸包括内呼吸和外呼吸。内呼吸主要是指细胞内进行的营养物质生物氧化中氧的利用和二氧化碳的生成过程，即肺循环毛细血管和体循环毛细血管之间的气体运输、血液通过组织液与细胞之间的气体交换。外呼吸主要是指人体与外环境进行气体交换，是不断从外界摄取氧气并不断向外界排出二氧化碳的过程，包括肺通气与肺换气。正常肺功能的保持取决于完整而扩张良好的胸廓、健全的呼吸肌和肺组织以及呼吸中枢。对肺功能的评定可以根据临床表现、肺通气功能、肺换气功能、呼吸肌力量测定、运动负荷试验等方面来进行。通过相应检查，不仅揭示定性诊断，还可以提出定量数据，对搞清呼吸功能不全的严重程度、鉴别通气障碍的类型、预计耐受呼吸康复训练的能力、评价康复治疗的效果提供重要的参考。

二、评 定 方 法

（一）评定目的

1. 协助诊断与鉴别诊断

（1）用于肺、气道疾病的早期诊断：人体的呼吸功能有巨大的代偿能力，在疾病早期由于机体的代偿作用，临床不适往往不显著。如肺功能损害早期，患者并没有感觉呼吸困难,呼吸困难(气促)评分较低,但随着肺功能损害的日益加重,达到一定的阈值时,患者才会感觉到呼吸困难。因此,应在疾病的早期,即在肺功能损害的早期,出现呼吸困难等症状以前及时地发现和治疗疾病,预防疾病的不可逆进展。

(2)对肺功能损害性质的定性诊断:通过肺通气功能检查,可确定肺功能损害的性质,如作出阻塞性通气功能障碍、限制性通气功能障碍、混合性通气功能障碍等临床诊断。阻塞性通气功能障碍是由于气道管腔内的阻塞(如气道平滑肌收缩、气道黏膜水肿、气道黏液栓塞、气道异物、气道肿瘤等所致的直接阻塞)或气道管腔外病变(如气道外肿瘤压迫、肺泡结构破坏使其对外周气道牵拉减少致小气道塌陷)所致;限制性病变可由于肺实质病变(巨大肺肿瘤、肺不张等)、肺间质病变(肺纤维化、肺水肿等)、胸膜腔病变(气胸、胸腔积液等)、胸廓病变(胸廓畸形、膈肌功能障碍、膈下病变等)所致。

(3)诊断病变部位:肺功能评定通过肺量计检查中的流量容积曲线检查,能够简便快速地对是否合并气流受限以及气流受限发生的病变部位加以诊断,如当流量容积曲线的吸气相出现平台样改变,往往提示是胸外型的上气道阻塞,病变位于胸廓入口以上的气道到声门之间;而流量容积曲线的呼气相出现平台样改变,则提示是胸内型的上气道阻塞,病变位于胸廓入口以下的气道至气管隆嵴之间;流量容积曲线显示吸气相和呼气相的后期均出现流量受限,呈双蝶形改变,则提示病变位于单侧主支气管,并导致该主支气管的不完全阻塞(阻塞程度已经超过该主支气管横截面的1/2)。

(4)鉴别呼吸困难的原因:肺功能检查是鉴定呼吸困难是否因呼吸系统疾病所导致的重要检查方法。运动心肺功能检查则对鉴别可能同时合并有心血管疾病和呼吸系统疾病的患者,其呼吸困难的主要是由哪个系统的疾病所引起的有所帮助。

2. 评估疾病的病情严重程度、进展和预后

(1)疾病严重程度评估:肺功能检查除对呼吸系统疾病的功能损害进行定性诊断外,尚可对疾病损害的严重程度进行判断,即定量诊断。美国胸科学会(ATS)和欧洲呼吸学会(ERS)在2005年的《ATS/ERS肺功能测定的一般事项》中将肺通气功能的损害以第1秒用力呼气容积(FEV1)分为正常、轻度、中度、中重度、重度和极重度6个等级。慢性阻塞性肺疾病全球防治建议(GOLD,2011版)将COPD的气流受限严重程度分为轻度、中度、重度和极重度。肺功能的损害程度与疾病的严重程度有明确的相关性。

(2)劳动强度及耐受力评估:对重体力劳动者的劳动强度、运动员的运动能力等进行评估,可通过静态的肺功能检查和动态的运动心肺功能检查综合判断。这特别对运动员的发展潜能有很好的预测作用,目前已作为科学选拔运动员的重要参考条件之一。伤残等级的判断其中重要的标准之一就是肺功能的损害程度,甚至可以说肺功能对职业性肺病的鉴定有举足轻重的作用。

(3)疾病的进展与预后:评估肺功能的追踪能反映疾病的进展速度与预后,对追踪随访疾病的发展或转归有很大的帮助。如呼气流量峰值(peak expiratory flow,PEF)的监测可实时监控哮喘患者的气道功能状况,了解哮喘的变化规律。当PEF下降且变异率增大

时,提示临床有可能出现哮喘的急性加重,需要给予积极的平喘抗炎治疗。

3. 治疗方案选择和疗效评估

（1）量化内科治疗呼吸系统疾病的治疗效果。

（2）胸腹部手术耐受力评估:通过肺功能检查,了解肺功能的基础情况和代偿能力后,才能对手术的耐受力和可能出现的术后并发症进行比较准确的评估。因此,肺功能检查目前已作为胸外科手术术前的必要检查项目,也是其他一些大型手术（如肾移植）的必要检查项目。

（3）危重患者的监护和评估:呼吸监护包括呼吸频率、呼吸方式、呼吸节律、呼吸气量、呼吸阻力、胸肺顺应性、呼吸功、呼吸肌电、呼吸机送气压力、血气分析及气体交换能力等诸多内容。通过对这些肺功能参数的监测,可及时和准确地反映患者的呼吸功能状况,进而指导临床治疗方案的设定和调整,以及人工通气的建立或撤离等。

（二）评定

1. 病史

（1）危险因素:吸烟史、职业性或环境有害物质接触史。

（2）既往史:包括哮喘史、过敏史、儿童时期呼吸道感染史及其他呼吸系统疾病史。

（3）家族史:慢性阻塞性肺疾病有家族聚集倾向。

（4）并发症:心脏病、骨质疏松、骨骼肌肉疾病和肺癌等。

2. 体格检查

（1）视诊及触诊:胸廓形态异常,如胸部过度膨胀、前后径增大、剑突下胸骨下角（腹上角）增宽和腹部膨凸等,常见呼吸变浅、呼吸频率增快、辅助呼吸肌（如斜角肌和胸锁乳突肌）参加呼吸运动。

（2）叩诊:肺过度充气可使心浊音界缩小,肺肝界降低,肺叩诊可呈过度清音。

（3）听诊:双肺呼吸音可减低,呼气延长,平静呼吸时可闻及干性啰音,双肺底或其他肺野可闻及湿啰音,心音遥远,剑突部心音较清晰响亮。

3. 呼吸功能检查　肺通气试验。

（1）患者在试验前休息 10 分钟,对其解释试验要求,以取得合作。检查并准备好试验用仪器、设备。

（2）检查肺活量,于胶皮气囊内注入空气 1 000ml。转动三通开关,关闭气囊,使胶质接口与大气相通。嘱患者口含胶质接口,戴鼻夹,改用口呼吸,然后在 25cm 高的凳上做上、下运动 1 分钟（上、下各 30 次）。

（3）运动完毕,在呼气后迅速转动三通开关,使胶质接口和胶皮气囊相通,患者呼吸气囊中空气 20 秒,最后做一次大呼气。立即转动三通开关,关闭气囊通路。

（4）从胶皮气囊中取样,分析测定气囊中氧气和二氧化碳的容积百分比。

4. 呼吸功能检查

（1）肺容量

1）潮气量：在平静呼吸时，每次吸入或呼出的气量，正常成人约为500ml。

2）补吸气量：在平静吸气末，再尽力吸气所能吸入的气量，正常成人为1 500~2 000ml。

3）补呼气量：在平静呼气末，再尽力呼气所能呼出的气量，正常成人为900~1 200ml。

4）残气量：最大深呼气后残留于肺内的气量，正常成人为1 000~1 500ml。

5）深吸气量：在平静呼气后，再尽力吸气所能吸入的最大气量，正常成年男性平均约为2 600ml，女性约为1 900ml。

6）功能残气量：平静呼气末肺内所含气量即补呼气量加残气量，正常成人参考值为男性(3 112±611)ml，女性(2 348±479)ml。

7）肺活量：最大吸气后，从肺内所能呼出的最大气量称肺活量，是潮气量、补吸气量和补呼气量之和，是常用指标之一，正常成年男性平均约为3 500ml，女性约为2 500ml。

8）肺总量：深吸气后肺内所含的总气量，正常成年男性为5 000~6 000ml，女性为3 500~4 500ml。

（2）肺通气功能

1）静息每分钟通气量：简称每分钟通气量，是指静息状态时每分钟呼出或吸入的气量，即潮气量与呼吸频率的乘积，正常成年男性为(6 663±200)ml，成年女性为(4 217±160)ml。

2）最大通气量：每分钟以最深最快的呼吸所得到的最大通气量。测试时让患者取立位，先平静呼吸数次得平稳的潮气基线，然后连续15秒做最深、最快的呼吸，将15秒内呼出或吸入的气量乘以4，即为每分钟最大通气量。

3）时间肺活量：又称用力肺活量，指深吸气后用最大力量、最快速度所能呼出的气量，正常成人男性约为3 500ml，女性约为2 000ml，正常人在3秒之内可将肺活量几乎全部呼出。

5. 呼吸困难评定

（1）分级：主观呼吸功能障碍程度评定通常采用6级制（南京医科大学）见表6-8。

表6-8 主观呼吸功能障碍分级(6级制)

分级	主观症状
0级	虽存在不同程度的肺气肿，但活动如常人，对日常生活无影响，无气短
1级	一般劳动时出现气短
2级	平地步行无气短，速度较快或登楼、上坡时，同行的同龄健康人不觉气短而自觉气短
3级	慢走不到百步即有气短
4级	讲话或穿衣等轻微活动时亦有气短
5级	安静时出现气短，无法平卧

（2）分度：根据美国医学会《永久性残损评定指南》（第6版）2016年修订的资料，呼吸困难分为3度，见表6-9。

表6-9　呼吸困难分度

分度	特点
轻度	平地行走或上缓坡出现呼吸困难，在平地行走时，步行速度可与同年龄、同体格的健康人相同，但在上缓坡或上楼梯时则落后
中度	与同年龄、同体格的健康人一起在平地行走时或爬一段楼梯时有呼吸困难
重度	在平地上按自己的速度走超过4~5min后即有呼吸困难，患者稍用力即有气短，甚至在休息时也有气短

（3）功能性肺残疾评定：见表6-10。

表6-10　功能性肺残疾评定

分级	功能能力
Ⅰ	正常活动无明显受限，但用力时有呼吸困难，可就业
Ⅱ	基本日常生活或平地行走无呼吸困难，上楼或爬坡时有呼吸困难，通常限于坐位职业
Ⅲ	某些日常生活（如淋浴、穿衣）时有呼吸困难，可以用自己的速度走一个街区，但步速低于同龄人，一般只能从事完全坐位的职业
Ⅳ	部分日常生活需要依靠他人，休息时无呼吸困难，但稍用力即有呼吸困难
Ⅴ	居家且卧床或坐在椅中，休息时也有呼吸困难，大部分日常生活依靠他人

6. 运动功能评定　活动平板或功率自行车运动试验、6分钟步行试验等，详见心功能评定。

7. 动脉血气分析　动脉血气分析作为一种很有价值的诊断工具，可客观评价患者的氧合、通气及酸碱平衡情况，而静脉血的气体则随身体各部位组织的成分及代谢率、血流灌注量的不同而异。因此多以动脉血气为分析对象，主要包括血液酸碱度、动脉血二氧化碳分压、动脉血氧分压、动脉血氧饱和度、碳酸氢根离子浓度、碱剩余。

8. 有氧代谢能力的评定

（1）摄氧量（耗氧量、吸氧量）：是指在肺换气过程中，由肺泡腔扩散入毛细血管并供给人体实际消耗或利用的氧量，即人体吸收或消耗氧的数量，称为摄氧量。一般表达为每分钟容量。

（2）最大摄氧量或称最大耗氧量：是机体在极量运动状态下能摄取的最大氧量，反映了心脏的储备功能,是综合反映心肺功能状况和最大有氧运动能力的最好生理指标。

（3）无氧阈值:指体内无氧代谢率突然增高(拐点)的临界状态,或血乳酸和乳酸/丙酮酸比值在运动达到拐点时的峰值吸氧量。(严重心肺疾病的患者如果不能进行极量运动,则可以测定其运动终点时的吸氧量,称为峰值吸氧量,峰值吸氧量可以作为疗效评定和运动处方制订的指标。)

（4）无氧能力:指在无氧状态下机体运动的持续能力,其水平与无氧阈之间并无决定性关系。

（5）代谢当量:是以安静、坐位时的能量消耗为基础,表达各种活动时相对能量代谢水平的常用指标(见本章第一节),是康复医学中常用的运动强度指标。

9. 适应证和禁忌证

（1）适应证:①外科患者的术前检查,特别是全身麻醉、心肺大手术、腹部大手术及脏器移植手术前对肺功能的术前评估;②呼吸科和胸外科初次门诊患者的检查;③所有呼吸道及肺部有疾患的患者;④所有心肺功能有障碍的患者;⑤对哮喘、COPD 患者使用药物治疗后的疗效考核。

（2）禁忌证:①呼吸功能衰竭;②其他系统严重病变、不能配合治疗师检查者。

本章小结

通过本章学习,重点掌握心肺功能评定的方法、作用、适应证、禁忌证,熟悉心功能分级、呼吸困难分度。心电运动试验是评价心脏功能最常用的方法,肺功能评定是呼吸功能评价中最常见且最有用的方法。在康复过程中,首先要根据患者具体情况选择适当的评定方法,通过心肺功能的评定,了解患者的运动能力,然后根据不同患者的不同需求来制订可行的运动处方。心肺功能评定不仅有利于心血管病患者在预防急性发作的前提下进行安全、有效的康复运动训练,避免超量训练造成肌肉损伤甚至使心肺疾患加重,同时可以作为评定治疗效果的指标及判断预后,制订阶段性的治疗方案和目标。因此,心肺功能评定可以作为检测康复治疗效果的手段而反复加以使用。

（胡　婷）

 思考与练习

一、名词解释

1. 最大摄氧量

2. 代谢当量

二、填空题

1. 每分钟通气量是指_____每分钟呼出或者吸入的气量。

2. 无氧阈值是指体内无氧阈值突然_____的临界状态。

3. 6分钟步行试验中,若步行距离为150~425m,则为_____度心力衰竭。

三、简答题

简述心电运动试验的适应证和禁忌证。

第七章 | 关节活动度评定

07章 数字资源

  工作情景与任务

导入情景:

李某,女,55岁,以"左肩关节疼痛伴活动受限3天"就诊,夜间及受寒后疼痛加重,热敷或揉捏后症状可稍缓解。查体:左肩关节外观无肿胀,局部无发热,左肩贞穴、肩井穴、肩髃穴处压痛,左肩外展、后伸、外旋、内旋功能明显受限,左臂丛神经牵拉试验阴性,左上肢肌力、肌张力、腱反射均正常。

工作任务:

1. 该患者存在什么功能障碍?
2. 如何判定患者左肩关节功能障碍的程度?

第一节 概　述

一、概　念

关节是指两块或两块以上骨之间的连接部分。由于骨骼在身体中所处部位及功能的不同,两个或多个骨之间相互连接的方式决定了关节的运动方式和运动范围。关节活动度(range of motion,ROM)又称关节活动范围,是指关节活动时经过的角度,具体而言是指关节的移动骨在靠近或远离固定骨的运动过程中,移动骨所达到的新位置与起始位置之间的夹角。关节活动度是衡量一个关节运动量的尺度。

二、关节的分类

全身关节可依关节运动轴的数目和关节面的形状、构成关节的骨数目、关节运动的方式等分类。

 知识拓展

人体运动轴

轴(axis):以解剖学姿势为准,可将人体设三个典型的互相垂直的轴。矢状轴:为前后方向的水平线;冠状(额状)轴:为左右方向的水平线;垂直轴:为上下方向与水平线互相垂直的垂线。轴多用于表达关节运动时骨的位移轨迹所沿的轴线。

1. 按关节运动轴的多少可分为单轴关节(指间关节)、双轴关节(桡腕关节)和多轴关节(肩关节)。

2. 按关节面的形状可分为平面关节、球窝关节、杵臼关节、车轴关节、椭圆关节、鞍状关节和滑车关节。

3. 按构成关节的骨数可分为单关节和复关节。

三、关节活动度的分类

每一关节运动和它的形态结构密切相关,都可假设是围绕一定的轴进行的。关节的生理运动可分为屈曲伸展、内收外展、旋转和环转 4 种运动形式。根据关节运动的动力来源,可分为主动运动、被动运动和主动助力运动 3 类。

由于关节的活动包括主动活动和被动活动,故关节活动度也分为主动关节活动度

（AROM）和被动关节活动度（PROM）。主动关节活动度是指作用于关节的肌肉随意收缩使关节运动时所通过的运动弧;被动关节活动度是指在外力作用下使关节运动时所通过的运动弧。

四、关节活动度的影响因素

（一）影响关节活动度稳定性的因素

1. 构成关节的两关节面面积大小　两关节面面积的大小相差愈大,关节活动的幅度就愈大。

2. 关节囊的厚薄与松紧度　关节囊薄而松弛,则关节活动度大;关节囊厚而紧,则关节活动度小。

3. 关节韧带的多少与强弱　关节韧带少而弱,则关节活动度大;关节韧带多而强,则关节活动度小。

4. 关节周围肌肉的伸展性和弹性状况　一般来说,肌肉的伸展性和弹性良好者,关节活动度大;反之,关节活动度就小。

此外,年龄、性别、职业对关节的活动范围也有影响,如儿童和少年比成人的关节活动范围大,女性比男性的关节活动范围大,运动员比一般人的关节活动范围大。

（二）引起关节活动度异常的原因

关节活动度异常分为活动减少和活动过度两种,临床上以前者更常见,引起的主要原因有以下几个方面。

1. 关节及周围软组织疼痛　疼痛导致关节主动和被动活动均减少,如骨折、关节炎症、手术后。

2. 肌肉痉挛　中枢神经系统病变引起的痉挛,常导致关节主动活动减少,被动活动基本正常,或被动活动大于主动活动。例如关节的主动肌进行收缩运动时,因拮抗肌不能放松而限制关节的运动范围。

3. 软组织挛缩　关节周围的肌肉、韧带、关节囊等软组织挛缩时,主动和被动活动均减少。例如由于关节长期制动、卧床、创伤、烫伤等造成肌肉皮肤短缩,形成瘢痕而导致挛缩。

4. 关节内异物　关节内渗出或有游离体时,主动活动和被动活动均减少。例如关节外伤后,关节腔内纤维软骨撕裂,使关节内产生异物,造成关节活动受限。

5. 关节僵硬　主动和被动活动均丧失,例如关节骨性强直、关节融合术后。

6. 肌肉无力和韧带断裂　无论是中枢神经系统引起的瘫痪,还是周围神经损伤或肌腱的断裂,通常导致主动活动减少,被动活动正常或活动过度。例如股神经损伤患者,股四头肌肌力下降,身体在抗重力、阻力的情况下不能完成伸膝动作,因此将影响关节的主动运动。

第二节　关节活动度的评定方法

关节活动度评定是指运用一定的工具测量特定体位下关节的最大活动范围,是康复评定的基本内容,神经、肌肉、骨骼等处有伤病者应进行关节活动度评定。

一、评 定 目 的

1. 确定关节功能状况。
2. 明确关节活动异常的原因。
3. 为选择康复治疗方法提供依据。
4. 评定康复治疗效果。

二、评 定 方 法

(一)测量工具

测量工具有多种,如通用量角器、电子角度计、指关节测量器、直尺等。临床上应用最多的是量角器,见图 7-1。量角器通过对关节的近端和远端骨运动弧度的测量而获得量化的结果。

1. 量角器的构成　通用量角器由一个带有圆形或半圆形刻度盘的固定臂、移动臂和轴心(中心)构成,固定臂与刻度盘相连接,不可移动,移动臂的一端与刻度盘的中心相连接,可以移动。通用量角器主要用来测量四肢关节的关节活动范围。

2. 量角器的选择　量角器由金属或塑料制成,臂的长度从 7.5cm 到 40cm 不等。评定者应根据所测关节的大小,选择适合的量角器。如

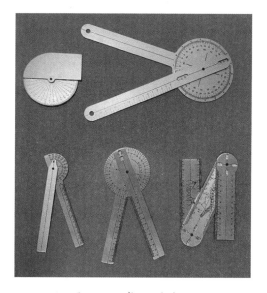

图 7-1　常用量角器

测量膝关节、髋关节等大的关节时应选择 40cm 长臂的量角器,而测量手或趾关节时,应选用 7.5cm 短臂的量角器。

3. 量角器的摆放

(1)通用量角器:使用时将量角器的轴心与所测关节的运动轴心对齐,固定臂与关节近端骨的长轴平行,移动臂与关节远端骨的长轴平行并随之移动,移动臂所移动的弧度即为该关节的活动范围。

(2)指关节测量器:测量掌指关节时,将量角器的固定臂放在掌骨远端,移动臂放在近端指骨上,并随之移动;测量指间关节时,量角器的两端分别放在指间关节的近端和远端,移动臂随远端骨移动,所移动的弧度即为该关节的活动范围。

（二）评定者的体位

评定者面向患者,靠近需测量侧,保证患者体位放松、舒适,在测量全关节活动范围不受限的解剖位上进行。

（三）测量步骤

在测量各个关节的活动范围之前评定者应掌握各个关节活动度的正常参考值,见表7-1。测量步骤如下:

表7-1　关节活动度的正常参考值

关节	活动度	关节	活动度
肩关节		**髋关节**	
前屈	0°~170°/180°	屈曲	0°~125°
后伸	0°~60°	伸展	0°~15°/30°
外展	0°~180°	内收	0°~35°
内旋	0°~70°	外展	0°~45°
外旋	0°~90°	内旋	0°~45°
水平外展	0°~40°	外旋	0°~45°
水平内收	0°~130°	膝关节屈曲	0°~135°
肘关节		**踝关节**	
肘关节屈曲	0°~150°	背屈	0°~20°
肘关节伸展	0°	跖屈	0°~45°/50°
前臂旋前	0°~80°/90°	内翻	0°~35°
前臂旋后	0°~80°/90°	外翻	0°~25°
腕关节		**颈椎**	
掌屈	0°~80°	前屈	0°~45°
背伸	0°~70°	后伸	0°~45°
尺偏	0°~30°	侧屈	0°~45°
桡偏	0°~20°	旋转	0°~60°
手指关节		**胸腰椎**	
掌指关节屈曲	0°~90°	前屈	0°~80°
掌指关节过伸	0°~15°/45°	侧屈	0°~40°
近端指间关节屈曲	0°~110°	后伸	0°~30°
远端指间关节屈曲	0°~80°	旋转	0°~45°

1. 解释说明　让患者了解测量原因、测量过程,以取得患者的配合。

2. 体位选择　确定测量体位,充分暴露被检查部位。

3. 量角器的放置　先确定量角器放置的关节活动面,然后确定关节活动的轴心(通常是骨性标志点),最后确定量角器的固定臂及移动臂。

4. 关节活动　移动臂所移动的弧度即为该关节的活动范围,并注意观察患者有无疼痛或不适感。

5. 记录　主动关节活动度及被动关节活动度。

（四）测量结果的记录

1. 测量的时间、体位。

2. 关节的名称与左右。

3. 主动 ROM 和被动 ROM。

4. 记录结果以 5°为单位。

5. 测量过程中运动的方向以及有无误差。

6. 记录是否存在关节强直挛缩、变形、疼痛、水肿、萎缩、肌紧张等。强直或挛缩时,记录强直或挛缩的位置;疼痛时,记录疼痛的范围及程度。

评定者在记录 ROM 的起始位和运动所能达到的最大角度的终末位的度数时,一般从 0°开始逐渐增加到 180°。如果起始位不是 0°,说明存在有某种受限的因素。如肘关节屈曲 20°~140°,提示肘关节伸展受限,当患者某关节出现非正常过伸情况时,可采用"-"表示。如肘关节-20°~140°,表示肘关节 20°过伸。

三、适应证和禁忌证

（一）适应证

骨关节伤病及手术后患者;肌肉伤病及手术后患者;神经系统疾病患者;其他原因导致关节活动障碍的患者。

（二）禁忌证

关节急性炎症期不做被动关节活动范围测量;关节脱位或关节内骨折未做处理时,不进行主动和被动关节活动范围测量。

四、注 意 事 项

知识拓展

人 体 姿 势

解剖位(anatomic position):身体直立,两眼向前平视,两脚跟靠拢,足尖向前,两上肢垂直于躯干两侧,手掌向前。

中立位(neutral position):身体直立,两眼向前平视,两脚跟靠拢,足尖向前,两上肢垂直于躯干两侧,掌心贴于躯干两侧。

1. 确定关节活动度测量的起始位置,通常以解剖位作为零起始点。测量旋转度时则选正常旋转范围的中点作为零起始点。

2. 读取量角器刻度盘上的刻度时,视线与刻度同高。

3. 如患者存在关节活动受限的情况,先测量主动关节活动范围,后测量被动关节活动范围,并分别加以记录。

4. 同一对象应由专人测量,每次测量应取相同的位置,同一种量角器,肢体两侧均需对比。

5. 测量时被测量关节须充分暴露,评定者与患者须保持正确体位。远端骨运动时,充分固定近端骨,避免代偿运动,以保证检查结果的可靠性。

6. 避免在按摩、运动及其他康复治疗后立即检查关节活动范围情况。被动运动关节时手法要柔和,速度缓慢均匀,尤其对伴有疼痛和痉挛的患者不能做快速运动。

7. 测量时出现关节周围炎症或感染、关节存在过度活动、关节血肿、骨化性肌炎、怀疑存在骨折或脱位等情况时,测量操作应停止。

第三节 主要关节活动度的测量方法

一、脊 柱

(一)颈椎关节活动度

1. 颈前屈(0°~45°,图7-2、图7-3)

体位:端坐位或直立位。

量角器摆放:轴心位于外耳道中点,固定臂与地面垂直,移动臂与外耳道和鼻尖的连线平行。

注意:要求患者屈颈使下颌贴紧胸部,评定者测量运动起始位与终末位之间的角度。

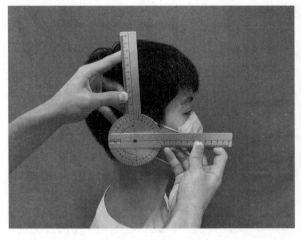
图 7-2　颈前屈(起始位)

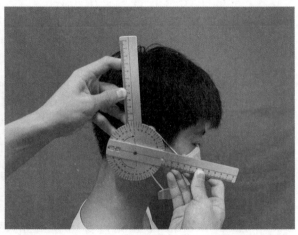
图 7-3　颈前屈(终末位)

2. 颈后伸(0°~45°,图 7-4、图 7-5)

体位和量角器摆放:同颈前屈。

注意:要求患者仰颈使头靠近背部。

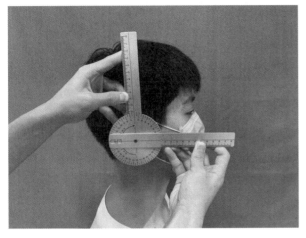 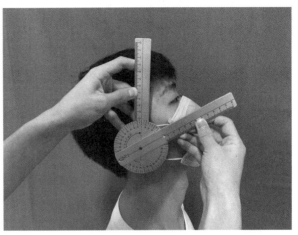

图 7-4　颈后伸(起始位)　　　　　　图 7-5　颈后伸(终末位)

3. 颈侧屈(0°~45°,图 7-6、图 7-7)

体位:端坐位或直立位,固定脊柱,避免胸腰椎代偿。

量角器摆放:轴心位于第七颈椎棘突,固定臂为第七颈椎和第五腰椎棘突的连线,移动臂为枕骨粗隆和第七颈椎棘突连线。

注意:要求患者向侧方屈颈使耳靠近肩部。

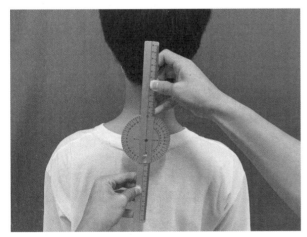 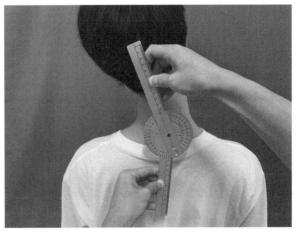

图 7-6　颈侧屈(起始位)　　　　　　图 7-7　颈侧屈(终末位)

4. 颈旋转(0°~60°,图 7-8、图 7-9)

体位:端坐位或直立位,固定脊柱,避免胸腰椎代偿。

量角器摆放:轴心位于头顶,固定臂与两肩峰连线平行,移动臂与鼻尖和枕骨粗隆的连线平行。

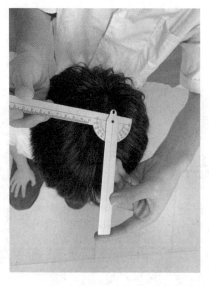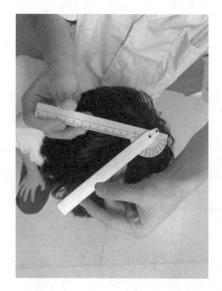

图 7-8　颈旋转(起始位)　　　　　　图 7-9　颈旋转(终末位)

（二）胸、腰椎关节活动度

1. 脊柱前屈(0°~80°,图 7-10、图 7-11)

体位:直立位。

量角器摆放:轴心位于第五腰椎棘突侧面投影,固定臂与通过第五腰椎棘突的垂线平行,移动臂与第七颈椎和第五腰椎棘突连线平行。

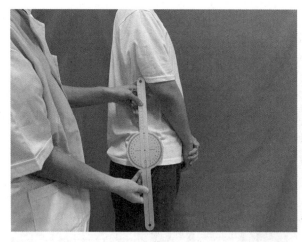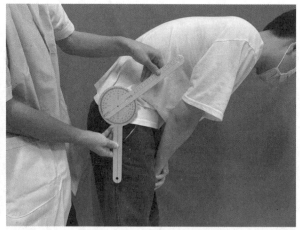

图 7-10　脊柱前屈(起始位)　　　　　图 7-11　脊柱前屈(终末位)

2. 脊柱侧屈(0°~40°,图 7-12、图 7-13)

体位:直立位。

量角器摆放:轴心位于第五腰椎棘突,固定臂为两侧髂嵴连线中点的垂线,移动臂为第七颈椎和第五腰椎棘突连线。

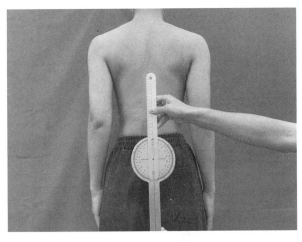
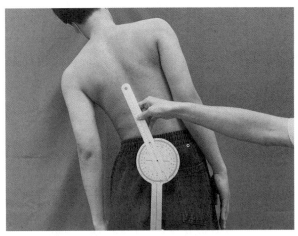

图 7-12　脊柱侧屈(起始位)　　　　图 7-13　脊柱侧屈(终末位)

3. 脊柱后伸($0°\sim30°$,图 7-14、图 7-15)

体位:直立位。

量角器摆放:轴心位于第五腰椎棘突侧面投影,固定臂与通过第五腰椎棘突的垂线平行,移动臂与第七颈椎和第五腰椎棘突连线平行。

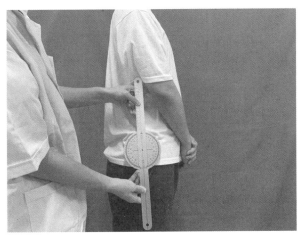
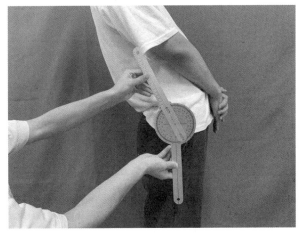

图 7-14　脊柱后伸(起始位)　　　　图 7-15　脊柱后伸(终末位)

4. 脊柱旋转($0°\sim45°$,图 7-16、图 7-17)

体位:坐位,固定骨盆。

量角器摆放:轴心位于头顶正中,固定臂与双侧髂棘上缘连线平行,移动臂与双侧肩峰连线平行。

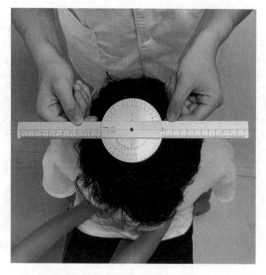 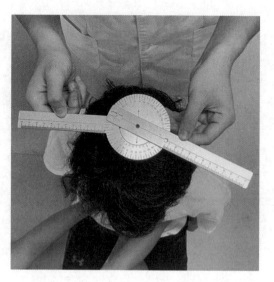

图 7-16　脊柱旋转(起始位)　　　　　　图 7-17　脊柱旋转(终末位)

 知识拓展

脊柱活动度测量

　　患者取站立位,双脚分开与肩同宽,分别向前弯腰、向后伸腰、向两侧侧屈。通过测量中指指尖与地面的距离来评定脊柱的整体活动范围。

二、上 肢 关 节

（一）肩关节活动度

1. 肩关节前屈(0°~170°/180°,图 7-18、图 7-19)

体位:坐位或仰卧位,肱骨处于中立位。

量角器摆放:轴心位于肱骨侧面肩峰,固定臂与躯干腋中线平行,移动臂与肱骨长轴平行。

注意:在测量终末位角度时,轴心应置于三角肌群所形成的皱襞末端。

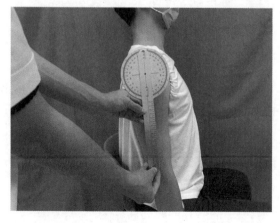 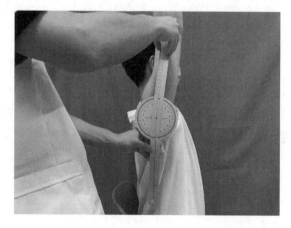

图 7-18　肩关节前屈(起始位)　　　　　图 7-19　肩关节前屈(终末位)

2. 肩关节后伸(0°~60°,图 7-20、图 7-21)

体位:坐位或俯卧位,肱骨处于中立位。

量角器摆放:轴心位于肱骨侧面肩峰,固定臂与躯干腋中线平行,移动臂与肱骨长轴平行。

注意:在测量终末位角度时,轴心位置不变,运动时肩胛骨轻微向上倾斜,避免肩胛骨的过度运动。

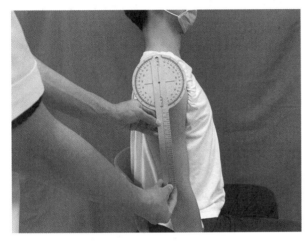

图 7-20　肩关节后伸(起始位)

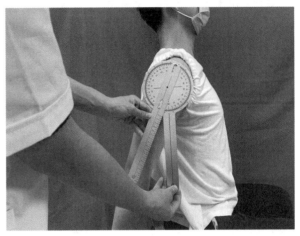

图 7-21　肩关节后伸(终末位)

3. 肩关节外展(0°~180°,图 7-22、图 7-23)

体位:坐位或仰卧位,肱骨处于外旋位。

量角器摆放:轴心位于肩峰前部,固定臂与躯干平行,移动臂与肱骨长轴平行。

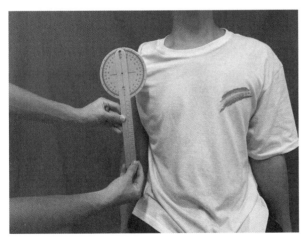

图 7-22　肩关节外展(起始位)

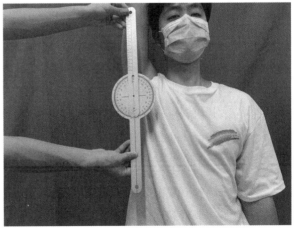

图 7-23　肩关节外展(终末位)

4. 肩关节内旋(0°~70°,图 7-24、图 7-25)

体位:坐位或仰卧位,肩关节外展 90°,肘关节屈曲 90°,前臂处于中立位。

量角器摆放:轴心位于尺骨鹰嘴,固定臂与地面垂直,移动臂与前臂平行。

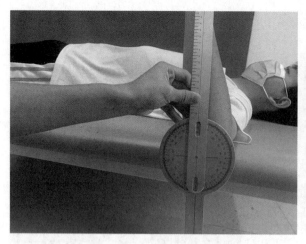

图 7-24　肩关节内旋(起始位)

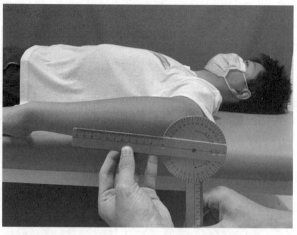

图 7-25　肩关节内旋(终末位)

5. 肩关节外旋(0°~90°,图 7-26、图 7-27)

体位和量角器摆放:同肩关节内旋。

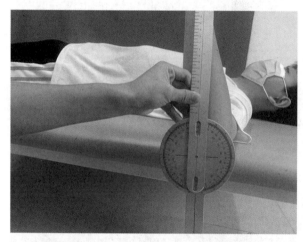

图 7-26　肩关节外旋(起始位)

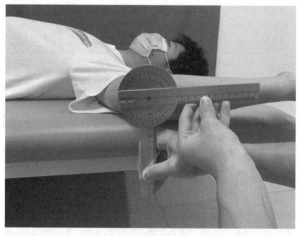

图 7-27　肩关节外旋(终末位)

6. 肩关节水平外展(0°~40°,图 7-28、图 7-29)

体位:坐位,肩关节 90°外展,肘伸展,掌心向下。

量角器摆放:轴心位于肩峰上部,固定臂与两肩峰的连线平行,移动臂与肱骨长轴平行。

7. 肩关节水平内收(0°~130°,图 7-30、图 7-31)

体位和量角器摆放:同肩关节水平外展。

(二)肘关节活动度

肘关节伸展-屈曲(0°~150°,图 7-32、图 7-33)

体位:站位、坐位或仰卧位,肱骨紧靠躯干,肩关节外旋,前臂旋后。

量角器摆放:轴心位于肱骨外上髁,固定臂与肱骨长轴平行,移动臂与前臂中线平行。

注意:主动或被动屈曲肘关节到最大角度,量角器的轴心在终末位时需要重新调整。

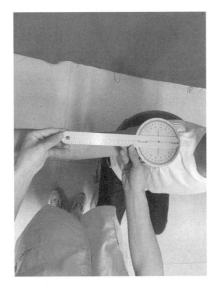

图 7-28 肩关节水平外展(起始位)

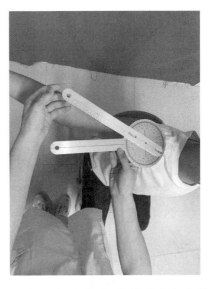

图 7-29 肩关节水平外展(终末位)

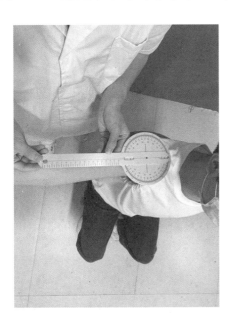

图 7-30 肩关节水平内收(起始位)

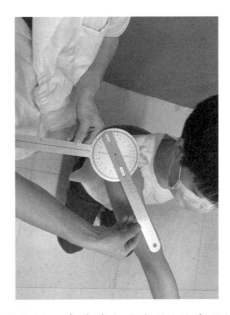

图 7-31 肩关节水平内收(终末位)

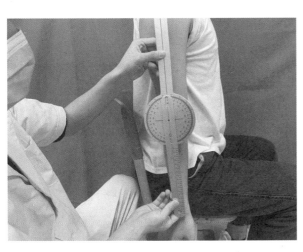

图 7-32 肘关节伸展

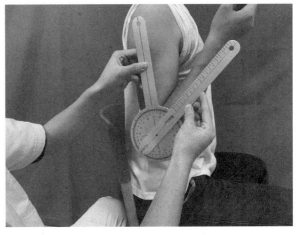

图 7-33 肘关节屈曲

（三）前臂活动度

1. 前臂旋前（0°～80°/90°）

（1）第一种测量方法（图7-34、图7-35）

体位：坐位或站位，肱骨紧靠躯干，肘关节屈曲90°，前臂处于中立位，患者手握一支笔，笔与地面垂直。

量角器摆放：轴心位于第3掌骨头，固定臂与地面垂直，移动臂与笔平行。

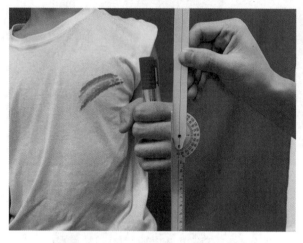 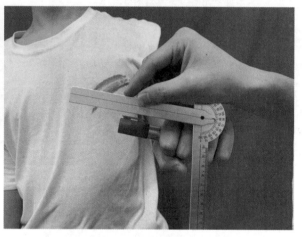

图7-34　前臂旋前（起始位）　　　图7-35　前臂旋前（终末位）

（2）第二种测量方法（图7-36、图7-37）

体位：坐位或站位，肱骨紧靠躯干，肘关节屈曲90°，前臂处于中立位。

量角器摆放：轴心位于尺骨茎突，固定臂与地面垂直，移动臂与腕关节背侧横纹平行。

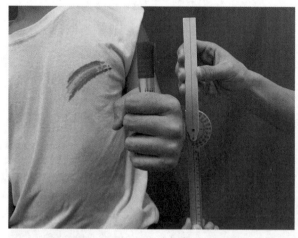 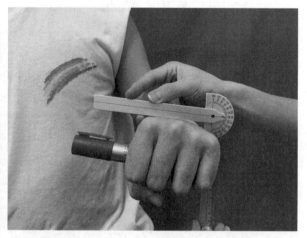

图7-36　前臂旋前（起始位）　　　图7-37　前臂旋前（终末位）

2. 前臂旋后（0°～80°/90°）

（1）第一种测量方法（图7-38、图7-39）

体位和量角器摆放：同前臂旋前第一种测量方法。

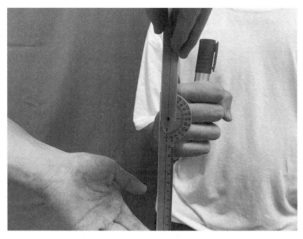

图 7-38 前臂旋后(起始位)

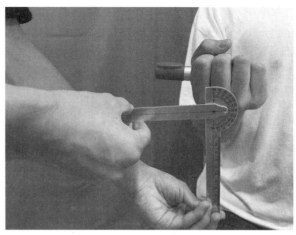

图 7-39 前臂旋后(终末位)

（2）第二种测量方法（图 7-40、图 7-41）

体位：坐位或站位，肱骨紧靠躯干，肘关节屈曲 90°，前臂处于中立位。

量角器摆放：轴心位于腕掌横纹，与尺骨茎突相对处，固定臂与地面垂直，移动臂与腕关节掌侧横纹平行。

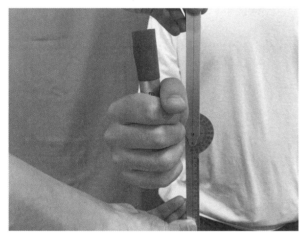

图 7-40 前臂旋后(起始位)

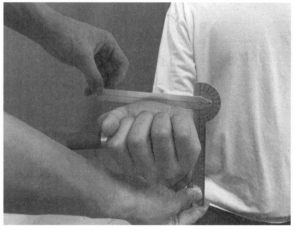

图 7-41 前臂旋后(终末位)

（四）腕关节活动度

1. 腕关节掌屈（0°~80°，图 7-42、图 7-43）

体位：坐位，前臂旋前放于桌上，腕关节处于中立位，手置于桌沿外。

量角器摆放：轴心位于尺骨茎突，固定臂与尺骨长轴平行，活动臂与第五掌骨长轴平行。

2. 腕关节背伸（0°~70°，图 7-44、图 7-45）

体位和量角器摆放：同腕关节掌屈。

3. 腕关节尺偏（0°~30°，图 7-46、图 7-47）

体位:坐位,前臂旋前,掌心朝下置于桌面上。

量角器摆放:轴心位于腕关节背侧第三掌骨的根部,固定臂为前臂中线长轴,活动臂与第三掌骨平行。

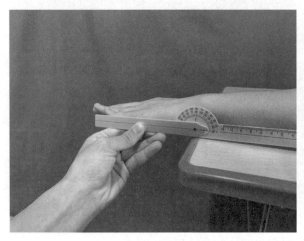 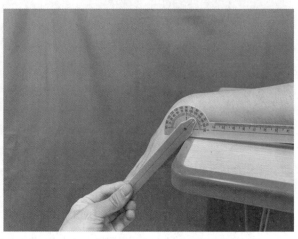

图 7-42　腕关节掌屈(起始位)　　　　图 7-43　腕关节掌屈(终末位)

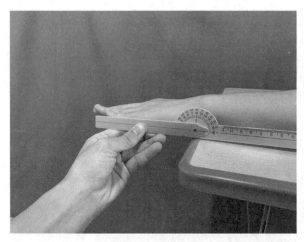 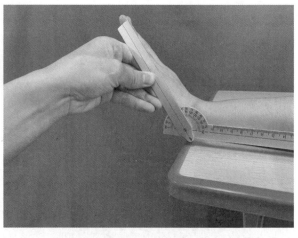

图 7-44　腕关节背伸(起始位)　　　　图 7-45　腕关节背伸(终末位)

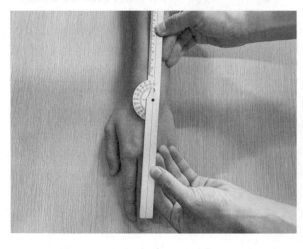 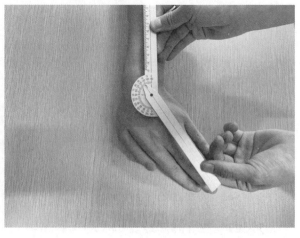

图 7-46　腕关节尺偏(起始位)　　　　图 7-47　腕关节尺偏(终末位)

4. 腕关节桡偏(0°～20°,图7-48、图7-49)

体位和量角器摆放:同腕关节尺偏。

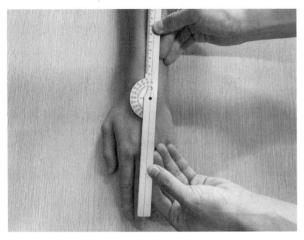

图 7-48　腕关节桡偏(起始位)

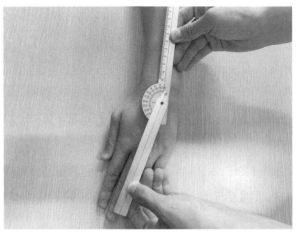

图 7-49　腕关节桡偏(终末位)

(五) 手指关节活动度

1. 掌指关节屈曲(0°～90°,图7-50、图7-51)

体位:坐位,前臂中立位,腕关节处于0°位,前臂和手的尺侧置于桌面上。

量角器摆放:轴心位于掌指关节顶端中心,固定臂与掌骨平行,移动臂与近端指骨平行。

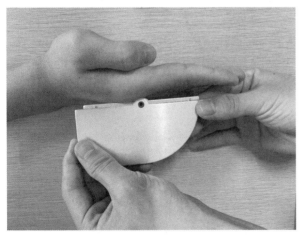

图 7-50　掌指关节屈曲(起始位)

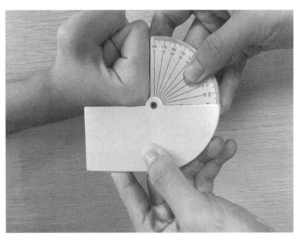

图 7-51　掌指关节屈曲(终末位)

2. 掌指关节伸展(0°～15°/45°,图7-52、图7-53)

体位和量角器摆放:同掌指关节屈曲。

3. 近端指间关节屈曲(0°～110°,图7-54、图7-55)

体位:坐位,前臂处于中立位,腕关节处于0°位,前臂和手的尺侧置于桌面上。

量角器摆放:轴心位于近端指间关节背侧中心,固定臂与近端指骨平行,移动臂与中间指骨平行。

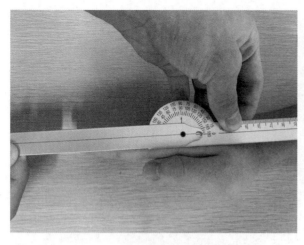

图 7-52　掌指关节伸展(起始位)

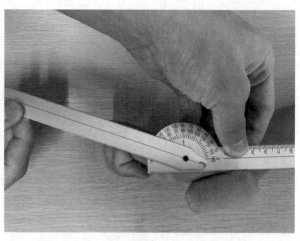

图 7-53　掌指关节伸展(终末位)

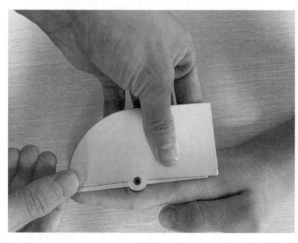

图 7-54　近端指间关节屈曲(起始位)

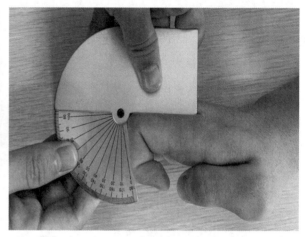

图 7-55　近端指间关节屈曲(终末位)

4. 远端指间关节屈曲(0°~80°,图 7-56、图 7-57)

体位:坐位,前臂处于中立位,腕关节处于 0°位,前臂和手的尺侧置于桌面上。

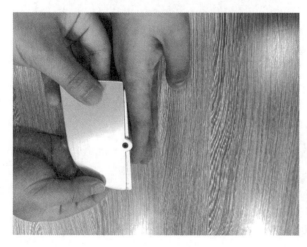

图 7-56　远端指间关节屈曲(起始位)

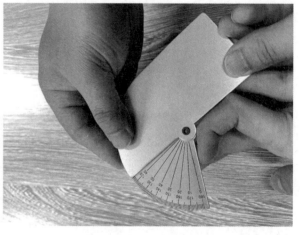

图 7-57　远端指间关节屈曲(终末位)

量角器摆放:轴心位于远端指间关节背侧中心,固定臂与中间指骨平行,移动臂与远端指骨平行。

5. 手指外展(图7-58) 测量手指外展时,将直尺横放在相邻手指的远端,测量手指外展的最大距离(以cm表示)。

(六)拇指关节活动度

1. 拇指掌指关节屈曲(0°~50°,图7-59、图7-60)

体位:坐位,前臂旋后45°,腕关节处于0°位,前臂和手置于桌面上。

量角器摆放:轴心位于拇指掌指关节背侧,固定臂与拇指掌骨平行,移动臂与近端指骨平行。

2. 拇指指间关节屈曲(0°~80°/90°,图7-61、图7-62)

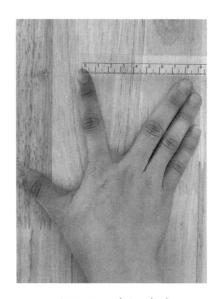

图7-58 手指外展

体位:坐位,前臂旋后45°,腕关节处于0°位,前臂和手置于桌面上。

量角器摆放:轴心位于拇指指间关节背侧,固定臂与拇指近端指间平行,移动臂与远端指骨平行。

3. 拇指桡侧外展(0°~50°,图7-63、图7-64)

体位:坐位,前臂旋前,手掌朝下置于桌面上,手指伸直。

量角器摆放:轴心位于拇指掌骨根部,固定臂与桡骨平行,移动臂与拇指掌骨平行。

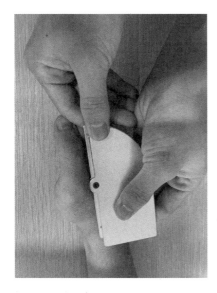

图7-59 拇指掌指关节屈曲(起始位)

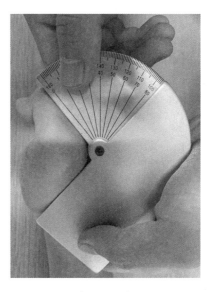

图7-60 拇指掌指关节屈曲(终末位)

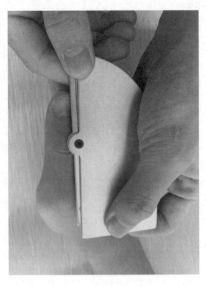 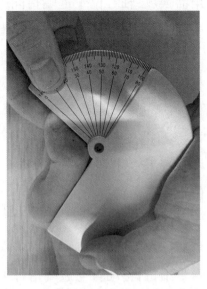

图 7-61　拇指指间关节屈曲(起始位)　　　图 7-62　拇指指间关节屈曲(终末位)

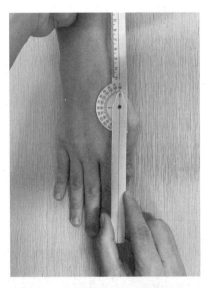 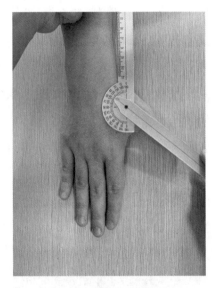

图 7-63　拇指桡侧外展(起始位)　　　图 7-64　拇指桡侧外展(终末位)

4. 拇指掌侧外展($0°\sim50°$,图 7-65、图 7-66)

体位:坐位,前臂处于中立位,腕关节处于$0°$位,前臂和手的尺侧置于桌面上,拇指旋转至手的掌侧面。

量角器摆放:轴心位于拇指掌骨根部,固定臂与桡骨平行,移动臂与拇指掌骨平行。

5. 拇指对指(图 7-67)　通过使用刻度尺测量拇指指腹至小指指腹的距离来评估(以 cm 表示)。

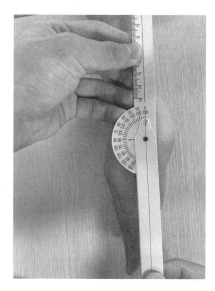

图 7-65　拇指掌侧外展(起始位)

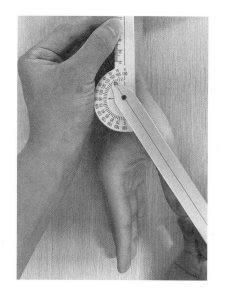

图 7-66　拇指掌侧外展(终末位)

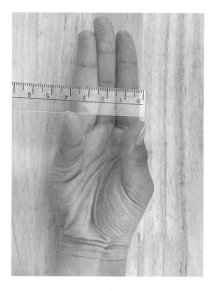

图 7-67　拇指对指

三、下 肢 关 节

(一) 髋关节活动度

1. 髋关节屈曲(0°~125°,图 7-68、图 7-69)

体位:仰卧位,髋关节、膝关节伸展。

量角器摆放:轴心位于股骨大转子,固定臂与躯干腋中线平行,移动臂与股骨长轴平行。

注意:在测量过程中膝关节屈曲。

2. 髋关节伸展(0°~15°/30°,图 7-70、图 7-71)

体位:俯卧位,髋、膝处于中立位或侧卧位。

量角器摆放:轴心位于股骨大转子,固定臂与躯干腋中线平行,移动臂与股骨长轴平行。

注意:在测量过程中膝关节维持伸展。

3. 髋关节内收(0°~35°,图 7-72、图 7-73)

体位:仰卧位。

量角器摆放:轴心位于髂前上棘,固定臂位于两髂前上棘连线上,移动臂与股骨长轴平行。

注意:测量起始位,固定臂与移动臂的夹角为90°,故测量后需再减去90°以获得正确的 ROM。

4. 髋关节外展(0°~45°,图 7-74、图 7-75)

体位和量角器摆放:同髋关节内收。

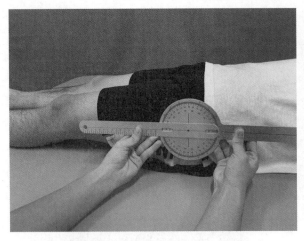

图 7-68 髋关节屈曲(起始位)

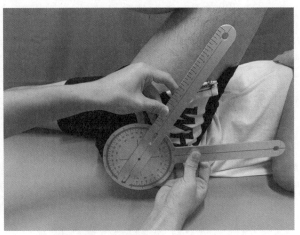

图 7-69 髋关节屈曲(终末位)

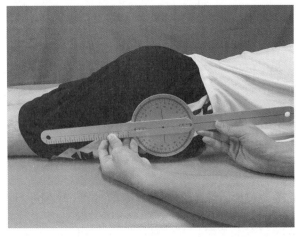

图 7-70 髋关节屈曲(起始位)

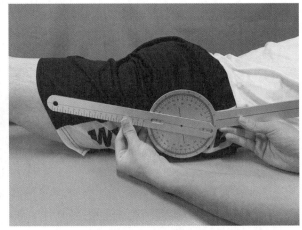

图 7-71 髋关节屈曲(终末位)

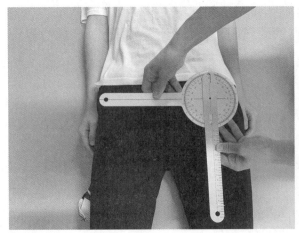

图 7-72 髋关节内收(起始位)

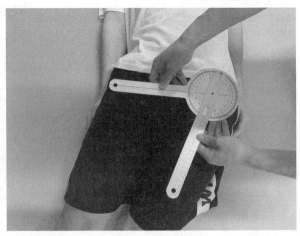

图 7-73 髋关节内收(终末位)

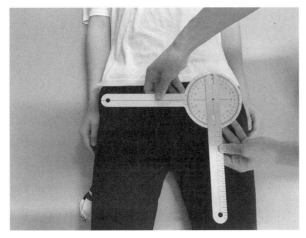
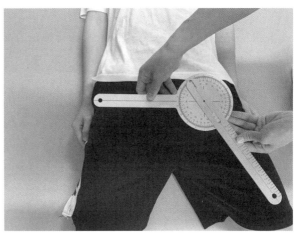

图 7-74　髋关节外展(起始位)　　　　图 7-75　髋关节外展(终末位)

5. 髋关节内旋(0°~45°,图 7-76、图 7-77)

体位:坐位或仰卧位,髋、膝屈曲于 90°。

量角器摆放:轴心位于髌骨下端,固定臂垂直于地面,移动臂与胫骨长轴平行。

注意:内旋使被测足向远离另一侧下肢的方向运动,外旋使被测足向靠近另一侧下肢的方向运动。

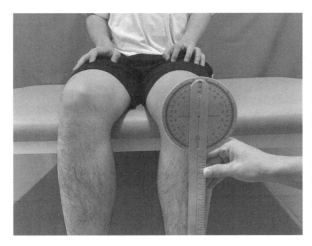
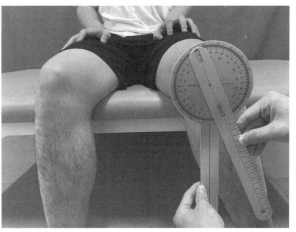

图 7-76　髋关节内旋(起始位)　　　　图 7-77　髋关节内旋(终末位)

6. 髋关节外旋(0°~45°,图 7-78、图 7-79)

体位和量角器摆放:同髋关节内旋。

（二）膝关节活动度

膝关节伸展-屈曲(0°~135°,图 7-80、图 7-81)

体位:俯卧位,髋、膝关节伸展。

量角器摆放:轴心位于膝关节的腓骨小头,固定臂与股骨长轴平行,移动臂与腓骨长轴平行。

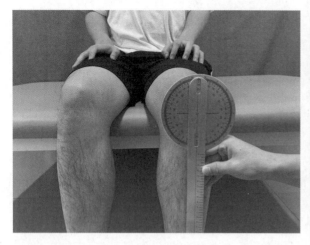

图 7-78　髋关节外旋(起始位)

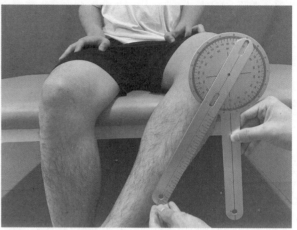

图 7-79　髋关节外旋(终末位)

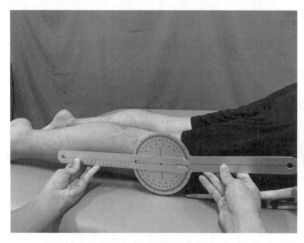

图 7-80　膝关节伸展

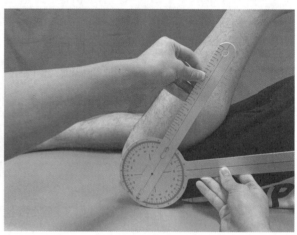

图 7-81　膝关节屈曲

(三) 踝关节活动度

1. 踝关节背屈(0°~20°,图 7-82、图 7-83)

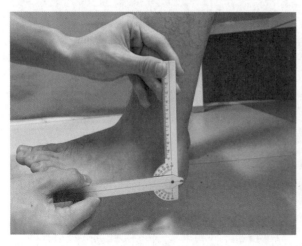

图 7-82　踝关节背屈(起始位)

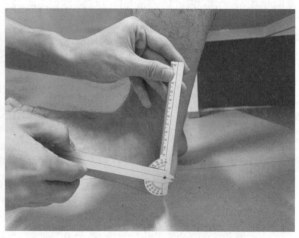

图 7-83　踝关节背屈(终末位)

体位:仰卧位或坐位,坐位时膝关节屈曲90°,踝关节处于中立位。

量角器摆放:轴心位于腓骨纵轴线与足外缘交叉处,固定臂与腓骨长轴平行,移动臂与第五跖骨长轴平行。

注意:测量起始位,固定臂与移动臂的夹角为90°,故测量后需再减去90°以获得正确的 ROM。

2. 踝关节跖屈(0°~45°/50°,图7-84、图7-85)

体位和量角器摆放:同踝关节背屈。

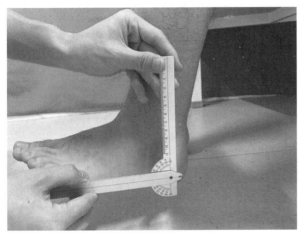

图7-84　踝关节跖屈(起始位)

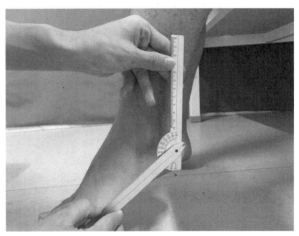

图7-85　踝关节跖屈(终末位)

3. 踝关节内翻(0°~35°,图7-86、图7-87)

体位:坐位或仰卧位,坐位时膝关节屈曲90°,踝关节处于中立位。

量角器摆放:轴心位于邻近跟骨的外侧面,固定臂与胫骨长轴平行,移动臂与足跟的跖面平行。

注意:测量起始位,固定臂与移动臂的夹角为90°,故测量后需再减去90°以获得正确的 ROM。

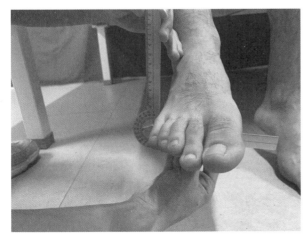

图7-86　踝关节内翻(起始位)

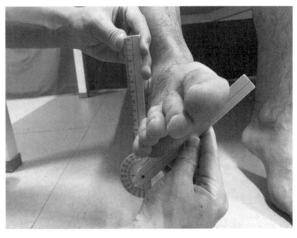

图7-87　踝关节内翻(终末位)

4. 踝关节外翻(0°~25°,图 7-88、图 7-89)

体位:坐位或仰卧位,坐位时膝关节屈曲 90°,踝关节处于中立位。

量角器摆放:轴心位于邻近跖趾关节内侧面的中点,固定臂与胫骨长轴平行,移动臂与足底的跖面平行。

注意:测量起始位,固定臂与移动臂的夹角为 90°,故测量后需再减去 90°以获得正确的 ROM。

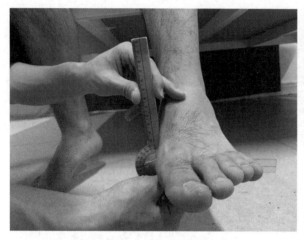 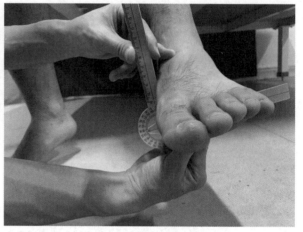

图 7-88　踝关节外翻(起始位)　　　　图 7-89　踝关节外翻(终末位)

本章小结　　本章介绍了关节活动度的定义、分类、测量工具和引起关节活动异常的原因。其中对关节活动度的测量方法做了重点介绍。关节活动度评定是运动功能评定中最基本、最重要的内容之一,用以评价关节运动功能损害的范围及程度,作为制订康复计划及评价康复效果的依据之一。因此本章运用了较多的图片以便于学生理解、掌握相关知识,能够对临床患者做出正确的评定。

(顾晓超)

 思考与练习

一、名词解释

1. 关节

2. 关节活动范围

二、填空题

1. 关节活动度结果记录以_____为单位。

2. 膝关节-20°表示_____。

3. 肩关节前屈,轴心:_____,固定臂:_____,移动臂:_____,正常活动范围为_____。

4. 髋关节内收正常活动范围为_____;外展正常活动范围为_____。

三、简答题

1. 简述关节活动度的定义。

2. 简述关节活动度的分类。

3. 简述关节活动度的评定目的。

第八章 | 肌力评定

08章

08章 数字资源

工作情景与任务

导入情景:

患者,男性,50岁。6个月前工作时从高处坠落致腰4椎体爆裂性骨折,行"椎弓根钉内固定术"后转康复科治疗,诊断为 L₄ 脊髓损伤,ASIA 脊髓损伤程度分级为 C 级。查体:双下肢屈髋、伸膝及踝背屈肌力下降,步行时偶有被路面绊到现象。

工作任务:

1. 该患者存在何种功能障碍?
2. 该患者功能障碍的程度如何?

肌力评定是康复医学中最基本、最重要的内容之一。通过对肌肉功能的检查,有助于了解患者肌肉和神经的损害程度和范围。康复治疗前的检查和治疗后的定期复查,可作为制订康复治疗方案、评价康复治疗效果和判断预后的指标。

第一节 概　　述

一、概　　念

肌力是指肌肉随意收缩时产生的最大力量。

二、肌肉的分类

人类肢体的任何一个动作都不是一块肌肉可以完成的,它需要依靠关节周围肌肉紧密的合作才能完成。根据这些肌肉参与完成动作时所起的作用不同,可将它们分为原动肌、拮抗肌、固定肌和中和肌等。

（一）原动肌

直接完成某一动作的肌群称为原动肌。其中起主要作用的称为主动肌,协助完成动作或仅在动作的某一阶段起作用的称为副动肌。一般情况下,徒手肌力评定的对象主要是主动肌。

（二）拮抗肌

与原动肌作用相反的肌群称为拮抗肌。在原动肌收缩时,拮抗肌应协调地放松或做适当的离心性收缩,从而保证动作的稳定性和准确性,能够防止关节损伤。主动肌和拮抗肌在功能上既相互对抗,又相互协调和依存。

（三）固定肌

将肌肉的一段附着于骨并加以固定,参加固定作用的肌群,统称为固定肌。

（四）中和肌

在运动过程中有些肌肉收缩能够限制或抵消原动肌收缩时产生的一部分不需要的动作,这些肌肉或肌群称为中和肌。

副动肌、固定肌和中和肌在肌肉活动中起协同辅助的作用,因此人们习惯把这三者统称为协同肌。

以行走过程中髋关节屈曲为例:主动肌是髂腰肌;副动肌是股直肌和缝匠肌;拮抗肌是臀大肌、腘绳肌等伸髋肌群;固定肌是在屈髋过程中对骨盆和腰椎起到固定作用的肌群,如骶棘肌、腹部肌群等;中和肌是臀小肌和腰方肌,二者可有效地中和髂腰肌在屈髋过程中产生的使髋关节内旋或外旋的动作。

三、肌肉的收缩类型

根据肌肉收缩时长度和张力的变化特点,将肌肉收缩的形式分为等张收缩、等长收缩和等速收缩。

（一）等张收缩

等张收缩又称动力性收缩,它是肌肉的一种动态收缩形式,指肌肉收缩时肌纤维张力基本保持不变,但肌纤维长度发生改变,从而引起关节运动的一种肌肉收缩方式。等张收缩包括向心性等张收缩和离心性等张收缩。

1. 向心性等张收缩　肌肉收缩时,肌肉起止点相互靠近,肌纤维长度缩短。如拎重物屈肘时肱二头肌的收缩(此种运动方式属于近固定)和上楼梯伸膝时股四头肌的收缩(此种运动方式属于远固定)。

 知识拓展

近固定和远固定

肌肉收缩时以肢体近侧端为定点,称近固定。

肌肉收缩时以肢体远侧端为定点,称远固定。

2. 离心性等张收缩　肌肉收缩时,肌肉起止点相互远离,肌纤维长度增加。如下楼梯时支撑腿股四头肌的收缩。

（二）等长收缩

等长收缩又称静力性收缩,它是肌肉的一种静态收缩形式,指肌肉收缩时肌纤维张力明显增加,肌纤维长度保持不变,不引起关节运动的一种肌肉收缩方式。

等长收缩由于肌肉长度基本不变,因此其主要作用是维持人体的位置和姿势,如武术中蹲马步时股四头肌的收缩,保持肩关节外展动作时三角肌中部纤维的收缩等,都是肌肉的等长收缩。

等张收缩和等长收缩的比较见表8-1。

表8-1　等张收缩和等长收缩的比较

收缩方式	肌肉长度	肌肉张力	是否引起关节运动
等张收缩	改变	不变	引起
等长收缩	不变	改变	不引起

（三）等速收缩

等速收缩指肌肉收缩时,肌张力与肌肉长度均发生变化,而带动关节运动的角速度是不变的。一般生理状态很难产生等速收缩,需要利用电脑控制的专门设备,根据运动过程中肌力大小变化调节外加阻力,即保证肌肉收缩力越大时阻力也越大,肌肉收缩力越小时阻力也越小,从而使关节依照预先设定的速度完成运动。与等张收缩和等长收缩相比,等速收缩的最大特点是肌肉能得到充分的锻炼而又不易受到损伤,对提高肌力和增强耐力效果较好。

四、影响肌力的因素

(一)肌肉的生理横断面

肌肉的生理横断面指该肌肉内所有肌纤维横断面的总和,它由肌纤维的数量和粗细来决定,通常以 cm^2 来表示。最大用力收缩条件下人体每平方厘米横断面积的肌肉可以产生 3~8kg 的肌力。单位生理横断面积所能产生的最大肌力称为绝对肌力。一般条件下肌肉最大生理横断面越大,肌肉收缩时的产生的力量也越大。相同重量的肌肉,短粗的肌肉要比细长的肌肉产生较大的收缩力。

(二)肌肉的初长度

肌肉收缩前的长度称作初长度。人的肌力大小与肌肉收缩前的初长度有关。在一定范围内肌肉收缩的初长度越长,则肌肉收缩时产生的张力和缩短的程度就大。当肌肉被拉长到安静长度的 1.2 倍时力量最大。

(三)肌肉的募集程度和神经冲动发放频率

一个运动神经元连同其所支配的肌纤维构成一个运动单位。同时投入收缩的运动单位数量越大,肌力也越大,这称为肌肉的募集。肌肉募集受中枢神经系统功能状态的影响,当运动神经发出的冲动强度大时,动员的运动单位就多;当运动神经冲动的频率较高时,激活的运动单位就多。

(四)肌纤维类型

骨骼肌纤维可依据其收缩的特性不同分为快肌(白肌)和慢肌(红肌)两大类。快肌肌纤维收缩较快,肌纤维能产生更大的收缩力。肌肉力量的大小取决于不同类型肌纤维在肌肉中所占的比例,白肌肌纤维所占比例高,该肌收缩力量就大;红肌肌纤维所占比例高,收缩力量相对较小。

(五)肌肉收缩类型

不同的肌肉收缩形式产生的力量也不同,其中离心性收缩产生的肌力最大,等长收缩次之,最小的是向心性收缩。

(六)性别与年龄

男性肌力相对比女性大,一般来讲,女性肌力为男性的 2/3 左右。另外,肌力在 20 岁之前是随年龄的增长而增加,20 岁以后则随着年龄增大而下降,55 岁以后肌力衰退速度加快。

(七)心理因素

肌力受心理因素的影响,当有暗示或情绪激动时,肌力可比最大主动收缩增加 20% ~ 30% 的程度。

第二节　肌力评定的方法

一、评定目的

1. 判断肌力下降的部位、程度和范围。
2. 寻找导致肌力下降的原因。
3. 为制订训练计划提供科学依据。
4. 评价肌力训练的效果。

二、评定内容和方法

根据是否使用器械,肌力评定的方法可分为徒手肌力评定(manual muscle test,MMT)和器械评定两种。

(一) 徒手肌力评定

徒手肌力评定(MMT)是一种不借助任何器材,仅靠评定者徒手对患者进行肌力评定的方法。它是在 1912 年由 Robert Lovett 提出,以后有所改进,至今在临床广泛应用。检查时要求患者在去重力、抗重力和抗阻力三种条件下完成标准动作。评定者通过触摸肌腹或肌腱、观察肌肉运动情况和关节的活动范围以及克服阻力的能力来确定肌力的大小。该方法只能表明肌力的大小,不能说明肌肉收缩的耐力。

所有肌力的评定方法都是基于临床不断发展进化的肌力测定原则。主要的评级标准有 Lovett 分级法评定标准(表 8-2)和在 Lovett 分级法基础上调整的更为细化的 MMT 详细肌力分级标准(表 8-3)。

表 8-2　Lovett 分级法评定标准

分级	名称	评级标准
0	零(0)	未触及肌肉收缩
1	微(T)	可触及肌肉收缩,但不能引起关节运动
2	差(P)	去重力影响,能完成全关节活动范围的运动
3	好(F)	能抗重力做全范围关节活动,不能抗阻力
4	良(G)	能抗重力和中等阻力完成全关节活动范围的运动
5	正常(N)	能抗重力和大阻力完成全关节活动范围的运动

表 8-3　MMT 详细肌力分级标准

分级	评级标准
0	未触及肌肉收缩
1	可触及肌肉收缩,不引起关节运动
1⁺	去重力影响,能完成小于 1/2 全范围关节运动
2⁻	去重力影响,能完成大于 1/2 全范围关节运动
2	去重力影响,能完成全关节活动范围运动
2⁺	抗重力,能完成小于 1/2 全范围关节运动
3⁻	抗重力,能完成大于 1/2 全范围关节运动
3	抗重力,能完成全关节活动范围运动
3⁺	抗重力,能抗中等阻力完成小于 1/2 全范围关节运动
4⁻	抗重力,能抗中等阻力完成大于 1/2 全范围关节运动
4	抗重力,能抗中等阻力完成全关节活动范围运动
4⁺	抗重力,能抗大阻力完成小于 1/2 全范围关节运动
5⁻	抗重力,能抗大阻力完成大于 1/2 全范围关节运动
5	抗重力,能抗大阻力完成全关节活动范围运动

（二）器械评定

肌力超过 3 级时可以用专门的器械和设备对肌力进行检测。目前常用器械检查的方法包括等长肌力测试、等张肌力测试和等速肌力测试等。

1. 等长肌力测试

（1）握力测试:用电子握力计进行测试(图 8-1)。先将把手调节到适宜的宽度,患者取立位或坐位,测试时上肢在体侧下垂,握力计表面向外,测试 2~3 次,取最大值。注意测试时上肢不要摆动。该测试反映的是屈指肌群的肌力。由于性别和体重对握力影响较大,我们一般采用握力指数进行评定:握力指数 = 握力(kg)/体重(kg)×100,高于 50 为正常。一般男性的握力指数大于女性,右手大于左手。

（2）捏力测试:用拇指与其他手指指腹相对捏压捏力计,该测试反映的是拇对掌肌及屈肌的肌力,正常值约为握力的 30%。

（3）背力测试：用电子背力计测试（图8-2）。测试时两膝伸直，将把手调节到膝关节高度，伸直躯干，两手握住把柄用力向上拉把手。

用拉力指数评定：拉力指数＝拉力（kg）／体重（kg）×100。

拉力指数正常值：男性为150~200，女性为100~150。

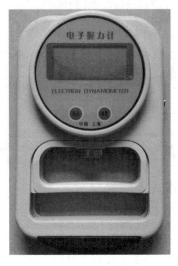

图8-1　电子握力计

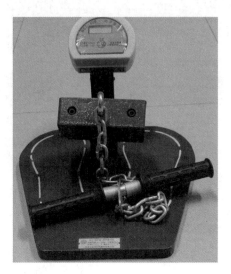

图8-2　电子背力计

2. 等张肌力测试　测定肌肉进行等张收缩使关节做全幅度运动时所能克服的最大阻力。做1运动的最大阻力称1次最大阻力（1repetition，1RM），测试完成10次连续运动所能承受的最大阻力为10次最大阻力（10RM）。

3. 等速肌力测试　等速肌力测试主要采用带计算机系统的等速肌力测试仪进行。运动中的角速度预先在等速仪上设定，仪器提供的阻力相应发生顺应性改变，使关节只能按照仪器预先设定的角速度进行运动。运动过程中力矩的变化及肌肉的做功情况由仪器记录。

等速测试可以提供最大肌力矩、肌肉爆发力、做功能力、功率和耐力等方面的数据，被认为是肌力功能评价及肌肉力学特征研究的最佳方法。另外，等速测力仪还常作为关节、肌肉康复的训练仪器。但等速测力仪价格昂贵，操作测试时间长，对操作者要求高，不易普及。

知识拓展

表面肌电图和肌肉骨骼超声技术

1. 表面肌电图　在康复医学有广阔的应用前景，其应用领域正在逐步扩展，可作为客观指标用于间接评定肌力、肌耐力、肌张力、平衡、步态等，通过观察不同形式肌肉收缩时的生理变化及受损肌肉的程度和局部肌肉疲劳程度或抗疲劳能力,进行肌肉的力量、肌肉的姿势控制及肌肉的活动的研究,表面肌电图在肌力评价中也可用于训练检测及康复训练效果的评价。

2. 肌肉骨骼超声技术　又称定量超声检测。20 世纪 90 年代,有研究者开始运用定量超声成像评估肌肉的功能状态,利用超声成像记录肌肉收缩和松弛时的信号或图像,分析得到结构参数随时间变化的信号。近年来定量超声已成为一种逐步成熟的检查方法,在肌肉厚度、横断面积、回声强度、能量超声等多维角度可分析肌力情况。

三、适应证和禁忌证

（一）适应证

1. 失用性肌肉功能障碍　由于制动、运动减少或其他原因引起的肌肉失用性改变,导致功能障碍。

2. 肌源性肌肉功能障碍　肌肉病变导致的肌肉萎缩或肌力减弱。

3. 神经源性肌肉功能障碍　由神经系统病变导致的肌肉功能障碍。

4. 关节源性肌肉功能障碍　由关节疾病或损伤引起的肌力减弱,导致功能障碍。

5. 其他肌肉功能障碍　由其他原因导致的肌肉功能障碍。

6. 正常人群　肌力评定还可作为健康人的体质评定指标。

（二）禁忌证

1. 严重高血压　肌力测试特别是等长肌力测试时,持续的等长收缩可使血压明显增高。

2. 严重的心脏疾病　测试时如持续地憋气用力,可对心脏活动造成困难。

3. 关节不稳、关节腔积液、局部炎症、骨折错位未愈合。

4. 局部严重疼痛。

四、注意事项

（一）必要的解释说明

在检查前应向患者及家属说明检查的目的、方法和感受,消除患者的紧张情绪,必要时给予示范,以取得患者的配合。

（二）合适的体位选择

由于不同的肌力级别检查的体位不尽相同,因此对患者进行评定时一定要尽可能在同一体位完成所要检查的项目,避免因不断地变换体位造成患者体力消耗。

（三）恰当的检查时机

在锻炼后、疲劳时或饱餐后不做肌力测试。

（四）熟练的检查方法

评定者应熟练掌握检查的方法和技巧，能够熟练地对阻力施加的部位和大小做调整；避免手法粗暴造成损伤；检查时左右两侧做对比。

第三节　主要肌肉的徒手肌力评定

一、颈部及躯干主要肌肉的徒手肌力评定

（一）颈前屈

1. 主动肌　胸锁乳突肌、斜角肌、颈长肌、头长肌。

2. 固定位置　躯干。

3. 评定方法

（1）抗重力体位：仰卧位。

5 级：阻力施加于前额，嘱患者做全范围屈颈动作，能抗大阻力完成。

4 级：动作同上，能抗中等阻力完成全范围屈颈动作（4 级、5 级参照图 8-3）。

3 级：不能抗阻力，仅能抗重力完成全范围屈颈动作。

（2）去重力体位：侧卧位，托住头部，嘱患者做全范围屈颈动作。

2 级：可全范围屈颈（图 8-4）。

1 级：不能屈颈，可触及肌肉收缩。

0 级：未触及肌肉收缩。

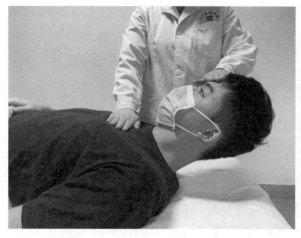 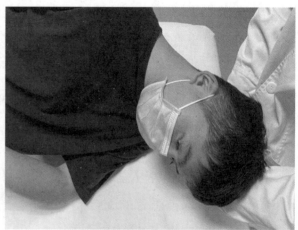

图 8-3　颈前屈肌力评定 4 级、5 级　　　　图 8-4　颈前屈肌力评定 2 级

（二）颈后伸

1. 主动肌　斜方肌、骶棘肌。

2. 固定位置　躯干。

3. 评定方法

（1）抗重力体位：俯卧位。

5级：阻力施加于枕部，嘱患者做全范围伸颈动作，能抗大阻力完成。

4级：动作同上，能抗中等阻力完成全范围伸颈动作（4级、5级参照图8-5）。

3级：不能抗阻力，仅能抗重力完成全范围伸颈动作。

（2）去重力体位：侧卧位，托住头部，嘱患者做全范围伸颈动作。

2级：可全范围伸颈（图8-6）。

1级：不能伸颈，可触及肌肉收缩。

0级：未触及肌肉收缩。

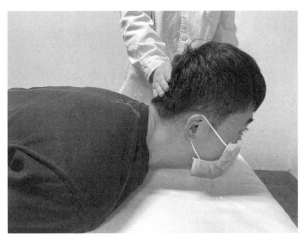 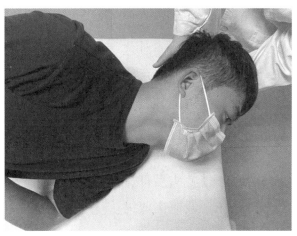

图 8-5　颈后伸肌力评定 4 级、5 级　　　　图 8-6　颈后伸肌力评定 2 级

（三）躯干前屈

1. 主动肌　腹直肌。

2. 固定位置　下肢。

3. 评定方法　仰卧位。

5级：双手抱头能坐起（图8-7）。

4级：双上肢胸前交叉抱肩能坐起。

3级：双手前平举能坐起。

2级：仅能屈颈抬头，肩不能离开床面。

1级：不能抬起头和肩部，可触及肌肉收缩（图8-8）。

0级：未触及肌肉收缩。

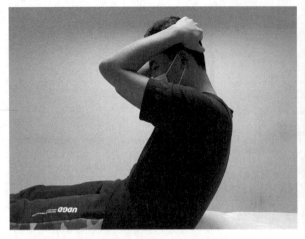
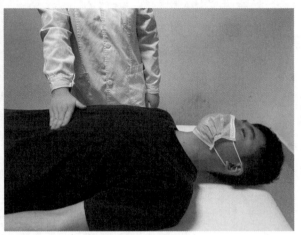

图 8-7　躯干前屈肌力评定 5 级　　　　　图 8-8　躯干前屈肌力评定 1 级

（四）躯干后伸

1. 主动肌　骶棘肌、腰方肌。

2. 固定位置　骨盆。

3. 评定方法　俯卧位。

5 级：阻力施加于后胸背上部，嘱患者挺直胸背抬起上半身，能抗大阻力完成。

4 级：动作同上，能抗中等阻力完成（4 级、5 级参照图 8-9）。

3 级：仅抗重力能抬起上半身（图 8-10）。

2 级：能做头后仰。

1 级：不能使头后仰，可触及肌肉收缩。

0 级：未触及肌肉收缩。

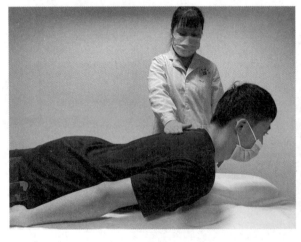
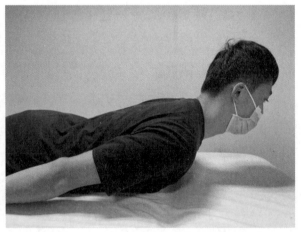

图 8-9　躯干后伸肌力评定 4 级、5 级　　　　图 8-10　躯干后伸肌力评定 3 级

（五）躯干旋转

1. 主动肌　腹内斜肌、腹外斜肌。

2. 固定位置　下肢、骨盆。

3. 评定方法

（1）抗重力体位：仰卧位,固定患者双下肢,嘱患者尽力抬起上半身并同时向一侧转体。

5级：髋膝伸直,抱头后能坐起并向一侧转体(图8-11)。

4级：髋膝屈曲,双手前平举能坐起并向一侧转体。

3级：髋膝屈曲,仅能旋转上体使一肩离开床面。

（2）去重力体位：坐位,固定骨盆。

2级：在去重力情况下能向一侧转体(图8-12)。

1级：不能转体,可触及肌肉收缩。

0级：未触及肌肉收缩。

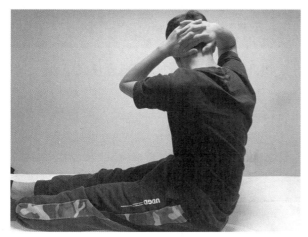
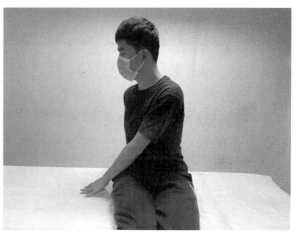

图8-11　躯干旋转肌力评定5级　　　图8-12　躯干旋转肌力评定2级

二、上肢主要肌肉的徒手肌力评定

（一）肩胛骨内收

1. 主动肌　斜方肌中部纤维、菱形肌。

2. 固定位置　胸廓。

3. 评定方法

（1）抗重力体位：俯卧位。

5级：上肢外展90°并外旋,阻力施加于肩胛骨内侧缘,嘱患者做肩胛骨内收运动,能抗大阻力完成。

4级：动作同上,能抗中等阻力完成内收动作(4级、5级参照图8-13)。

3级：仅抗重力完成全范围内收动作。

（2）去重力体位：坐位，上肢外展90°置于桌面上。

2级：在去重力情况下能完成全范围内收动作（图8-14）。

1级：不能内收肩胛骨，可触及肌肉收缩。

0级：未触及肌肉收缩。

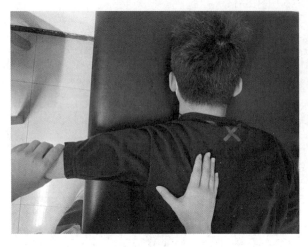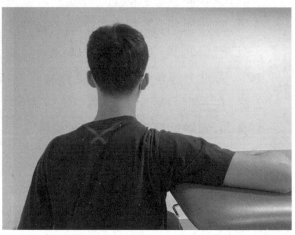

图8-13　肩胛骨内收肌力评定4级、5级　　　图8-14　肩胛骨内收肌力评定2级

（二）肩胛骨外展及上旋

1. 主动肌　前锯肌。

2. 固定位置　胸廓。

3. 评定方法

（1）抗重力体位：坐位。

5级：肩前屈90°，肘关节伸直，阻力施加于上臂远端上方，嘱患者做肩胛骨外展、上旋运动，能抗大阻力完成。

4级：动作同上，能抗中等阻力完成全范围外展及上旋动作（4级、5级参照图8-15）。

3级：仅抗重力完成全范围外展、外旋动作。

（2）去重力体位：坐位，上肢前屈90°置于桌面上。

2级：在去重力情况下能完成全范围外展、外旋动作（图8-16）。

1级：不能外展、外旋肩胛骨，可触及肌肉收缩。

0级：未触及肌肉收缩。

（三）肩胛骨上提（耸肩）

1. 主动肌　斜方肌上部纤维、肩胛提肌。

2. 固定位置　骨盆及下肢

3. 评定方法

（1）抗重力体位：坐位。

5级：双上肢在体侧自然下垂，阻力施加于患者肩部，嘱患者做肩上提运动，能抗大阻

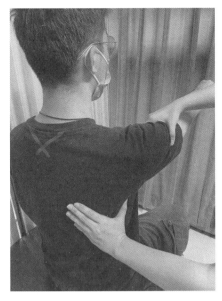

图 8-15　肩胛骨外展及上旋肌力评定 4 级、5 级

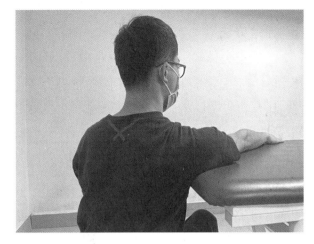

图 8-16　肩胛骨外展及上旋肌力评定 2 级

力完成。

　　4 级:动作同上,能抗中等阻力完成全范围肩胛骨上提动作(4 级、5 级参照图 8-17)。

　　3 级:仅抗重力完成全范围肩胛骨上提动作。

　　(2) 去重力体位:俯卧位。

　　2 级:在去重力情况下能完成全范围上提动作(图 8-18)。

　　1 级:不能上提肩胛骨,可触及肌肉收缩。

　　0 级:未触及肌肉收缩。

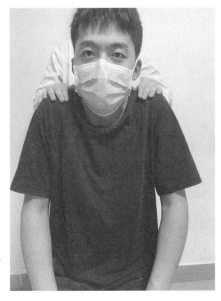

图 8-17　肩胛骨上提肌力评定 4 级、5 级

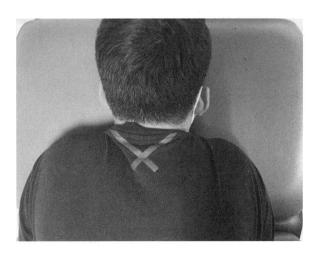

图 8-18　肩胛骨上提肌力评定 2 级

（四）肩关节前屈

1. 主动肌　三角肌前部纤维。

2. 固定位置　肩胛骨。

3. 评定方法

（1）抗重力体位：坐位。

5级：一手固定肩胛骨，另一手施加阻力于上臂远端前方，嘱患者做肩关节前屈运动，能抗大阻力完成。

4级：能抗中等阻力完成全范围肩前屈动作（4级、5级参照图8-19）。

3级：仅抗重力完成全范围肩前屈动作。

（2）去重力体位：侧卧位，上肢置于光滑平板上。

2级：可完成全范围肩关节前屈动作（图8-20）。

1级：不能前屈肩关节，可触及肌肉收缩。

0级：未触及肌肉收缩。

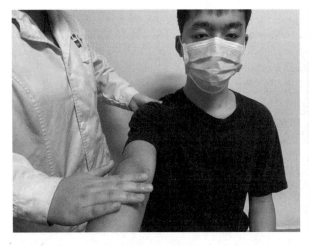 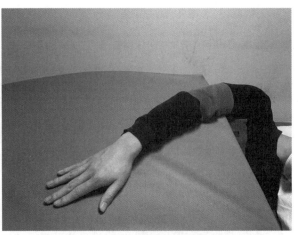

图8-19　肩关节前屈肌力评定4级、5级　　　图8-20　肩关节前屈肌力评定2级

（五）肩关节后伸

1. 主动肌　三角肌后部纤维。

2. 固定位置　肩胛骨。

3. 评定方法

（1）抗重力体位：坐位。

5级：一手固定肩胛骨，另一手施加阻力于上臂远端后方，嘱患者做肩关节后伸运动，能抗大阻力完成。

4级：动作同上，能抗中等阻力完成全范围肩后伸动作（4级、5级参照图8-21）。

3级：仅抗重力完成全范围肩后伸动作。

（2）去重力体位：侧卧位，上肢置于光滑平板上。

2 级:可完成全范围肩关节后伸动作(图 8-22)。

1 级:不能后伸,可触及肌肉收缩。

0 级:未触及肌肉收缩。

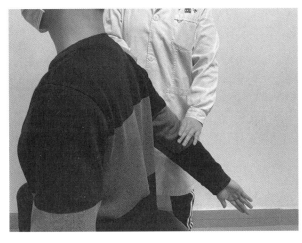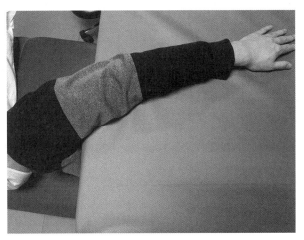

图 8-21　肩关节后伸肌力评定 4 级、5 级　　　　图 8-22　肩关节后伸肌力评定 2 级

（六）肩关节外展

1. 主动肌　三角肌中部纤维、冈上肌。

2. 固定位置　肩胛骨。

3. 评定方法

（1）抗重力体位:坐位。

5 级:双上肢在体侧自然下垂,一手固定肩胛骨,另一手施加阻力于患者上臂远端外侧,嘱患者做肩外展运动,能抗大阻力完成。

4 级:动作同上,能抗中等阻力完成全范围肩外展动作(4 级、5 级参照图 8-23)。

3 级:仅抗重力完成全范围外展动作。

（2）去重力体位:仰卧位。

2 级:可完成全范围肩关节外展动作(图 8-24)。

1 级:不能外展肩关节,可触及肌肉收缩。

0 级:未触及肌肉收缩。

（七）肩关节内旋

1. 主动肌　肩胛下肌、胸大肌、大圆肌。

2. 固定位置　上臂远端。

3. 评定方法

（1）抗重力体位:俯卧位。

5 级:肩关节外展 90°,前臂沿床沿下垂,一手固定上臂远端,另一手施加阻力于患者前臂远端,嘱患者做肩关节内旋运动,能抗大阻力完成。

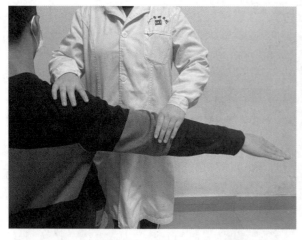

图 8-23 肩关节外展肌力评定 4 级、5 级　　图 8-24 肩关节外展肌力评定 2 级

4 级：动作同上，能抗中等阻力完成全范围肩内旋动作（4 级、5 级参照图 8-25）。

3 级：仅抗重力完成全范围肩内旋动作。

（2）去重力体位：俯卧位，使患者整个上肢垂于床沿外。

2 级：可完成全范围肩关节内旋动作（图 8-26）。

1 级：不能内旋肩关节，可触及肌肉收缩。

0 级：未触及肌肉收缩。

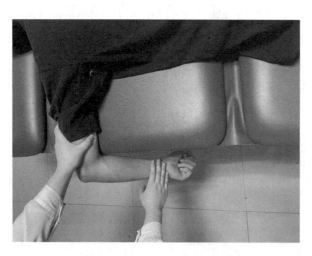

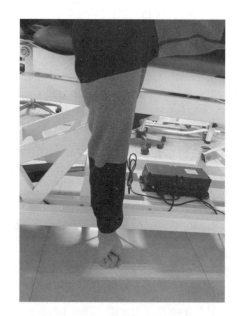

图 8-25　肩关节内旋肌力评定 4 级、5 级　　图 8-26　肩关节内旋肌力评定 2 级

（八）肩关节外旋

1. 主动肌　冈下肌、小圆肌。

2. 固定位置　上臂远端。

3. 评定方法

（1）抗重力体位：俯卧位。

5 级：肩关节外展 90°，前臂沿床沿下垂，一手固定上臂远端，另一手施加阻力于患者前臂远端，嘱患者做肩关节外旋运动，能抗大阻力完成。

4 级：动作同上，能抗中等阻力完成全范围肩外旋动作（4 级、5 级参照图 8-27）。

3 级：仅抗重力完成全范围肩外旋动作。

（2）去重力体位：俯卧位，使患者整个上肢垂于床沿外。

2 级：可完成全范围肩关节外旋动作（图 8-28）。

1 级：不能外旋肩关节，可触及肌肉收缩。

0 级：未触及肌肉收缩。

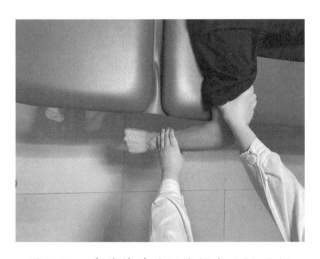

图 8-27 肩关节外旋肌力评定 4 级、5 级

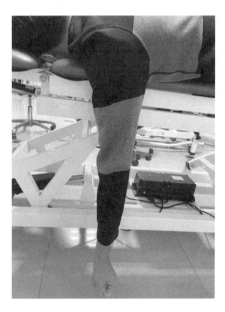

图 8-28 肩关节外旋肌力评定 2 级

（九）肘关节屈曲

1. 主动肌　肱二头肌。

2. 固定位置　肩部。

3. 评定方法

（1）抗重力体位：仰卧位，肩关节轻微外展，前臂旋后。

5 级：一手固定肩部，另一手施加阻力于患者前臂远端，嘱患者做肘关节屈曲运动，能抗大阻力完成。

4 级：动作同上，能抗中等阻力完成全范围屈肘动作（4 级、5 级参照图 8-29）。

3 级：仅抗重力完成全范围屈肘动作。

（2）去重力体位

体位一:仰卧位,肩关节外展90°并外旋,使整个上肢置于床面上(图8-30)。

体位二:坐位,肩前屈90°置于光滑桌面,前臂中立位(图8-31)。

2级:可完成全范围屈肘动作。

1级:不能屈肘,可触及肌肉收缩。

0级:未触及肌肉收缩。

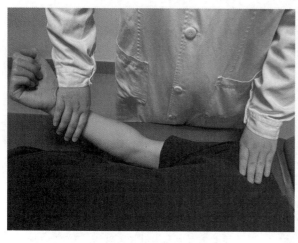
图8-29 肘关节屈曲肌力评定4级、5级

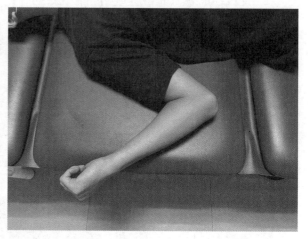
图8-30 肘关节屈曲肌力评定2级(1)

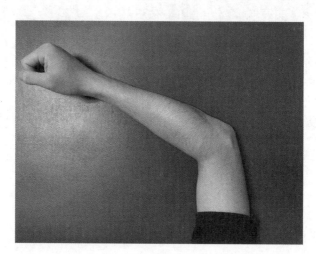
图8-31 肘关节屈曲肌力评定2级(2)

（十）肘关节伸展

1. 主动肌 肱三头肌、肘肌。

2. 固定位置 肩部。

3. 评定方法

（1）抗重力体位:俯卧位,肩关节外展90°,前臂垂于床沿。

5级:一手固定肩部,另一手施加阻力于患者前臂远端,嘱患者做肘关节伸展运动,能抗大阻力完成。

4级:动作同上,能抗中等阻力完成全范围伸肘动作(4级、5级参照图8-32)。

3级:仅抗重力完成全范围伸肘动作。

(2)去重力体位

体位一:侧卧位,上肢置于光滑平板上,使肘关节全范围屈曲(图8-33)。

体位二:坐位,肩前屈90°置于光滑桌面,使肘关节全范围屈曲,前臂处于中立位。

2级:可完成全范围伸肘动作。

1级:不能伸肘,可触及肌肉收缩。

0级:未触及肌肉收缩。

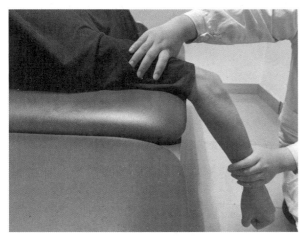
图8-32　肘关节伸展肌力评定4级、5级

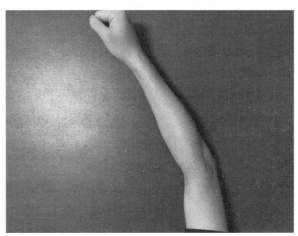
图8-33　肘关节伸展肌力评定2级

(十一)腕关节屈曲

1. 主动肌　桡侧腕屈肌、尺侧腕屈肌。

2. 固定位置　前臂。

3. 评定方法

(1)抗重力体位:坐位,肩前屈90°置于光滑桌面,前臂旋后。

5级:一手固定前臂,另一手施加阻力于患者掌指关节掌面处,嘱患者做腕关节屈曲运动,能抗大阻力完成。

4级:动作同上,能抗中等阻力完成全范围屈腕动作(4级、5级参照图8-34)。

3级:仅抗重力完成全范围屈腕动作。

(2)去重力体位:坐位,肩前屈90°置于光滑桌面,前臂处于中立位。

2级:可完成全范围屈腕动作(图8-35)。

1级:不能屈腕,可触及肌肉收缩。

0级:未触及肌肉收缩。

(十二)腕关节伸展

1. 主动肌　桡侧腕长伸肌、桡侧腕短伸肌、尺侧腕伸肌。

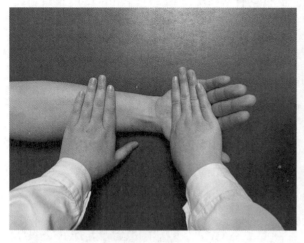 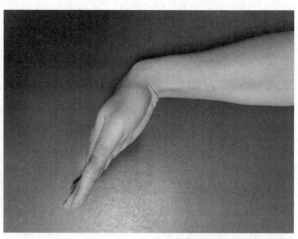

图 8-34　腕关节屈曲肌力评定 4 级、5 级　　　　图 8-35　腕关节屈曲肌力评定 2 级

2. 固定位置　前臂。

3. 评定方法

（1）抗重力体位：坐位，肩前屈 90°置于光滑桌面，前臂旋前。

5 级：一手固定前臂，另一手施加阻力于患者掌指关节掌背处，嘱患者做腕关节伸展运动，能抗大阻力完成。

4 级：动作同上，能抗中等阻力完成全范围伸腕动作（4 级、5 级参照图 8-36）。

3 级：仅抗重力完成全范围伸腕动作。

（2）去重力体位：坐位，肩前屈 90°置于光滑桌面，前臂处于中立位。

2 级：可完成全范围伸腕动作（图 8-37）。

1 级：不能伸腕，可触及肌肉收缩。

0 级：未触及肌肉收缩。

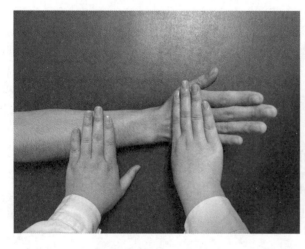 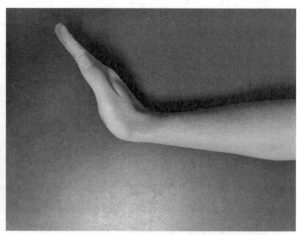

图 8-36　腕关节伸展肌力评定 4 级、5 级　　　　图 8-37　腕关节伸展肌力评定 2 级

（十三）掌指关节屈曲

1. 主动肌　蚓状肌,背侧、掌侧骨间肌。

2. 固定位置　掌骨。

3. 评定方法

（1）抗重力体位:坐位,肩前屈90°置于光滑桌面,前臂旋后。

5级:一手固定掌骨,另一手施加阻力于患者近节指骨掌面,嘱患者做掌指关节屈曲运动,能抗大阻力完成。

4级:动作同上,能抗中等阻力完成全范围掌指关节屈曲动作(4级、5级参照图8-38)。

3级:仅抗重力完成全范围屈指动作。

（2）去重力体位:坐位,肩前屈90°置于光滑桌面,前臂处于中立位。

2级:可完成全范围屈指动作(图8-39)。

1级:不能屈指,可触及肌肉收缩。

0级:未触及肌肉收缩。

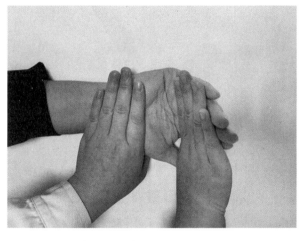
图8-38　掌指关节屈曲肌力评定4级、5级

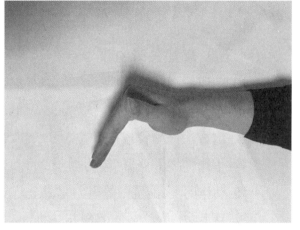
图8-39　掌指关节屈曲肌力评定2级

（十四）掌指关节伸展

1. 主动肌　指伸肌、示指伸肌、小指伸肌。

2. 固定位置　掌骨。

3. 评定方法

（1）抗重力体位:坐位,肩前屈90°置于光滑桌面,前臂旋前。

5级:一手固定掌骨,另一手施加阻力于患者近节指骨背面,嘱患者做掌指关节伸展运动,能抗大阻力完成。

4级:动作同上,能抗中等阻力完成全范围掌指关节伸展动作(4级、5级参照图8-40)。

3级：仅抗重力完成全范围伸指动作。

（2）去重力体位：坐位，肩前屈90°置于光滑桌面，前臂处于中立位。

2级：可完成全范围伸指动作(图8-41)。

1级：不能伸指，可触及肌肉收缩。

0级：未触及肌肉收缩。

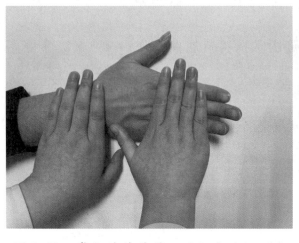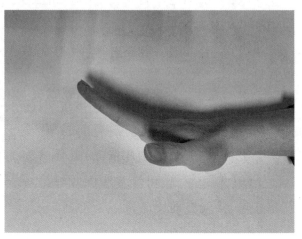

图8-40 掌指关节伸展肌力评定4级、5级　　图8-41 掌指关节伸展肌力评定2级

（十五）掌指关节内收

1. 主动肌　掌侧骨间肌。

2. 固定位置　掌骨。

3. 评定方法　坐位或仰卧位。

5级：手指伸展并张开，阻力加于2、4、5指内侧，能抗大阻力完成掌指关节内收动作。

4级：动作同上，能抗中等阻力完成全范围掌指关节内收动作(4级、5级参照图8-42)。

3级：无阻力可完成全范围指内收运动。

2级：可完成部分范围指内收动作。

1级：不能内收手指，可触及肌肉收缩。

0级：未触及肌肉收缩。

（十六）掌指关节外展

1. 主动肌　背侧骨间肌、小指外展肌。

2. 固定位置　掌骨。

3. 评定方法　坐位或仰卧位。

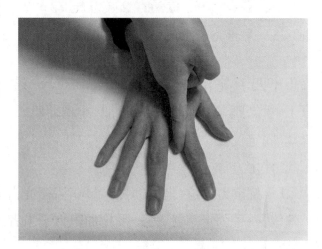

图8-42 掌指关节内收肌力评定

5级：手指伸展并并拢，阻力加于手指外侧，能抗大阻力完成掌指关节外展动作。

4级:动作同上,能抗中等阻力完成全范围掌指关节外展动作(4级、5级参照图8-43)。

3级:无阻力可完成全范围指外展动作。

2级:可完成部分范围指外展动作。

1级:不能外展手指,可触及肌肉收缩。

0级:未触及肌肉收缩。

(十七) 近端指间关节屈曲

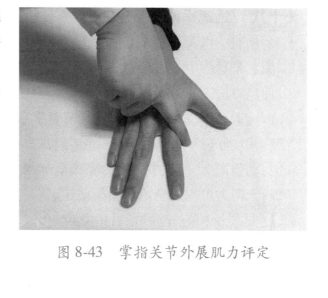

图8-43 掌指关节外展肌力评定

1. 主动肌 指浅屈肌。

2. 固定位置 近节指骨。

3. 评定方法

(1) 抗重力体位:坐位或仰卧位,前臂旋后。

5级:阻力加于中节指骨掌侧,嘱患者屈曲2～4指中任一近端指间关节,能抗大阻力完成。

4级:能抗中等阻力完成全范围近端指间关节屈曲动作(4级、5级参照图8-44)。

3级:无阻力可完成全范围屈指动作。

(2) 去重力体位:坐位或仰卧位,前臂处于中立位。

2级:可完成部分范围屈指动作(图8-45)。

1级:不能屈指,可触及肌肉收缩。

0级:未触及肌肉收缩。

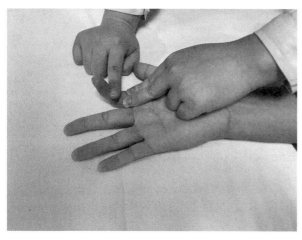

图8-44 近端指间关节屈曲肌力评定4级、5级

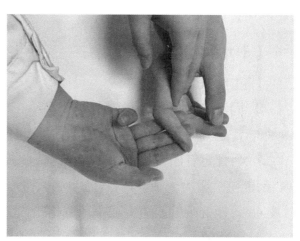

图8-45 近端指间关节屈曲肌力评定2级

（十八）远端指间关节屈曲

1. 主动肌 指深屈肌。

2. 固定位置 中节指骨。

3. 评定方法

（1）抗重力体位：坐位或仰卧位，前臂旋后。

5级：阻力加于远节指骨掌侧，嘱患者屈曲2~4指中任一近端指间关节，能抗大阻力完成。

4级：动作同上，能抗中等阻力完成全范围关节屈曲动作（4级、5级参照图8-46）。

3级：无阻力可完成全范围屈指动作。

（2）去重力体位：坐位，前臂中立位。

2级：可完成部分范围屈指动作（图8-47）。

1级：不能屈指，可触及肌肉收缩。

0级：未触及肌肉收缩。

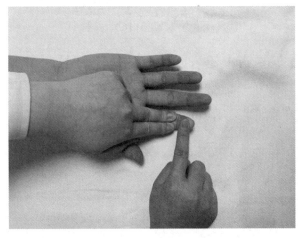 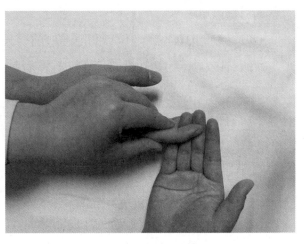

图8-46 远端指间关节屈曲肌力评定4级、5级　　图8-47 远端指间关节屈曲肌力评定2级

（十九）拇指内收

1. 主动肌 拇收肌。

2. 固定位置 第2~5掌骨。

3. 评定方法 坐位或仰卧位，前臂旋前。

5级：评定者固定患者第2~5掌骨，嘱拇指完成内收动作，阻力施加于拇指近节指骨内缘，能抗大阻力完成。

4级：能抗中等阻力完成全范围拇指内收动作（4级、5级参照图8-48）。

3级：无阻力可完成全范围拇指内收动作。

2级：可完成部分范围拇指内收动作。

1级：不能拇指内收，可触及肌肉收缩。

0级：未触及肌肉收缩。

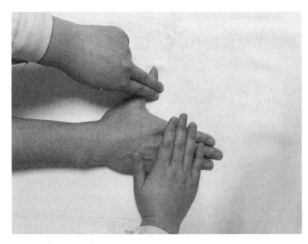
图 8-48　拇指内收肌力评定

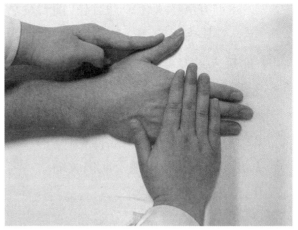
图 8-49　拇指外展肌力评定

（二十）拇指外展

1. 主动肌　拇展长肌、拇展短肌。

2. 固定位置　第 2~5 掌骨。

3. 评定方法　坐位或仰卧位,前臂旋前。

5 级:评定者固定患者第 2~5 掌骨,嘱拇指完成外展动作,阻力施加于拇指近节指骨外缘,能抗大阻力完成。

4 级:动作同上,能抗中等阻力完成全范围拇指外展动作(4 级、5 级参照图 8-49)。

3 级:无阻力可完成全范围拇指外展动作。

2 级:可完成部分范围拇指外展动作。

1 级:不能拇指外展,可触及肌肉收缩。

0 级:未触及肌肉收缩。

（二十一）拇指对掌

1. 主动肌　拇对掌肌。

2. 固定位置　腕关节。

3. 评定方法　坐位或仰卧位。

5 级:做拇指与小指对指动作,阻力施加于拇指与小指掌骨掌面,能抗大阻力完成。

4 级:动作同上,能抗中等阻力完成全范围对指动作(4 级、5 级参照图 8-50)。

3 级:无阻力可完成全范围拇指对指动作。

2 级:可完成部分范围拇指对指动作。

1 级:不能拇指对指,可触及肌肉收缩。

0 级:未触及肌肉收缩。

（二十二）拇指掌指关节屈曲

1. 主动肌　拇短屈肌。

2. 固定位置　第 1 掌骨。

3. 评定方法　坐位或仰卧位,前臂旋后。

5级:评定者固定患者第1掌骨,嘱拇指掌指关节完成屈曲动作,阻力施加于拇指近节掌侧,能抗大阻力完成。

4级:动作同上,能抗中等阻力完成全范围屈曲动作(4级、5级参照图8-51)。

3级:无阻力可完成全范围屈曲动作。

2级:可完成部分范围屈曲动作。

1级:不能屈曲,可触及肌肉收缩。

0级:未触及肌肉收缩。

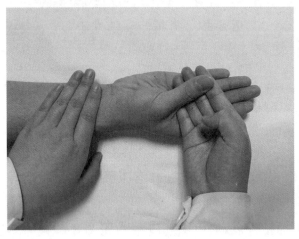

图 8-50　拇指对掌肌力评定

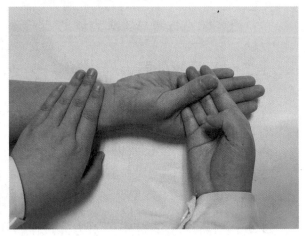

图 8-51　拇指掌指关节屈曲肌力评定

(二十三)拇指掌指关节伸展

1. 主动肌　拇短伸肌。

2. 固定位置　第1掌骨。

3. 评定方法　坐位或仰卧位,前臂中立位。

5级:评定者固定患者第1掌骨,嘱拇指掌指关节完成伸展动作,阻力施加于拇指近节背侧,能抗大阻力完成。

4级:动作同上,能抗中等阻力完成伸展动作(4级、5级参照图8-52)。

3级:无阻力可完成全范围伸展动作。

2级:可完成部分范围伸展动作。

1级:不能伸展,可触及肌肉收缩。

0级:未触及肌肉收缩。

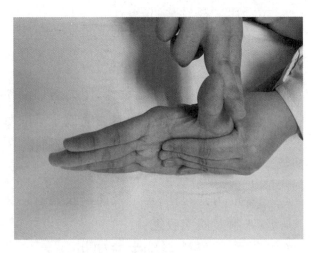

图 8-52　拇指掌指关节伸展肌力评定

三、下肢主要肌肉的徒手肌力评定

（一）髋关节前屈

1. 主动肌　髂腰肌(包括髂肌和腰大肌)。

2. 固定位置　骨盆。

3. 评定方法

（1）抗重力体位：仰卧位。

5级：一手固定骨盆，另一手施加阻力于股骨远端前方，嘱患者做髋关节前屈运动，能抗大阻力完成。

4级：动作同上，能抗中等阻力完成全范围前屈动作(4级、5级参照图8-53)。

3级：仅抗重力完成全范围前屈动作。

（2）去重力体位：取对侧卧位，下肢置于床面上。

2级：可完成全范围髋关节前屈动作(图8-54)。

1级：不能前屈髋关节，可触及肌肉收缩。

0级：未触及肌肉收缩。

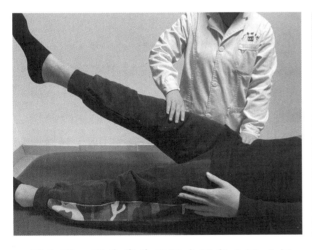 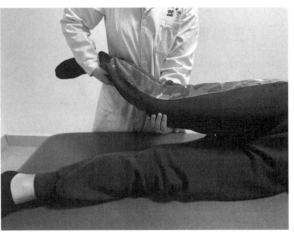

图 8-53　髋关节前屈肌力评定 4 级、5 级　　　图 8-54　髋关节前屈肌力评定 2 级

（二）髋关节后伸

1. 主动肌　臀大肌、腘绳肌。

2. 固定位置　骨盆。

3. 评定方法

（1）抗重力体位：俯卧位。

5级：一手固定骨盆，另一手施加阻力于股骨远端后方，嘱患者做髋关节伸展运动，能抗大阻力完成。

4级：能抗中等阻力完成全范围伸髋动作（4级、5级参照图8-55）。

3级：仅抗重力完成全范围伸髋动作。

（2）去重力体位：侧卧位，上肢置于光滑平板上。

2级：可完成全范围髋关节伸展动作（图8-56）。

1级：不能伸展髋关节，可触及肌肉收缩。

0级：未触及肌肉收缩。

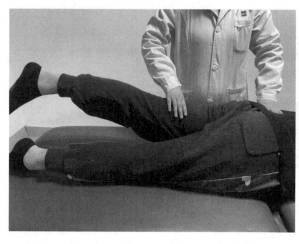

图8-55　髋关节后伸肌力评定4级、5级　　　图8-56　髋关节后伸肌力评定2级

（三）髋关节内收

1. 主动肌　内收肌群。

2. 固定位置　上方健侧大腿。

3. 评定方法

（1）抗重力体位：侧卧位。

5级：一手将上方健侧大腿保持抬起，另一手施加阻力于股骨远端内侧，嘱患者下方腿做髋关节内收运动，能抗大阻力完成全范围内收动作。

4级：能抗中等阻力完成全范围髋内收动作（4级、5级参照图8-57）。

3级：仅抗重力完成全范围髋内收动作。

（2）去重力体位：仰卧位，两腿分开成45°，嘱被检查下肢做内收动作。

2级：可完成全范围髋关节内收动作（图8-58）。

1级：不能内收髋关节，可触及肌肉收缩。

0级：未触及肌肉收缩。

（四）髋关节外展

1. 主动肌　臀中肌。

2. 固定位置　骨盆。

3. 评定方法

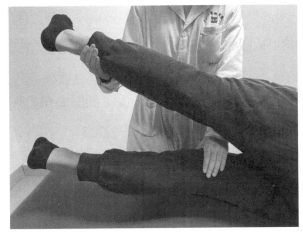

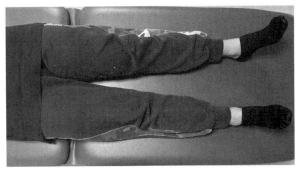

图 8-57　髋关节内收肌力评定 4 级、5 级　　　图 8-58　髋关节内收肌力评定 2 级

（1）抗重力体位：侧卧位。

5 级：一手固定骨盆，另一手施加阻力于股骨远端外侧，嘱患者做髋关节外展运动，能抗大阻力完成。

4 级：动作同上，能抗中等阻力完成全范围髋关节外展动作（4 级、5 级参照图 8-59）。

3 级：仅抗重力完成全范围髋关节外展动作。

（2）去重力体位：仰卧位，下肢伸直，被检查下肢处于中立位。

2 级：可完成全范围髋关节外展动作（图 8-60）。

1 级：不能外展髋关节，可触及肌肉收缩。

0 级：未触及肌肉收缩。

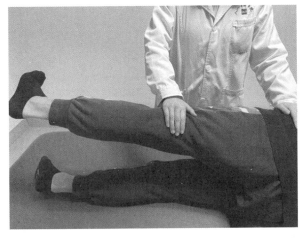

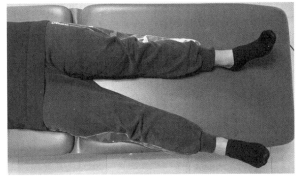

图 8-59　髋关节外展肌力评定 4 级、5 级　　　图 8-60　髋关节外展肌力评定 2 级

（五）髋关节内旋

1. 主动肌　臀小肌、阔筋膜张肌。

2. 固定位置　大腿远端。

3. 评定方法

（1）抗重力体位：端坐位，两小腿垂于床沿外。

5级：一手固定大腿远端，另一手施加阻力于小腿远端外侧，嘱患者做髋关节内旋运动，能抗大阻力完成。

4级：动作同上，能抗中等阻力完成全范围髋关节内旋动作（4级、5级参照图8-61）。

3级：仅抗重力完成全范围髋关节内旋动作（图8-62）。

（2）去重力体位：仰卧位，下肢伸直，被检查下肢处于外旋位。

2级：可完成全范围髋关节内旋动作。

1级：不能内旋髋关节，可触及肌肉收缩。

0级：未触及肌肉收缩。

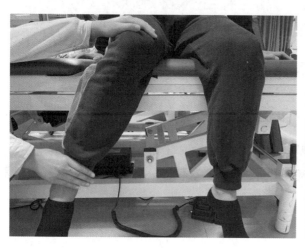 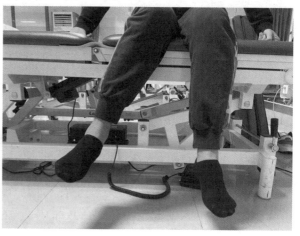

图 8-61　髋关节内旋肌力评定4级、5级　　　图 8-62　髋关节内旋肌力评定3级

（六）髋关节外旋

1. 主动肌　臀大肌、股方肌、梨状肌。

2. 固定位置　大腿远端。

3. 评定方法

（1）抗重力体位：端坐位，两小腿垂于床沿外。

5级：一手固定大腿远端，另一手施加阻力于小腿远端内侧，嘱患者做髋关节外旋运动，能抗大阻力完成。

4级：动作同上，能抗中等阻力完成全范围髋关节外旋动作（4级、5级参照图8-63）。

3级：仅抗重力完成全范围髋关节外旋动作（图8-64）。

（2）去重力体位：仰卧位，下肢伸直，被检查下肢处于内旋位。

2级：可完成全范围髋关节外旋动作。

1级：不能外旋髋关节，可触及肌肉收缩。

0级：未触及肌肉收缩。

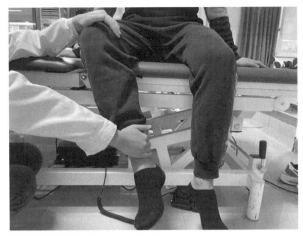
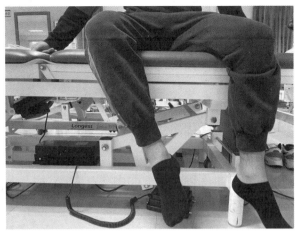

图 8-63　髋关节外旋肌力评定 4 级、5 级　　　　图 8-64　髋关节外旋肌力评定 3 级

（七）膝关节屈曲

1. 主动肌　腘绳肌(包括股二头肌、半腱肌、半膜肌)。

2. 固定位置　骨盆。

3. 评定方法

（1）抗重力体位:俯卧位。

5 级:一手固定骨盆,另一手施加阻力于小腿远端后侧,嘱患者做膝关节屈曲运动,能抗大阻力完成。

4 级:动作同上,能抗中等阻力完成全范围屈膝动作(4 级、5 级参照图 8-65)。

3 级:仅抗重力完成全范围屈膝动作。

（2）去重力体位:侧卧位,被测下肢伸直放置于光滑床面上。

2 级:可完成全范围屈膝动作(图 8-66)。

1 级:不能屈膝,可触及肌肉收缩。

0 级:未触及肌肉收缩。

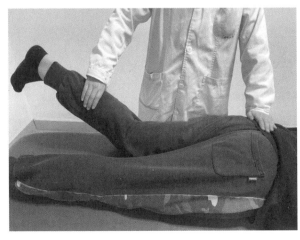
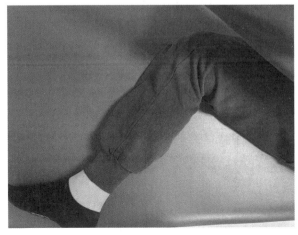

图 8-65　膝关节屈曲肌力评定 4 级、5 级　　　　图 8-66　膝关节屈曲肌力评定 2 级

（八）膝关节伸展

1. 主动肌　股四头肌。

2. 固定位置　大腿远端。

3. 评定方法

（1）抗重力体位：坐位。

5级：一手固定大腿远端,另一手施加阻力于小腿远端前侧,嘱患者做膝关节伸展运动,能抗大阻力完成。

4级：动作同上,能抗中等阻力完成全范围伸膝动作（4级、5级参照图8-67）。

3级：仅抗重力完成全范围伸膝动作。

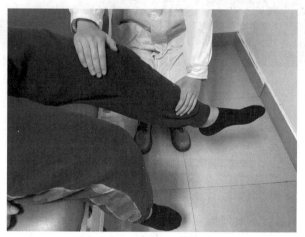

图8-67　膝关节伸展肌力评定

（2）去重力体位：侧卧位,膝关节呈最大屈曲位放置于光滑床面上。

2级：可完成全范围伸膝动作。

1级：不能伸膝,可触及肌肉收缩。

0级：未触及肌肉收缩。

（九）踝关节跖屈

1. 主动肌　腓肠肌、比目鱼肌。

2. 固定位置　小腿远端。

3. 评定方法

（1）抗重力体位：俯卧位。

5级：一手固定小腿远端,另一手施加阻力于足底远端,嘱患者做踝跖屈运动,能抗大阻力完成。

4级：动作同上,能抗中等阻力完成全范围踝跖屈动作（4级、5级参照图8-68）。

3级：仅抗重力完成全范围踝跖屈动作。

（2）去重力体位：侧卧位。

2级：可完成全范围踝跖屈动作（图8-69）。

1级：不能踝跖屈,可触及肌肉收缩。

0级：未触及肌肉收缩。

（十）踝关节背屈及足内翻

1. 主动肌　胫前肌。

2. 固定位置　小腿远端。

3. 评定方法

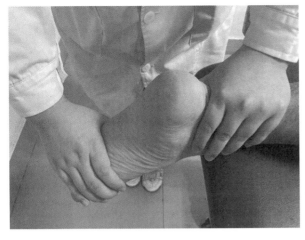

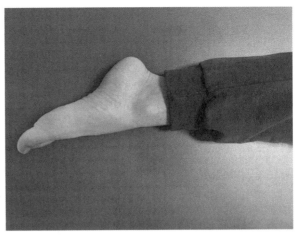

图 8-68　踝关节跖屈肌力评定 4 级、5 级　　　图 8-69　踝关节跖屈肌力评定 2 级

（1）抗重力体位：坐位。

5 级：一手固定小腿远端，另一手施加阻力于足背远端，嘱患者做足背屈、内翻运动，能抗大阻力完成。

4 级：动作同上，能抗中等阻力完成全范围足背屈、内翻动作（4 级、5 级参照图 8-70）。

3 级：仅抗重力完成全范围足背屈、内翻动作。

（2）去重力体位：侧卧位。

2 级：可完成全范围足背屈、内翻动作（图 8-71）。

1 级：不能背屈、内翻，可触及肌肉收缩。

0 级：未触及肌肉收缩。

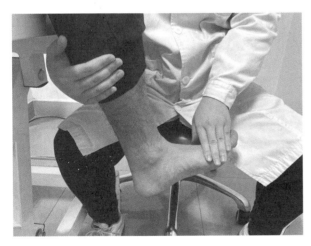

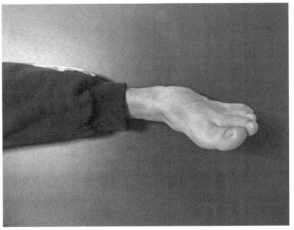

图 8-70　踝关节背屈及足内翻肌力评定 4 级、5 级

图 8-71　踝关节背屈及足内翻肌力评定 2 级

（十一）足内翻

1. 主动肌　胫后肌。

2. 固定位置　小腿远端。

3. 评定方法

（1）抗重力体位：坐位或侧卧位。

5级：一手固定小腿远端，另一手施加阻力于足内侧缘，嘱患者做足内翻运动，能抗大阻力完成。

4级：动作同上，能抗中等阻力完成全范围足内翻动作（4级、5级参照图8-72）。

3级：仅抗重力完成全范围足内翻动作。

（2）去重力体位：仰卧位。

2级：可完成全范围足内翻动作（图8-73）。

1级：不能内翻，可触及肌肉收缩。

0级：未触及肌肉收缩。

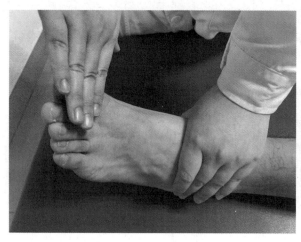 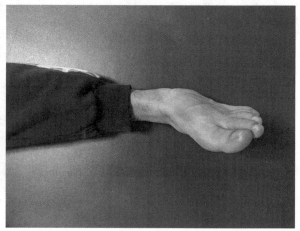

图8-72　足内翻肌力评定4级、5级　　　　图8-73　足内翻肌力评定2级

（十二）足外翻

1. 主动肌　腓骨长、短肌。

2. 固定位置　小腿远端。

3. 评定方法

（1）抗重力体位：坐位或侧卧位。

5级：一手固定小腿远端，另一手施加阻力于足外侧缘，嘱患者做足外翻运动，能抗大阻力完成。

4级：动作同上，能抗中等阻力完成全范围足外翻动作（4级、5级参照图8-74）。

3级：仅抗重力完成全范围足外翻动作。

（2）去重力体位：仰卧位。

2级：可完成全范围足外翻动作（图8-75）。

1级：不能外翻，可触及肌肉收缩。

0级：未触及肌肉收缩。

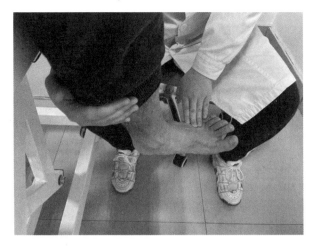
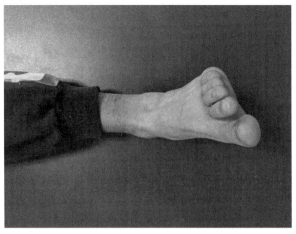

图 8-74　足外翻肌力评定 4 级、5 级　　　　图 8-75　足外翻肌力评定 2 级

（十三）跖趾关节屈曲

1. 主动肌　蚓状肌、短屈肌。

2. 固定位置　前脚掌。

3. 评定方法　俯卧位,一手固定前脚掌,另一手施加阻力于近节趾骨跖侧,嘱患者做跖指关节屈曲运动。

5 级:能抗大阻力完成全范围屈曲动作。

4 级:能抗中等阻力完成全范围屈曲动作(4 级、5 级参照图 8-76)。

3 级:仅抗重力完成全范围屈曲动作。

2 级:可完成部分范围屈曲动作。

1 级:跖趾关节不能屈曲,可触及肌肉收缩。

0 级:未触及肌肉收缩。

（十四）跖趾关节伸展

1. 主动肌　趾长、短伸肌,蹲长、短伸肌。

2. 固定位置　前脚掌。

3. 评定方法　仰卧位,一手固定前脚掌,另一手施加阻力于近节趾骨背侧,嘱患者做跖趾关节伸展运动。

5 级:能抗大阻力完成全范围伸展动作。

4 级:能抗中等阻力完成全范围伸展动作(4 级、5 级参照图 8-77)。

3 级:仅抗重力完成全范围伸展动作。

2 级:可完成部分范围伸展动作。

1 级:跖趾关节不能伸展,可触及肌肉收缩。

0 级:未触及肌肉收缩。

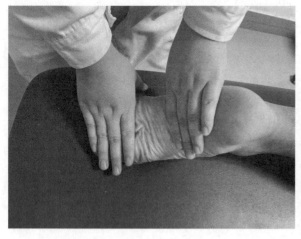
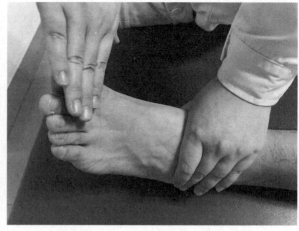

图 8-76　跗趾关节屈曲肌力评定　　　　图 8-77　跗趾关节伸展肌力评定

（十五）趾间关节屈曲

1. 主动肌　屈趾长、短肌。

2. 固定位置　近节趾骨。

3. 评定方法　仰卧位,一手固定近节趾骨,另一手施加阻力于远节趾骨跖侧,嘱患者做趾间关节屈曲运动。

5 级:能抗大阻力完成全范围屈曲动作。

4 级:能抗中等阻力完成全范围屈曲动作(4 级、5 级参照图 8-78)。

3 级:仅抗重力完成全范围屈曲动作。

2 级:可完成部分范围屈曲动作。

1 级:趾间关节不能屈曲,可触及肌肉收缩。

0 级:未触及肌肉收缩。

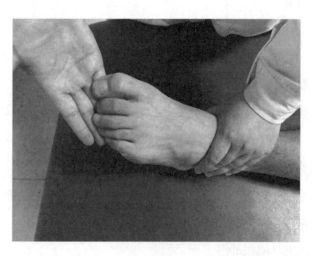

图 8-78　趾间关节屈曲肌力评定

四、口面部主要肌肉的徒手肌力评定

口面部肌肉的位置一般都比较表浅,主要分布于口裂、眼裂和鼻孔的周围,动作精细而丰富,运动时呈现各种表情。口面部肌肉的功能评价在偏瘫和面瘫的康复中有很大的意义。

(一)口面部肌力测试分级标准

5级(正常):完成运动既随意又容易。

4级(良):能完成运动,但与健侧相比略有不对称。

3级(中):基本能完成运动,但活动幅度约有正常的50%。

2级(差):有收缩现象但完成动作比较困难,活动幅度只有正常的25%左右。

1级(微):略有收缩痕迹。

0级(无):无收缩。

(二)口面部肌肉功能评定检查方法

1. 眼肌

眼轮匝肌:做闭紧眼睛的动作。

上睑提肌:眼球向上转动,上眼睑上抬。

右上直肌和右下斜肌:眼球向右上方运动。

右上斜肌和右下直肌:眼球向左下方运动。

内直肌、外直肌:眼球水平内、外移动。

2. 前额和鼻部肌

额肌:提起眉弓,在前额形成水平皱纹。

鼻肌:开大或缩小鼻孔。

皱眉肌:皱眉头,两眉间形成纵向皱纹。

3. 口肌

口轮匝肌:紧缩口唇。

提口角肌和提上唇肌:上提口角与上唇以加深鼻唇沟及显露上齿。

降口角肌和降下唇肌:降口角与下唇。

笑肌:并拢口唇后向外牵拉口角。

颊肌:缩两颊部,并拢口唇。

颏肌:前伸下唇,同时皱缩下颌皮肤。

4. 咀嚼肌

颞肌、咬肌与翼内肌:紧闭上下颌,做咬牙动作。

翼外肌和二腹肌:做张口动作,下拉下颌。

肌力是指肌肉或肌群随意收缩时产生的最大力量。通过对肌肉功能的检查,有助于了解患者肌肉和神经的损害程度和范围。康复治疗前的检查和治疗后的定期复查,可作为制订康复治疗方案、评价康复治疗效果和判断预后的指标。根据是否使用器械,肌力评定的方法可分为徒手肌力评定和器械评定两种。徒手肌力评定主要根据 Lovett 分级法评定标准进行评定;器械评定主要针对肌力超过 3 级的被测者。颈部和躯干、上肢及下肢主要肌肉的徒手肌力评定方法是需要学生在实训中重点掌握的技能。

(周蕴启)

思考与练习

一、名词解释

1. 肌力
2. 等速收缩
3. 中和肌

二、填空题

1. 不同的肌肉收缩形式产生的力量不同,其中_____收缩产生的肌力最大,_____收缩次之,最小的是_____收缩。

2. 肘关节屈曲 5 级肌力评定时,评定者一手固定_____,另一手施加阻力于_____,嘱患者做肘关节屈曲运动,能抗大阻力完成。

3. 踝关节跖屈 5 级肌力评定时,评定者一手固定_____,另一手施加阻力于_____,嘱患者做踝跖屈运动,能抗大阻力完成。

三、简答题

1. 肌肉收缩的类型有哪些?
2. 简述肩关节、髋关节外旋 2 级肌力评定方法。
3. 简述徒手肌力 Lovett 分级法评定标准。

四、案例分析

患者,女性,51 岁,左侧髋关节置换术后两年,下肢被动活动度正常,步态呈"鸭步"。

1. 评定者下一步应评定的内容是什么?
2. 检查时应将患者置于什么体位?
3. 请描述评定时的具体操作方法。

第九章 肌张力评定

09章 数字资源

1. 具有良好的沟通能力和敏锐的观察力,爱护患者,善于疏导患者的情绪。
2. 掌握正常肌张力的概念、特征和分类;异常肌张力的分类和特征;痉挛的概念、特征和特殊表现;僵硬的概念和特征;异常肌张力的评定标准、评定方法、适应证和禁忌证。
3. 熟悉影响肌张力的因素;肌张力评定的目的及注意事项。
4. 了解痉挛的生物力学评定方法。
5. 学会肌张力评定方法,能根据肌张力的表现选择康复方案,预测康复结局。

 工作情景与任务

导入情景:

患者,男性,59 岁。高处坠落致双下肢活动障碍和感觉丧失,大小便失禁。临床诊断为"腰 1 椎体骨折伴截瘫"。目前患者意识清楚,双上肢活动正常,双下肢呈屈曲状态,无法主动伸直,被动伸直双下肢可有轻微活动度。

工作任务:

1. 患者存在何种功能障碍?
2. 如何评定该功能障碍的分级?

第一节 概　　述

一、概　　念

肌张力是指肌肉在静息状态下保持的一种非随意的、持续的、微小的收缩。正常的肌张力是维持身体各种姿势和正常活动的基础,是维持肢体位置、支撑体重所必需的条件,也是保证肢体运动控制能力和空间位置、进行各种复杂运动所必需的条件。临床上所谓的肌张力,是指医务人员对患者的肢体进行被动运动时所感受到的阻力。神经肌肉反射弧上的任何病变都可能导致肌张力发生变化,表现为肌张力降低或肌张力增高,从而影响肢体运动功能。

二、肌张力的分类

(一)正常肌张力

1. 分类　正常肌张力是维持身体各种姿势和正常活动的基础,根据身体所处的不同状态,可分为静止性肌张力、姿势性肌张力、运动性肌张力。

(1)静止性肌张力:肢体静息状态下,通过观察肌肉外观,触摸肌肉的硬度,感觉被动牵伸运动时肢体活动受限的程度及阻力来判断。

(2)姿势性肌张力:在患者变换各种姿势过程中,通过观察肌肉的阻力和肌肉的调整状态来判断。

(3)运动性肌张力:患者完成某一动作的过程中,通过检查相应关节的被动运动阻力来判断。

2. 特征　正常肌张力有赖于完整的中枢神经系统和外周神经系统机制,以及肌肉收缩能力、弹性、延展性等因素。具体特征如下:

(1)关节近端的肌肉可以进行有效的同步运动。

(2)将肢体被动地置于空间某一位置时,具有保持该姿势不变的能力。

(3)具有完全抵抗肢体重力和外来阻力的运动能力。

(4)具有随意使肢体由固定到运动和在运动过程中转换为固定姿势的能力。

(5)能够维持原动肌和拮抗肌之间的平衡。

(6)需要时,具有选择性地完成某一肌群协同运动或某一肌肉单独运动的能力。

(7)被动运动时,具有一定的弹性和轻度的抵抗感。

(二)异常肌张力

在正常肌张力状态下,肢体运动时,无过多的沉重感;肢体下落时,可使肢体保持原有的姿势。根据受试者肌张力与正常肌张力水平的比较,可分为3种情况。

1. 肌张力减低(迟缓)　肌张力低于正常静息水平。

(1)定义:肌张力表现为降低和缺乏、被动运动时的阻力消失、牵张反射衰减、肢体处于关节频繁过度伸展而易于移位等现象,称为肌张力弛缓。

(2)原因:影响小脑或锥体束的上运动神经元损害,可为暂时性肌张力弛缓,如脊髓损伤的脊髓休克阶段;外周神经系统的下运动神经元损害;原发性肌病,如重症肌无力。

（3）特征:由于对感觉刺激和神经系统传出指令的低应答性所导致的肌张力降低,临床上肌肉可表现为柔软、弛缓和松弛,加之邻近关节周围肌肉共同收缩能力的减弱,导致被动关节活动范围扩大,腱反射消失或减弱。

2. 肌张力增高(痉挛)　肌张力高于正常静息水平。

（1）痉挛

1）定义:痉挛是肌张力增高的一种形式,是一种由牵张反射高兴奋性所致的、速度依赖性的紧张性牵张反射增强伴随腱反射亢进为特征的运动障碍。

2）原因:上运动神经元损伤所致,常见于脊髓损伤、脑卒中、脑外伤、脑瘫、多发性硬化、脑膜炎或脑炎。

3）特征

A. 轻度痉挛的特征:通过被动运动可以诱发轻度的牵张反射,需借助被动活动才能完成全关节活动范围的运动;拮抗肌与主动肌肌张力的均衡遭到破坏;做被动牵张运动时,在全关节活动范围的后1/4处才出现抵抗和阻力,评定者可以较容易地完成被检查部位的全关节范围的运动;粗大运动可以正常协调地进行;选择性动作能力低下,精细动作不灵活或不能完成。

B. 中度痉挛的特征:被动运动肢体时,出现中等强度的牵张反射;主动肌和拮抗肌的张力显著不均衡;做被动牵张运动时,在全关节活动范围的1/2处即出现抵抗和阻力,评定者必须克服一定的阻力才能完成全关节活动范围的运动;完成某些粗大运动缓慢、费力,并且伴随不协调动作。

C. 重度痉挛的特征:被动活动时,往往从运动的开始就被诱发出很强的牵张反射;做被动牵张运动时,在全关节活动范围的前1/4处就出现抵抗和阻力,由于严重的痉挛,评定者不能完成全关节活动范围的被动运动;由于严重的痉挛,不能进行关节活动度的训练而使关节挛缩,对缓解痉挛的训练手法无反应;可动范围明显减少,完全丧失了主动运动。

4）痉挛的特殊表现

A. 巴宾斯基反射:为痉挛性张力过强的特征性伴随表现,巴宾斯基反射阳性时足踇趾背屈。

B. 折刀样反射:当被动牵伸痉挛肌时,初始产生的较高阻力随之被突然抑制而中断,造成痉挛肢体的阻力突然下降,产生类似折刀样的现象。

C. 阵挛:在持续牵伸痉挛肌肉时可诱发,特点为以固定频率发生的拮抗肌周期性痉挛亢进,如踝阵挛。

D. 去大脑强直和去皮质强直:去大脑强直表现为持续地收缩,躯干和四肢处于完全伸展的姿势;去皮质强直表现为持续地收缩,躯干和下肢处于伸展姿势,上肢处于屈曲姿势。

（2）僵硬

1）定义：是主动肌和拮抗肌张力同时增加，各个方向的关节被动活动阻力均增加的现象。

2）原因：常为锥体外系的损害所致，帕金森病是僵硬最常见的病因。

3）常见表现：见图9-1。

A. 齿轮样僵硬：是一种对被动运动的反应，特征是运动时阻力交替地释放和增加而产生均匀的顿挫感。

B. 铅管样僵硬：是一种持续的僵硬。

4）特征

A. 任何方向的、整个关节被动活动范围运动阻力均增加。

B. 相对持续且不依赖牵张刺激的速度。

C. 齿轮样僵硬的特征是在僵硬的基础上存在震颤，从而导致在整个关节活动范围中收缩、放松交替出现。

D. 铅管样僵硬的特征是在关节活动范围内存在持续的僵硬，无收缩、放松交替出现现象。

E. 僵硬和痉挛可同时存在于某一肌群。

3. 肌张力障碍　肌张力损害或障碍，如铅管样强直和齿轮样强直。

（1）定义：是一种以张力损害、持续同时伴有扭曲的不自主运动为特征的肌肉运动功能亢进性障碍。

（2）原因：中枢神经系统病变、其他神经退行性疾病、代谢性疾病、遗传因素等。

（3）特征：肌肉收缩可快可慢，且表现为重复、扭曲；肌张力以可预料的形式由低到高变动，其中张力障碍性姿势为持续扭曲畸形，可持续数分钟或更久。

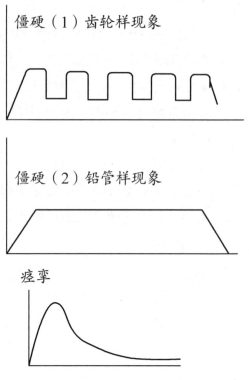

图 9-1　僵硬和痉挛

三、影响肌张力的因素

1. 体位　不良的肢体放置位置和姿势可使肌张力增高。

2. 神经状态　中枢抑制系统和中枢易化系统失衡，可使肌张力发生变化。

3. 精神因素　紧张和焦虑情绪以及不良的心理状态都可以使肌张力增高。

4. 并发症　有感染、便秘、疼痛、关节挛缩等并发症时，肌张力可增高。

5. 其他　如局部肢体受压、骨折等外伤或疾病、烟碱等药物、气温剧烈变化等外界环境因素，患者对运动的主观控制等主观因素，均可导致肌张力发生变化。

正常肌张力产生的原因

正常肌张力产生的原因主要有两方面：

1. 正常人体骨骼肌受重力的作用发生牵拉，刺激其核内肌的螺旋感受器反射性地引起梭外肌轻度收缩，形成一定的肌张力。

2. γ运动神经元在高位中枢的影响下，有少量的冲动传到梭内肌，梭内肌收缩，刺激螺旋感受器，把冲动传到脊髓，通过α神经元及传出纤维使梭外肌收缩，产生一定肌张力。

第二节　肌张力的评定

一、评定目的

1. 提供评定结果，预测康复结局。
2. 提供制订治疗方案和选择治疗方法的依据。
3. 评价各种治疗方法的疗效。

二、异常肌张力的评定标准

1. 痉挛的评定标准　手法检查是根据关节被动运动时所感受的阻力来进行分级评定的。常用的评估方法有神经科分级法、阿什沃思（Ashworth）分级法、改良阿什沃思分级法、潘氏（Penn）分级法和阵挛（clonus）分级法，常用改良阿什沃思分级法，具体见表9-1。

表9-1　改良阿什沃思分级评定标准

分级	评定标准
0	无肌张力增加
1	肌张力略微增加：受累部分被动屈伸时，在关节活动范围的末时呈现最小的阻力，或出现突然卡住和释放
1⁺	肌张力轻度增加：在关节活动范围后50%范围内出现突然卡住，然后在关节活动范围后50%均呈现最小阻力
2	肌张力较明显地增加：通过关节活动范围的大部分时，肌张力均较明显地增加，但受累部分仍能较容易地被移动

分级	评定标准
3	肌张力严重增加:被动活动困难
4	僵直:受累部分被动屈伸时呈现僵直状态,不能活动

2. 迟缓性肌张力评定标准　肌张力迟缓的评定相对较为简单,可参考本书中被动运动评定的有关内容,也可以将其严重程度分为轻度、中到重度两级,具体见表9-2。

表9-2　迟缓性肌张力的分级

级别	评定标准
轻度	肌张力降低;肌力下降;将肢体置于可下垂的位置上并放开时,肢体只能保持短暂的抗重力,旋即落下;仍存在一些功能活动
中到重度	肌张力显著降低或消失:肌力0级或1级(徒手肌力评定);把肢体放在抗重力体位,肢体迅速落下,不能维持规定的肢位;不能完成功能性动作

三、评定方法

(一)肌张力临床检查

1. 病史采集　病史在一定程度可反映痉挛对患者功能的影响,需要了解的问题包括:痉挛发生的频度;受累的肌肉及数目;痉挛的有利和不利因素;引发痉挛的原因;现在痉挛发作情况或严重程度及与以往的比较。

2. 视诊检查　作为最初的临床检查项目,评定者应特别注意患者肢体或躯干异常的姿态。刻板样动作模式常提示存在肌张力异常,不自主的波动化运动变化表明肌张力障碍,自发性运动的完全缺失则表明肌张力弛缓,主动运动的减弱或完全丧失则表明患者有肌张力低下。

3. 触诊检查　在患者相关肢体完全静止、放松的情况下,通过触摸受检肌群或观察肢体的运动状况来判断肌张力情况。肌张力降低时评定者拉伸患者肌群时几乎感受不到阻力:当肢体运动时可感到柔软、沉重感;当肢体下落时,肢体即向重力方向下落,无法保持原有的姿势。肌张力增高时肌腹丰满、硬度增高,触之较硬或坚硬。治疗师以不同的速度对患者的关节做被动运动时,感觉有明显的阻力,甚至无法进行;被动运动评定者松开手时,肢体被拉向肌张力增高侧。长时间的肌张力增高,可能会引起局部肌肉、肌腱的挛缩,影响肢体的运动,痉挛肢体的腱反射常表现为亢进。

4. 反射检查　检查中应特别注意检查患者是否存在腱反射亢进等现象。检查方法是直接用指尖或标准的反射叩诊锤轻叩,检查腱反射导致的肌肉收缩情况,反射的检查结果分为消失(-)、减弱(+)、正常(++)、活跃(+++)和亢进(++++)。常采取的反射检查包括肱二头肌反射、肱三头肌反射、桡骨膜反射、膝反射、踝反射(跟腱反射)等。

(二)肌张力的手法评定

1. 被动运动评定

(1)方法:被动运动检查可发现肌肉对牵张刺激的反应,以便于发现是否存在肌张力过强,肌张力过强是否为速度依赖、是否伴有阵挛,并与阵挛进行比较和鉴别。在评定过程中,评定者应保持固定形式和持续的徒手接触,并以恒定的速度移动患者肢体。有时老年人可能难以放松,因此可被误诊为痉挛,此时,可借助改变运动速度的方法加以判断,快速的运动往往可加剧痉挛的反应并使阻力增加,快速的牵张刺激可用于评定痉挛。被动运动评定具体操作方法见图9-2~图9-4。

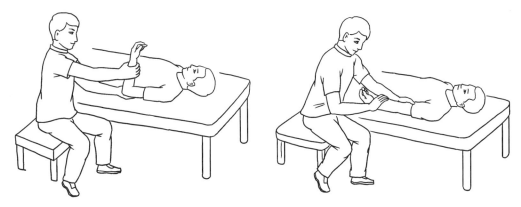

图9-2　肘关节屈伸

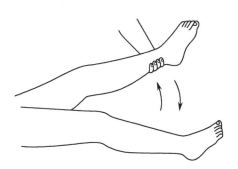

图9-3　髋关节内收外展

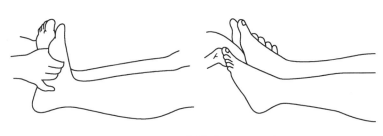

图9-4　踝关节背屈、跖屈

（2）判断标准:肌张力正常时,肢体极易被动移动,评定者可很好地改变运动方向和速度,而不感到异常阻力,肢体的反应和感觉较轻。肌张力高时,评定者总的感觉为僵硬,运动时有抵抗。肌张力迟缓时,评定者可感到肢体沉重感,且无反应。

2. 主动运动评定　通过主动运动评定可进一步鉴别肌张力异常的情况。例如伴随拮抗肌收缩的缓慢运动可能预示拮抗肌痉挛或协同收缩;不伴随拮抗肌收缩的缓慢运动可能预示原动肌弱。自主肌肉的评定方法可采用徒手肌力评定法,详见本教材第八章肌力评定。

（三）功能评定

功能评定可以对痉挛或肌张力异常是否干扰坐或站立平衡及移动等功能以及日常生活活动能力进行评定,具体包括是否有床上活动、转移、行走和生活自理能力的损害及损害程度等。注意,此时的失能可能是由于痉挛或肌张力过强所致,也可能是由于肌力弱或挛缩所致。因此。评定时必须结合病史和神经肌肉的功能检查,以确定造成失能的原因,并分析与肌肉相关的失能情况。

（四）生物力学的评定方法

痉挛状态的生物力学评定方法尝试量化痉挛状态患者肢体的位相性牵张反射和紧张性牵张反射。生物力学评定方法的观察指标包括:力矩(肢体活动通过某一特定范围所获得的力量大小);阈值(力矩或肌电图活动开始显著增加的特殊角度);肌电信号(靠近体表肌群的肌电信号分析等)。

1. 钟摆试验　患者取仰卧位,尽量放松肌肉,患侧小腿在床外下垂,当小腿自伸直位自由落下时,通过电子量角器记录摆动情况。正常摆动所产生的角度运动呈典型的正弦曲线模式,而痉挛状态的肢体则摆动运动受限,并很快地回到起始位。

2. 屈曲维持试验　患者取坐位,患肩屈 20°～30°,外展 60°～70°,肘关节置于支架上,前臂旋前固定,用一被动活动装置使肘关节在水平面上活动,用电位计、转速计记录肘关节位置角度和速度,用力矩计记录力矩。

3. 便携式测力计方法　采用便携式测力计可对肌肉在被动牵张时所表现的阻力增高现象进行相对精确的评定,由此进行痉挛状态的定量评定。采用仪器一般为 Penny 和 Giles 便携式测力计,其具有一个传感器和一个液晶显示器,最大读数为 300N。应用一可塑性装置将传感器的远端固定在肢体远端,以使便携式测力计在被动运动过程中保持与固定点接触。通过不同速度的被动运动,记录达到被动运动终点时便携式测力计的读数。

4. 等速装置评定方法　肌肉在被动牵张时所表现的阻力增高,可用等速装置做精确的测定。测试主要有等速摆动试验和等速被动测试两种方法。前者是在等速装置上模拟摆动试验的评定方法,可诱发肌肉的牵张反射,测得的阻力包括反射和非反射成分;后者是在等速装置上完成类似 Ashworth 评定的量化评定方法,不诱发牵张反射,测得的阻力主要是非反射成分。

肌张力的电生理评定方法

1. 表面电极肌电图　利用多通道表面电极肌电图进行评定是电生理评定方法中较为可取的一种方法。该方法可以反映痉挛状态患者的功能障碍情况。表面电极肌电图常可用于鉴别挛缩和拮抗肌痉挛,也可用于帮助选择治疗方法和随访治疗效果。

2. H 反射　测定原理是以低电压(10~20V)刺激胫神经时,可在 30~40ms 后在腓肠肌上记录到一个复合的肌肉动作电位。这一迟发的与踝反射、膝腱反射有关的复合肌肉动作电位被称为 H 反射。正常情况下,刺激电流强度较低时,出现 H 波,波幅随电流增高;一旦出现 M 波后,H 波波幅反而降低;当刺激电流强度再增加时,M 波波幅增高而H 波消失。H 反射的出现表明脊髓功能完好,而在上运动神经元损伤时,H 波则发生改变,例如脊髓损伤休克期,H 波不被引出;偏瘫、脊髓损伤痉挛状态患者可出现 H 反射增大的反应。

四、适应证和禁忌证

1. 适应证　适应于中枢神经系统和外周神经系统疾患,包括神经系统损害造成神经源性肌力减退等的评定,如上、下肢代表性肌群的肌张力评定可作为全面评价瘫痪严重程度的指标。

2. 禁忌证　关节不稳、骨折未愈合又未做内固定、急性渗出性滑膜炎、严重疼痛、关节活动范围极度受限、急性扭伤、骨关节肿瘤等。

五、注 意 事 项

1. 适当的评定时间　应避免在运动后或疲劳、情绪激动时进行肌张力评定。评价康复效果时,最好在同一个时间段进行治疗前、后肌张力的评定,保证结果的可比性。

2. 适宜的评定环境　肌张力与环境温度有密切关系,检查室的室温应保持在 22~25℃。

3. 患者的配合程度　检查前应向患者说明检查目的、步骤、方法以及感受,使患者了解评定的过程,消除紧张情绪,配合检查。

4. 正确的检查方法　评定时,患者处于舒适体位,充分暴露检查部位,完全放松受检肢体。在进行被动运动时,评定者用力适当,注意保护患者以免发生意外。对于难以放松的患者,可通过改变被动运动速度的方法帮助做出正确判断。检查时应先检查健侧同名肌,再检查患侧,并对双侧进行对比。

5. 综合分析评定结果 由于肌张力受多种因素的影响,因此在进行分析时应全面考虑。如发热、感染、膀胱充盈、静脉血栓、压疮、疼痛、局部肢体受压及挛缩等,可使肌张力增高,紧张和焦虑等心理因素、不良的心理状态也可使肌张力增高。

本章小结

　　肌张力是维持身体各种姿势和正常活动的基础。本章介绍了肌张力的概念、分类、特征、评定标准和评定方法。肌张力评定是运动康复评定中尤为重要的一项内容,通过评定可以了解患者的病变部位及程度,制订康复计划,选择治疗方法,预测康复结局。正确评定肌张力是本章的重点和难点,是指导康复治疗的基础,改良阿什沃思量表法是临床常用的方法。

（李坤彬）

思考与练习

一、名词解释
1. 肌张力
2. 痉挛
3. 僵硬

二、填空题
1. 根据身体所处的不同状态,正常肌张力可分为_____、_____和_____。
2. 痉挛的特殊表现包括_____、_____、_____和_____。

三、简答题
1. 简述痉挛和僵硬的区别。
2. 简述改良阿什沃思量表评定标准。

第十章 | 平衡功能评定

10章 数字资源

1. 具有爱伤意识,注意保护患者,以防跌倒。
2. 掌握平衡的概念;平衡的分类;平衡功能的评定方法;平衡功能评定的适应证和禁忌证。
3. 熟悉平衡的维持机制;伯格平衡量表和 Fugl-Meyer 平衡量表的使用。
4. 了解平衡仪测试法。
5. 学会平衡功能的评定方法,能初步判断跌倒的风险。

工作情景与任务

导入情景:

患者,女性,69 岁,2 个月前因左侧肢体无力入院。查体:神志清楚;Brunnstrom 运动功能评定,左上肢Ⅲ级,左手Ⅲ级,左下肢Ⅳ级;能睁眼、闭眼坐,在坐位下能伸手够物,但在外力推动下不能坐稳。

工作任务:

1. 该患者存在何种功能障碍?
2. 该患者的功能障碍如何分级?

第一节 概 述

一、概 念

平衡(balance)是指身体重心偏离稳定位置时,保持身体稳定的一种能力。支撑面是指人体在各种体位(或姿势)下(卧、坐、站立、行走)所依靠的接触面。人体站立时支持面为两足及两足间的面积。当身体重心落在支撑面内,人体就能保持平衡;当身体重心落在支撑面以外时,人体就失去平衡。

一个人的平衡功能正常时,能够保持体位,在随意运动中调整姿势,安全有效地对外来干扰做出反应。

二、平衡的分类

平衡可以分为静态平衡、自动态平衡、他动态平衡三类。

1. 静态平衡　又称一级平衡,指人体在无外力作用下,在睁眼和闭眼时保持某姿势稳定的过程。如坐、站时的平衡。

2. 自动态平衡　又称二级平衡,指人体在无外力作用下,从一种姿势调整到另外一种姿势的过程。如坐位下进行各种活动、行走过程中的平衡。

3. 他动态平衡　又称三级平衡,指人体在外力作用下,迅速调整姿势以保持身体平衡的过程。如在行驶的汽车中行走等。

三、人体平衡的维持机制

一般认为,人体平衡的维持需要三个环节的参与:感觉输入、中枢整合和运动控制。躯体感觉系统、视觉系统、前庭系统、大脑平衡反射调节系统、小脑共济协调系统以及肌群的力量在人体平衡的维持上都起到了重要的作用。

（一）感觉输入

人体站立时身体所处位置与周围环境间的关系通过躯体感觉、视觉、前庭觉的传入而被感知。适当的感觉输入,特别是躯体、视觉和前庭的信息对平衡的维持具有调节作用。

1. 躯体感觉系统　平衡的躯体感觉包括皮肤感觉(触、压觉)和本体感觉。正常人站立在固定的支撑面上时,足底皮肤的触觉、压觉和踝关节的本体感觉输入起主导作用,当足底皮肤和下肢本体感觉输入完全消失时,人体失去感受支撑面情况的能力,姿势的稳定性立刻受到严重影响,闭目站立时身体倾斜、摇晃,甚至摔倒。

2. 视觉系统　当身体的平衡因躯体感觉受到干扰或破坏时,视觉系统通过颈部肌肉收缩使头部保持向上直立位和保持水平视线来使身体保持或恢复到原来的直立位,从而获得新的平衡。如果去除或阻断视觉输入,如闭眼或戴眼罩,姿势的稳定性将较睁眼时明显下降。这也是视觉障碍者和老年人平衡能力降低的原因之一。

3. 前庭系统　主要用来感觉头部在空间的位置,使身体各部随头做适当的调整,从而保持平衡。在躯体感觉系统和视觉系统正常的情况下,前庭系统在控制重心位置上的作用很小。当躯体感觉和视觉信息输入均不存在(被阻断)或输入不正确而发生冲突时,前庭系统的感觉输入在维持平衡的过程中才变得至关重要。

（二）中枢整合

三种感觉信息在多级平衡觉神经中枢中进行整合加工,并形成运动的方案。中枢神经系统一旦做出正确的决定,相应的肌群就会协调参与以应对姿势的变化,调整身体重心,重新建立新的平衡。

（三）运动控制

中枢神经系统在对多种感觉信息进行分析整合后下达运动指令,运动系统以不同的协同运动模式控制姿势变化,将身体重心调整回到原来的范围内或重新建立新的平衡。当平衡发生变化时,人体主要通过三种调节机制来应变。

1. 踝调节机制　指人体站在一个比较坚固和较大的支撑面上,受到一个较小的外界干扰时,身体重心以踝关节为轴进行前后摆动,以调整重心,保持身体的稳定性。

2. 髋调节机制　指正常人站立在较小的支撑面上(小于双足面积),受到一个较大的外界干扰时,稳定性明显降低,身体前后摆动幅度增大。为了减少身体摆动使重心重新回到支撑面内,人体通过髋关节的屈伸活动来调整身体重心和保持平衡。

3. 跨步调节机制　当外力干扰过大,使身体的摇动进一步增加,重心超出身体稳定的极限,髋调节机制不能应答平衡的变化时,人体启动跨步调节机制,自动地向用力方向快速跨出或跳跃一步,以建立新的平衡,避免摔倒。人体平衡策略见图10-1。

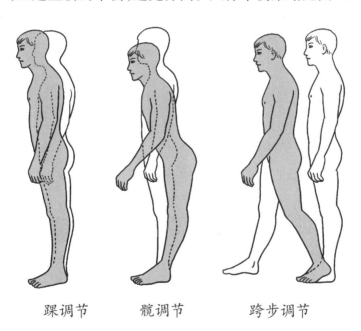

踝调节　　　　髋调节　　　　跨步调节

图 10-1　人体平衡策略

知识拓展

特殊平衡反应

保护性伸展反应:当身体受外力作用而偏离原支撑点时所发生的一种平衡反应,表现为上肢和/或下肢伸展。其作用在于支持身体,防止摔倒。

跨步及跳跃反应：当外力使身体偏离支撑点或在意外情况下，为了避免摔倒或受到损伤，身体朝着外力的方向快速跨出一步，以改变支撑点，建立新平衡的过程。其作用是通过重新获取新的平衡，来保护自己免受伤害。

第二节　平衡功能评定

一、评定目的

1. 确定患者有无平衡功能障碍。
2. 为制订治疗方案提供客观依据。
3. 预测患者发生跌倒的危险性。
4. 对平衡障碍治疗效果进行评估。

二、评定方法

平衡评定分为主观评定和客观评定两个方面。主观评定以观察法和量表法为主，客观评价主要需要借助设备（如平衡仪等）进行测评。

（一）观察法

通过观察患者在不同条件下的平衡表现，进行平衡评定。此法虽然过于粗略和主观，缺乏量化，但由于其易于掌握，应用简便，可以对平衡功能障碍者进行粗略筛查，至今仍在临床上广泛应用。

1. 静态平衡试验　患者取坐位或站立位，观察患者睁、闭眼坐，睁、闭眼站立能否保持平衡。坐位静态平衡试验见图10-2。站立位静态平衡试验见图10-3。

闭目直立检查法：又称龙贝格征（Romberg sign）：要求患者双足并拢直立，维持30秒，观察其在睁、闭眼时身体摇摆的情况。

单腿直立检查法：患者单腿直立，观察其睁、闭眼情况下维持平衡的时间长短，最长维持时间为30秒。

Tandem Romberg检查法：患者两足一前一后、足尖接足跟直立，观察其睁、闭眼时身体的摇摆情况，最长维持时间为60秒。

2. 自动态平衡试验　患者取坐位或站立位，观察患者在坐、站立时移动身体能否保持平衡，见图10-4。

3. 他动态平衡试验　患者取坐位或站立位，评定者对患者的前后左右方向施加一定的推力，观察患者能否维持身体的平衡，见图10-5。

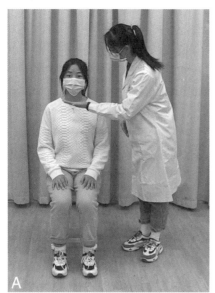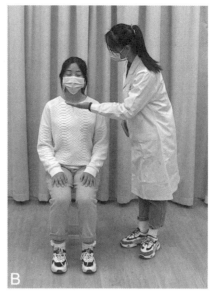

图 10-2　坐位静态平衡试验

A. 睁眼坐;B. 闭眼坐。

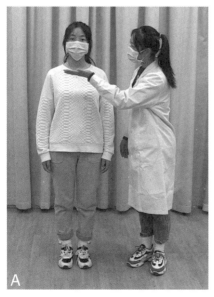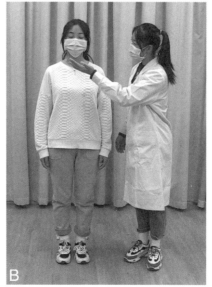

图 10-3　站立位静态平衡试验

A. 睁眼站;B. 闭眼站。

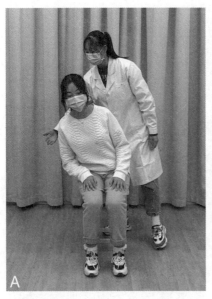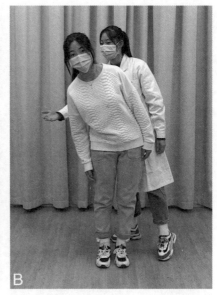

图 10-4　自动态平衡试验

A. 坐位自动态平衡;B. 站立位自动态平衡。

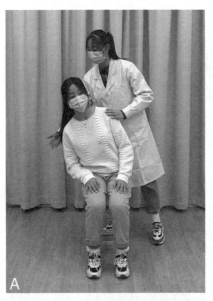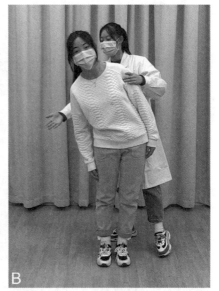

图 10-5　他动态平衡试验

A. 坐位他动态平衡;B. 站立位他动态平衡。

（二）量表法

量表法不需要专门的设备,结果量化,评分方法简单,应用方便,故临床普遍使用。常用的量表如下:

1. Fugl-Meyer 平衡量表　瑞典 Fugl-Meyer 等人在 Brunnstrom 运动功能评定基础上发展而来,常用于测试上运动神经元损伤的偏瘫患者。该量表共有七个项目检查,最高分为 14 分,最低分为 0 分,少于 14 分,说明平衡功能有障碍,评分越低,表示平衡功能障碍越严重。评定内容及标准见表 10-1。

表 10-1 Fugl-Meyer 平衡量表

评定内容	评分	评定标准
支持坐位	0	不能保持平衡
	1	能保持平衡,但时间短,不超过 5min
	2	能保持平衡,超过 5min
健侧展翅反应	0	被推动时,无肩外展及伸肘
	1	健肢有不完全反应
	2	健侧有正常反应
患侧展翅反应	0	被推动时,患肢无外展及伸肘
	1	患肢有不完全反应
	2	患肢有正常反应
支持站立	0	不能站立
	1	完全在他人帮助下站立
	2	1 人帮助站立 1min
无支持站立	0	不能站立
	1	站立少于 1min 或身体摇摆
	2	站立平衡多于 1min
健肢站立	0	站立平衡少于 1~2s
	1	维持平衡 4~9s
	2	维持平衡多于 9s
患肢站立	0	维持平衡少于 1~2s
	1	维持平衡 4~9s
	2	维持平衡多于 9s

2. 伯格平衡量表(Berg balance scale) 是目前国际上脑卒中患者最常用的平衡评价量表,由加拿大的 Katherine Berg 于 1989 年首先报道。伯格平衡量表既可以评定患者在静态和动态下的平衡功能,也可以用来预测正常情况下跌倒的可能性。评定内容及标准见表 10-2。

表 10-2　伯格平衡量表评定方法及评分标准

检查项目	完成情况	评分
1. 由坐到站	不用手扶持独立稳定地站起	4
	用手扶持独立地站起	3
	经过几次努力用手扶持站起	2
	需要较少的帮助站起	1
	需要中度或最大的帮助站起	0
2. 独立站立	安全站立 2min	4
	监护下站立 2min	3
	无扶持下站立 30s	2
	经过几次努力无扶持站立 30s	1
	无扶持不能站立 30s	0
3. 无靠背独立坐，双足着地	安全坐 2min	4
	监护下坐 2min	3
	坐 30s	2
	坐 10s	1
	没有支撑不能坐 10s	0
4. 从站立位坐下	少量用手帮助安全地坐下	4
	用手帮助控制身体下降	3
	后方的腿靠着椅子控制身体下降	2
	独立地坐但不能控制身体下降	1
	扶持下坐	0
5. 转移	少量用手帮助下安全转移	4
	大量用手帮助下安全转移	3
	口头提示或监护下转移	2
	需要一人帮助下转移	1
	需要二人帮助下转移	0

检查项目	完成情况	评分
6. 无支持闭目站立	安全站立 10s	4
	监护下站立 10s	3
	站立 3s	2
	站立稳定但闭眼不超过 3s	1
	需要帮助以防摔倒	0
7. 双脚并拢无支持站立	自己并拢双脚安全站立 1min	4
	自己并拢双脚监护下站立 1min	3
	自己并拢双脚站立不超过 30s	2
	帮助下并拢双脚站立 15s	1
	帮助下并拢双脚站立不超过 15s	0
8. 站立位时上肢向前伸展并向前移动	向前伸超过 25cm	4
	向前伸超过 12.5cm	3
	向前伸超过 5cm	2
	监护下向前伸手	1
	尝试向前伸手时失去平衡	0
9. 站立位时从地面捡起东西	轻松安全地捡起物体	4
	监护下捡起物体	3
	离物体 3~5cm 不能捡起物体但能独自保持平衡	2
	不能捡起物体,尝试时需要监护	1
	不能尝试或需要帮助维持平衡以防摔倒	0
10. 站立位转身向后看	看到双侧后方,重心转移良好	4
	看到一侧后方,另一侧缺乏重心转移	3
	只能轻微侧身,可维持平衡	2
	监护下尝试侧身	1
	帮助下尝试侧身	0

检查项目	完成情况	评分
11. 转身360°	安全地360°转身:4s内两个方向	4
	安全地360°转身:4s内一个方向	3
	安全地360°转身但速度较慢	2
	口头提示或监护下转身	1
	帮助下转身	0
12. 无支持站立时将一只脚放在台阶或凳子上	独立安全地站立,20s内完成8步	4
	独立站立,超过20s完成8步	3
	没有监护下完成4步	2
	少量帮助下完成2步或以上	1
	帮助下以防摔倒或不能尝试	0
13. 双脚前后站立	双脚一前一后(无间距)独立保持30s	4
	一只脚在另一只脚稍前方(有间距)独立保持30s	3
	更小的步长独立保持30s	2
	帮助下迈步保持15s	1
	站立或迈步时失去平衡	0
14. 单足站立	独立单脚站立超过10s	4
	独立单脚站立5~10s	3
	独立单脚站立3s或以上	2
	尝试抬脚不能保持3s但能独立站立	1
	不能尝试或帮助下防止摔倒	0

每个动作依据被测试者的完成质量分为0~4分五个级别予以计分,最高分为56分,最低分为0分,评分越低,表示平衡功能障碍越严重。

评定结果分析:

0~20分:平衡能力差,只能坐轮椅;

21~40分:平衡能力可,能辅助步行;

41~56分:平衡能力好,能独立行走;

<40分,预示有跌倒的危险。

（三）平衡仪测试法

平衡仪是近来国际上发展较快的定量评定平衡能力的一种测试方法。这一类仪器采用高精度的压力传感器和电子计算机技术,整个系统由受力平台、显示器、电子计算机及专用软件构成。通过系统控制和分离各种感觉信息的输入,来评定躯体感受、视觉、前庭系统对于平衡及姿势控制的作用与影响,包括静态平衡测试和动态平衡测试,结果以数据及图的形式显示。

姿势图能精确地测量人体重心的位置、移动的面积和形态,可以评定平衡功能障碍或病变的部位和程度,评价康复治疗的效果,同时,平衡仪本身也可以用作平衡训练。

三、适应证和禁忌证

（一）适应证

中枢神经系统损害;前庭疾患;骨关节疾患与损伤;老年人等。

（二）禁忌证

严重的心肺疾患;下肢骨折未愈合;不能主动合作者。

本章小结

平衡是人体维持各种姿势状态稳定的一种能力,是进行各种功能活动的基础。平衡分为静态平衡、自动态平衡和他动态平衡。人体平衡的维持机制包括感觉输入、中枢整合、运动控制三个环节。平衡功能的评定方法有观察法、量表法和平衡仪测试法。坐位平衡达到三级后才能进行站立位平衡评定。只有明确平衡功能障碍的原因和程度,才能更好地实施康复治疗。

（刘立席）

思考与练习

一、名词解释

1. 平衡

2. 支撑面

二、填空题

1. 平衡可以分为_____、_____和_____三类。

2. 参与维持平衡的三种感觉系统分别是_____、_____和_____。

3. 一个人的平衡功能正常时,能够_____、_____和_____。

三、简答题

1. 平衡功能评定的目的是什么？
2. 怎样预测患者是否存在跌倒风险？

第十一章 │ 协调功能评定

11章 数字资源

1. 具有良好的医患沟通能力和临床思维能力,尊重患者,保护患者的隐私和安全。
2. 掌握协调功能障碍的常见类型与表现及协调功能评定的目的和方法。
3. 熟悉协调、协调功能障碍的概念及协调的维持机制。
4. 了解协调功能评定的注意事项。
5. 学会协调功能的评定方法。

 工作情景与任务

导入情景:

患者,男性,45 岁,因车祸致脑部外伤后入院,诊断为小脑共济失调。查体:神志清楚,走路不稳,步态蹒跚,动作不灵活,行走时两腿分开较宽,步行时不能直线行走。

工作任务:

1. 该患者存在何种功能障碍?
2. 该患者功能障碍的评定方法有哪些?

第一节 概 述

一、概 念

(一)协调

协调(coordination)是指人体多组肌群共同参与并相互配合,进行平滑、准确、有控制的运动的能力。协调运动包括按照一定的方向和节奏,采用适当的力量、速度和距离,达到准确的目标等。协调运动是指在中枢神经系统的控制下,与特定运动或动作相关的肌群以一定的时空关系共同作用,从而产生平滑准确、有控制的运动,同时伴有适当的速度、距离、方向、节奏和肌力。完成协调运动的完整过程,需要健全的中枢神经系统、感觉系统和运动系统肌群之间适宜的协同和拮抗作用。

(二)协调功能障碍

协调功能障碍,又称为共济失调,是指以笨拙的、不平衡的和不准确的运动为特点的异常运动。协调运动的产生由小脑、基底节和脊髓后索三个神经支配区域参与和调控。小脑的功能主要是维持肌张力、协调的运动和姿势平衡。基底节是位于大脑皮质深部的一组核团,包括尾状核、豆状核和苍白球三个主要的核团。基底节对复杂的运动和姿势控制方面起着重要的作用。脊髓后索对协调的运动和姿势的保持起重要的作用。这些部位的损伤将导致协调运动障碍。

二、协调的维持机制

保持人体协调与平衡一样,也需要感觉输入、中枢整合和运动控制三个环节的参与。但与平衡有所不同,协调的感觉输入主要包括视觉和本体感觉,而前庭觉所起的作用不大;中枢整合作用依靠大脑反射调节和小脑共济协调系统,其中小脑的共济协调系统起了更为重要的作用,小脑的损伤除了出现平衡功能障碍外,还可出现共济失调;运动控制要依靠肌群的力量。小脑、基底节和脊髓后索三个环节共同作用,就可以保证协调功能的正常,无论哪一个出现问题,都会导致协调功能障碍的产生。

三、协调功能障碍的常见类型与表现

根据中枢神经系统病变部位不同,将共济失调分为小脑共济失调、基底节共济失调和脊髓后索共济失调。

(一)小脑共济失调

病变主要特征:四肢和躯干缺乏精细协调及对距离的判断力,不受视觉影响,无深、浅感觉障碍。步态常表现为两脚分开较宽,不规则,不稳定。

1. 辨距不良　对距离的判断力不好。

2. 姿势性震颤　在站立时身体前后摇摆。

3. 意向性震颤　在随意运动时发生震颤。

4. 轮替运动障碍　又称为快速运动不良,完成快速交替动作时困难。

5. 动作节律　完成动作时不是一个平滑的活动,而是一连串运动成分。

（二）基底节共济失调

此类病变的特点主要是肌张力发生改变和随意运动功能障碍,表现为震颤、肌张力过高或低下、随意运动减少或不自主运动增多。

1. 震颤　是一种最明显易见的过度运动症,出现四肢、头部、颚、嘴唇等部位以各种振幅和周期进行振动的现象。帕金森综合征是常见的静止性震颤现象,即随着有目的的运动震颤逐渐减轻或消失。静止性震颤现象在小脑病变患者也可以看到。另外,还有尚未明确原因的原发性震颤和正常人在紧张和疲劳时出现的生理性震颤等。

2. 抽搐　躯干和接近躯干的四肢肌肉急骤地大幅度运动,可见到激烈的振臂运动,很多情况发生在一侧。

3. 手足徐动　主要见于四肢末端缓慢的、不规则的、弯曲的、扭转似的运动。

4. 舞蹈症　在短时间内一侧身体突然出现痉挛性的、无目的的、不规则的鞭打样运动。

5. 肌张力障碍症　是一种躯干和接近躯干的四肢部分肌肉不断痉挛的状态,而且肌张力从高到低的变化不可预测,是一种畸形的肌异常紧张症。

（三）脊髓后索共济失调

脊髓后索的病变表现为本体觉和辨别性触觉障碍,不能辨别肢体的位置和运动方向。其特点是受视觉影响明显。患者闭眼时,不能确定各关节的位置。

1. 平衡紊乱　当患者闭眼或环境太暗时,由于视觉反馈减弱,出现平衡紊乱,站立时身体摇晃倾斜,易跌倒。

2. 步态异常　两脚分开较宽,摇摆不定,步距不等,高抬脚,落地有声,走路看脚。

3. 辨距不良　不能准确摆放四肢位置或不能准确触及某一特定的物体,患者不用眼睛看就不能说出评定者在他手上或皮肤上写的文字。

第二节　协调功能评定

协调功能评定是评定肌肉或肌群共同完成一种作业或功能活动的能力,主要是观察接受检查对象在完成指定动作中有无异常。评定时主要观察动作的完成是否直接、精确,时间是否正常,在动作的完成过程中有无辨距不良、震颤或僵硬,增加速度时,睁眼或闭眼时有无异常。

一、评　定　目　的

1. 了解和判断肌肉或肌群共同完成一种作业或功能活动的能力。

2. 判断协调功能障碍的程度、类型及引起协调功能障碍的原因。

3. 根据协调功能障碍的特点制订出相应的康复计划和实施方案。

4. 评估康复训练的疗效。

5. 协助研制协调评定与训练的新设备。

二、评定方法

协调功能评定时采取先睁眼后闭眼分别测试的方式,判断有无协调功能障碍。常用的协调功能评定方法有非平衡性协调运动评定和平衡性协调运动评定等。

(一) 非平衡性协调运动评定

非平衡性协调运动评定是评估身体不在直立位时静态和动态的成分。异常的反应包括在检查中逐渐偏离位置和闭眼时对测试的反应较差。

1. 检查方法

(1) 指鼻试验:患者肩外展90°,肘关节伸直,用自己的示指指尖触碰自己的鼻尖,先慢后快,先睁眼后闭眼,反复进行上述运动,见图11-1。

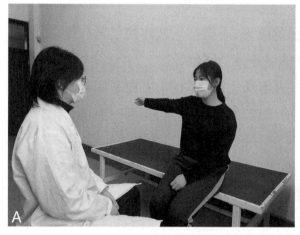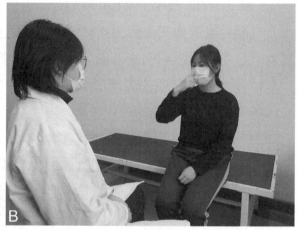

图 11-1　指鼻试验

(2) 指-指试验:评定者与患者相对而坐,评定者将示指放在患者面前,患者用示指触及评定者示指。评定者改变示指距离、方向,患者再用示指触及,见图11-2。

(3) 示指对指试验:患者双肩外展90°,肘关节伸直,然后双手靠近,用一手示指触及另一手示指,见图11-3。

(4) 拇指对指试验:患者取坐位或卧位,拇指依次与其他四指相对,并逐渐增加对指速度,见图11-4。

(5) 指鼻和指他人指试验:患者取坐位,用示指交替指鼻和触碰评定者手指尖,评定者变换位置完成上述动作。

(6) 抓握试验:患者取坐位,用力握拳;充分伸展各指;逐渐加快速度完成交替握拳和

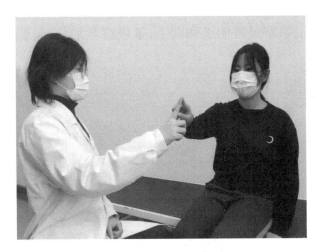

图 11-2　指-指试验

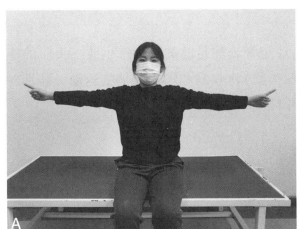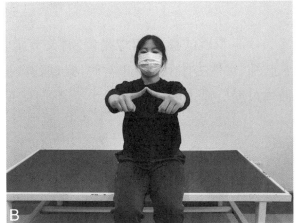

图 11-3　示指对指试验

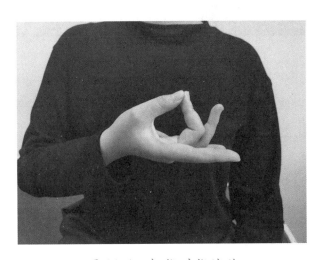

图 11-4　拇指对指试验

伸展动作。

（7）轮替试验（前臂旋前与旋后）：患者取坐位，上臂紧贴身体，肘屈曲90°，双手张开，一手向上，一手向下，手掌交替向上和向下，速度逐渐加快，见图11-5。

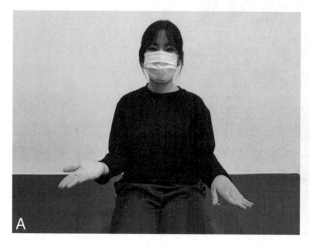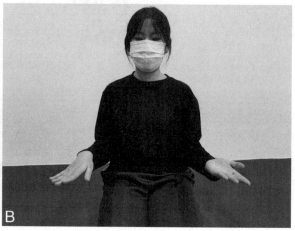

图 11-5　轮替试验

（8）反跳试验：患者取坐位，肘关节屈曲，评定者施加足够的阻力产生肱二头肌的等长收缩，突然去掉阻力。正常时拮抗肌群（肱三头肌）将收缩和阻止肢体的运动。异常时肢体过度反弹，即前臂和拳反击患者身体，见图11-6。

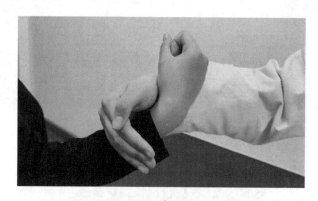

图 11-6　反跳试验

（9）拍膝试验：患者取坐位，一侧用手掌，对侧握拳拍膝；或一侧手掌在同侧膝盖上做前后移动，对侧握拳在膝盖上做上下运动，并两手交替做上述动作，见图11-7。

（10）拍地试验：患者取坐位，足跟触地，膝不能抬起，脚尖抬起做拍地动作，可以双脚同时或分别做，见图11-8。

（11）跟-膝-胫试验：患者取仰卧位，抬起一侧下肢，先将足跟放在对侧下肢的膝盖上，再沿着胫骨前缘向下推移，见图11-9。

（12）绘圆或横"8"字试验：患者用上肢或下肢在空气中绘一圆或横"8"字；检查下肢时取仰卧位。

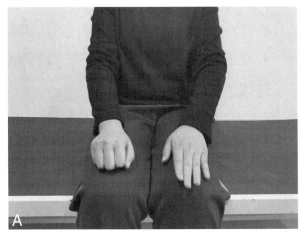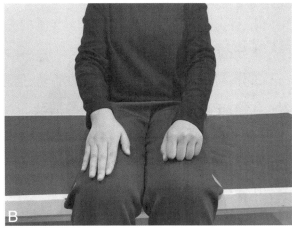

图 11-7　拍膝试验

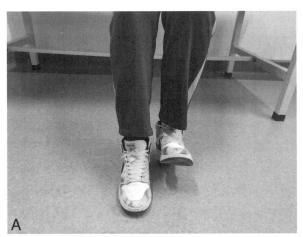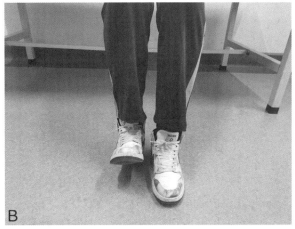

图 11-8　拍地试验

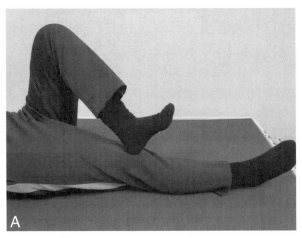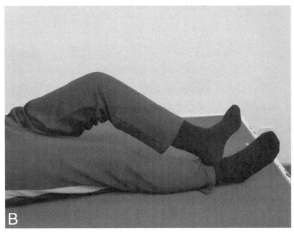

图 11-9　跟-膝-胫试验

（13）肢体保持试验:患者取坐位,评定者将其上肢保持在前上方水平位,突然松手,观察肢体坠落情况。

2. 评分标准

4分:正常完成活动。

3分:轻度障碍,能完成指定的活动,但较正常速度及技巧稍有差异。

2分:中度障碍,能完成指定的活动,但动作慢、笨拙和不稳定;在增加运动速度时,完成活动的节律更差。

1分:重度障碍,仅能发起活动而不能完成。

0分:不能完成活动。

（二）平衡性协调运动评定

平衡性协调运动评定是评估身体在直立位时姿势、平衡以及静态和动态的成分。

1. 检查方法

（1）双足站立:患者取正常舒适位站立;双足并拢站立;一足在另一足前方站立;上肢交替地放在身旁、头上方或腰部;在保护下,出其不意地让患者失去平衡;弯腰,返回直立位;睁眼和闭眼站立。

（2）单足站立:患者单足站立;睁眼和闭眼站立。

（3）步行:患者直线走,一足跟在另一足尖之前;侧方走和倒退走;变换速度走;突然停止后再走;环形走和变换方向走;足跟或足尖走。

2. 评分标准

4分:能完成活动。

3分:能完成活动,需要较少的身体接触加以保护。

2分:能完成活动,需要大量的身体接触加以保护。

1分:不能完成活动。

三、 适应证和禁忌证

（一）适应证

1. 小脑性共济失调　见于小脑疾病、酒精中毒或巴比妥类药物中毒。

2. 感觉性共济失调　见于脊髓疾病。

3. 各种以震颤为主要症状的疾病　见于帕金森病、老年动脉硬化、慢性肝病、甲状腺功能亢进。

4. 舞蹈样运动　见于儿童的脑风湿病变。

5. 手足徐动　见于脑性瘫痪、脑基底核变性(脑炎或中毒)等。

6. 手足搐搦　见于低钙血症、碱中毒。

7. 运动徐缓　见于进行性肌营养不良症。

（二）禁忌证

1. 严重的心血管疾病。

2. 意识障碍、认知障碍或不能主动配合者。

四、注　意　事　项

1. 评定前患者必须意识清醒,向患者说明评定目的和方法,以取得其配合,保证患者安全。

2. 评定时注意观察运动是否可准确、直接、交替进行;完成运动的时间是否正常;进行运动时观察身体有否无关运动,运动速度增加时,观察运动质量;评定时要注意两侧对比,注意睁眼和闭眼时情况的比较,静止和运动时情况的比较。

3. 应注意被测肢体的肌力,当肌力不足 4 级时,该项检查无意义。

 知识拓展

上下肢协调性试验

协调功能的评定方法还有上下肢协调性试验。

1. 记录一定时间内患者连续完成某一单纯动作的次数,或完成一定次数所需要的时间。

（1）评估上肢:按动计数器,计 30 秒内所按动的次数,或计按动 20 次所需的时间;1 分钟内能抓取盒中玻璃球数或抓取 10 个所需的时间;1 分钟内在穿孔板上能竖起小棒或抓取 10 个小棒所需的时间。

（2）评估下肢:闭眼,足尖靠拢站立的时间;睁眼,单足站立的时间;睁眼,步行 10m 的时间（前进、后退、横行）;闭眼,步行 5m 的时间（前进、后退、横行）。

2. 观察患者进行复杂动作时的失误次数或完成动作的方法

（1）评估上肢:在复杂的图形上用铅笔在其空隙中画线;反复画对患者来说是复杂的动作,观察患者的正确度;高高叠起积木。

（2）评估下肢:以 50~100cm 距离立起瓶子,患者绕瓶子步行,计算被碰倒的瓶子数;在宽为 20m 的步行线内,睁眼步行,计算足出线的次数。

　　协调是指人体多组肌群共同参与并相互配合,进行平滑、准确、有控制的运动的能力。协调功能障碍又称为共济失调,是指以笨拙的、不平衡的和不准确的运动为特点的异常运动。根据中枢神经系统病变部位不同,将共济失调分为小脑共济失调、基底节共济失调和脊髓后索共济失调。常用的评定方法有非平衡性协调运动评定和平衡性协调运动评定。评估患者协调功能障碍的程度、类型及引起协调功能障碍的原因,制订出相应的康复计划。

（吕　晶）

 思考与练习

一、名词解释

1. 协调

2. 协调功能障碍

3. 非平衡性协调运动评定

4. 平衡性协调运动评定

二、填空题

1. 根据中枢神经系统病变部位不同,将协调功能障碍分为_____、_____和_____。

2. 常用的协调功能评定方法有_____和_____。

三、简答题

试说明非平衡性协调运动的评分标准。

第十二章 ｜ 步态分析

12章 数字资源

学习目标

1. 具备良好的观察和分析能力,培养学生团队意识,能与康复团队成员团结协作,共同为患者提供全面周到的康复服务。
2. 掌握步行周期的构成;步态分析技术的常用方法。
3. 熟悉正常步态时空参数;常见异常步态的特点。
4. 了解运动学和动力学参数;步态异常的常见影响素。
5. 学会评定患者是否存在异常步态及异常步态的性质,为矫治异常步态提供依据。

工作情景与任务

导入情景:

患者,男性,70 岁,2 个月前因左侧肢体无力入院。头颅 CT 示右基底节区出血。查体:神志清楚;Brunnstrom 运动功能评定,左上肢Ⅲ级,左手Ⅲ级,左下肢Ⅳ级。步态分析:支撑相,患侧下肢负重时间过短,膝过伸;摆动相,骨盆代偿性抬高,髋外展外旋,足下垂,患侧下肢向外侧划弧迈步。

工作任务:

1. 该患者存在什么异常步态?
2. 请对该患者的步行参数进行分析。

第一节 概　述

一、概　念

步态分析是指针对人类步行的行为方式通过生物力学和运动学手段进行系统研究和评价的过程,包括定性分析和定量分析。

步态是指人体行走时的姿态,包括步行和跑两种状态,是人体结构与运动功能调节系统、行为及心理活动在行走时的外在表现,也是人体运动功能的综合表现。

在临床工作中,对患有神经系统或骨骼肌肉系统疾病而可能影响步行能力的患者需要进行步态分析,以评定患者是否存在异常步态以及步态异常的性质和程度,为分析异常步态的原因、矫正异常步态和制订康复治疗方案提供必要的依据,并评定步态矫治的效果。

二、步 行 周 期

步行周期指人体在正常行走时一侧下肢足跟着地至该侧下肢足跟再次着地的时间过程。根据下肢在步行时的位置分为支撑相和摆动相两个阶段,见图12-1。

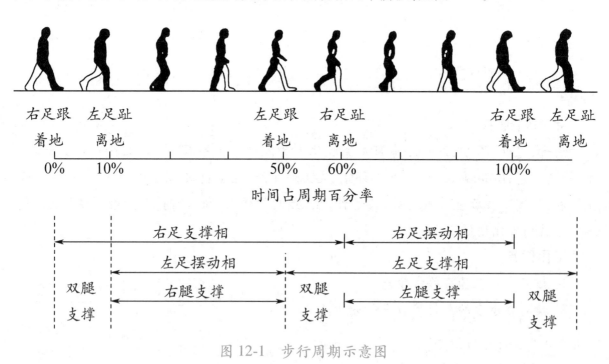

图 12-1　步行周期示意图

1. 支撑相　支撑相指在步行中足与地面始终有接触的阶段,包括单支撑相和双支撑相,支撑相占整个步行周期的60%。

（1）单支撑相:指一侧下肢足全部着地,对侧足腾空的阶段,为单足支撑全部重力的时相,占步行周期的40%。

（2）双支撑相:指一侧下肢足跟着地至对侧下肢足尖蹬离地面前双足与地面接触的阶段,占步行周期的20%。双支撑相是人体步行这种状态的最大特点,在一个步行周期中双支撑相会出现两次。双支撑相的时间与步行速度成正比,速度越快,双支撑相就越短,当由走变为跑的状态时,双支撑相消失。临床中步行障碍时往往首先表现为双支撑相时间延长,以增加步行稳定性。

（3）支撑相分期

1）支撑相早期:指首次着地和承重反应期,正常步速时大约为步行周期的10%,通常为一个步行周期中的第一个双支撑相。

首次着地是指足跟接触地面的瞬间,使下肢前向运动减速,落地进入支撑相的位置,因此首次着地是造成支撑相异常最常见的原因。

承重反应是指首次着地之后重心由足跟向全足转移的过程。

2）支撑相中期:通常指一个步行周期中的单支撑相时段。正常步速时大约为步行周期的40%。支撑相中期主要功能是保持膝关节稳定,控制胫骨前向惯性运动,为下肢向前推进做准备。若此阶段下肢承重力小于体重或身体不稳定时此期缩短,身体会将重心迅速转移到另一足,以保持身体平衡。

3）支撑相末期:指支撑腿主动加速蹬离地面的时段,开始于足跟抬起,结束于足尖离地,正常步速时大约为步行周期的10%。此阶段身体重心向对侧下肢转移,又称为摆动前期。此时对侧足处于支撑早期,为第二个双支撑相。临床中偏瘫患者往往出现向下蹬踏的起始动作完成不充分。

2. 摆动相 摆动相指在步行中足始终与地面无接触的阶段,通常指从一侧下肢的足尖离地到该侧下肢的足跟着地间的阶段,占整个步行周期的40%,一般包括以下三个时期:

（1）摆动相早期:指支撑腿离地加速向前摆动,屈髋带动屈膝到最大位置的时段,正常步速大约为步行周期的15%。

（2）摆动相中期:指膝关节从最大屈曲位继续向前摆动至该侧小腿与地面垂直时的时段,正常步速大约为步行周期的10%。

（3）摆动相末期:指与地面垂直的小腿位继续向前减速运动至该侧足跟再次着地之前的时段,正常步速时大约为步行周期的15%。

步行周期各个时相占比及起止点见表12-1。

表 12-1 步行周期各个时相占比及起止点

分期	时相占比	起点	止点
支撑相早期	0~10%	一侧下肢足跟着地	对侧下肢足尖着地
支撑相中期	10%~50%	对侧下肢足尖离地	对侧下肢足跟着地
支撑相末期	50%~60%	对侧下肢足跟着地	同侧下肢足尖着地
摆动相早期	60%~75%	同侧下肢足尖离地	屈髋带动屈膝最大位置
摆动相中期	75%~85%	屈髋带动屈膝最大位置	小腿与地面垂直
摆动相末期	85%~100%	小腿与地面垂直	该侧下肢足跟再次着地

三、基 本 参 数

步态分析中常用的基本参数主要指步态时-空参数,见图 12-2,包括步长、步宽、步幅、足偏角、步长时间、步行周期、步频、步速等,其中步长、步频和步速是步态分析中常用的三大要素。

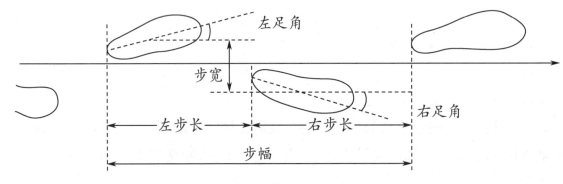

图 12-2 步态时-空参数

1. 步长 指行走时,从一侧足跟着地至对侧足跟着地所行进的距离,通常用厘米(cm)表示,健全人平地行走时,一般步长为 55~85cm。步长的个体差异主要与腿长有关,腿越长,步长越大。

2. 步宽 指在行走中,双侧足中线间的距离,通常以足跟中点为测量参考点,用厘米(cm)表示,健全人为(8±3.5)cm。

3. 步幅 指行走时,从一侧足跟着地到该侧足跟再次着地所进行的距离,又称跨步长,用厘米(cm)表示,通常是步长的两倍。

4. 足偏角 指在行走中,人体前进的方向与足的长轴所形成的夹角,通常用度(°)表示,健全人约为 6.75°。

5. 步长时间　指行走时,一侧足跟着地至对侧足跟着地的平均时间,通常用时间单位秒(s)表示,约为0.5秒。

6. 步行周期　指行走时,从一侧足跟着地到该侧足跟再次着地所用的时间,通常用时间单位秒(s)表示。一般成年人的步行周期为1~1.32秒。

7. 步频　指单位时间内行走的步数,通常用步/min表示。一般健全人通常步频为(95~125)步/min。双人并肩行走时,一般是短腿者步频大于长腿者。

8. 步速　指单位时间内行走的直线距离,通常用m/min表示。一般健全人通常行走的速度为(65~95)m/min。

四、正常步态的运动学变化

1. 下肢各关节在正常步行周期中的角度变化　见表12-2、表12-3。

表12-2　支撑相下肢各关节的角度变化

部位	首次着地	承重反应	支撑中期	支撑末期
骨盆旋转	向前5°	向前5°	中立位	向后5°
髋关节	屈30°	屈30°	屈30°~0°	过伸0°~10°
膝关节	完全伸直	屈15°	屈15°~0°	完全伸直
踝关节	中立位	跖屈0°~15°	背屈3°	背屈15°

表12-3　摆动相下肢各关节的角度变化

部位	摆动前期	摆动初期	摆动中期	摆动末期
骨盆旋转	向后5°	向后5°	中立位	向前5°
髋关节	过伸0°~10°	屈20°	屈20°~30°	屈30°
膝关节	屈35°	屈60°	屈60°~30°	屈30°~0°
踝关节	跖屈20°	跖屈10°~20°	跖屈0°~10°	中立位

2. 正常步行周期中主要肌肉的分布和作用　见表12-4。

表12-4　正常步行周期中的主要肌肉活动

肌肉	步行周期
腓肠肌和比目鱼肌	支撑相中期至蹬离,首次触地
臀大肌	摆动相末期,首次触地至支撑相中期

肌肉	步行周期
腘绳肌	摆动相中期,首次触地至承重反应结束
髂腰肌和股内收肌	足离地至摆动相早期
股四头肌	摆动相末期,首次触地至支撑相中期
	足离地至摆动相早期
胫前肌	首次触地至承重反应结束
	足离地至再次首次触地

第二节 步态分析评定

一、评 定 目 的

1. 判断有无步态改变及异常步态的性质、程度,为制订康复计划提供依据。

2. 确定患者有无必要进行耐力和步行速度方面的训练。

3. 了解使用假肢和矫形器的情况,以及是否需要调整。

4. 对治疗前后的步态进行比较,评价康复疗效。

二、评 定 方 法

（一）临床定性分析

临床定性分析又名目测分析法或观察法,指由评定者用肉眼观察患者的行走过程,根据所得的印象或按照一定的观察项目逐项评定,并做出定性分析的结果。此方法不需要特殊设备和仪器,操作简便,临床常用。不足之处主要是依靠评定者的观察技能,具有主观性强、可靠性差的弱点,临床上多与定量的分析技术相结合,使步态分析更完善。现将具体的目测分析方法和步骤总结如下:

1. 病史回顾 病史是判断步态障碍的前提。步态分析前必须仔细询问现病史、既往史、手术史、康复治疗措施等基本情况。同时要弄清诱发步态异常和改善步态的相关因素。

2. 体格检查 体格检查是判断步态障碍的基础,特别是神经系统和骨关节系统的检查。体检的重点在生理反射和病理反射、肌力、肌张力、关节活动度、感觉（触觉、痛觉、本体感觉）、压痛、肿胀、皮肤状况（溃疡、颜色）等。

3. 步态观察　一般采用自然步态,即最省力的步行姿态,观察前面、侧面和后面三个方向。需要注意全身姿势和步态,包括步行节律、稳定性、流畅性、对称性、重心偏移、手臂摆动、诸关节姿态与角度、患者神态与表情、辅助装置(矫形器、助行器)的作用等,具体内容见表 12-5。

表 12-5　目测分析法观察要点

步态内容	观察要点
步行周期	时相是否合理,左右是否对称,行进是否稳定和流畅
步行节律	节奏是否匀称,速率是否合理,时相是否流畅
疼痛	是否干扰步行,部位、性质、程度与步行障碍的关系,发作时间与步行障碍的关系
肩、臂	塌陷或抬高,前后退缩,肩活动过度或不足
躯干	前屈或侧屈,扭转,摆动过度或不足
骨盆	前、后倾斜,左、右抬高,旋转或扭转
膝关节	摆动相是否可屈曲,支撑相是否可伸直,关节是否稳定
踝关节	摆动相是否可背屈和跖屈,是否有足下垂、足内翻或足外翻,关节是否稳定
足	是否为足跟着地,是否为足趾离地,是否稳定
足接触面	足是否全部着地,两足间距是否合理,是否稳定

在自然步态观察的基础上,可以要求患者加快步速、减少足接触面(踮足或足跟步行)或步宽(两足沿中线步行),以突显异常;也可以通过增大接触面或给予支撑(足矫形垫或矫形器)以改善异常,从而协助评估。

4. 目测分析步态记录表　见表 12-6。

表 12-6　定性步态分析记录表

姓名:		年龄:		性别:		身高:　cm		体重:　kg	
诊断:		穿鞋的类型:					辅助具:		
		支撑相				摆动相			
		触地	承重	中期	末期	早期	中期	末期	
躯干倾斜:前/后									主要问题
倾斜:右/左									
旋转:前/后									

骨盆抬高							承重:
倾斜:后/前							
缺乏旋前							
缺乏旋后							
过度旋前							
过度旋后							
同侧下降							
对侧下降							
髋　屈曲　受限							单腿支撑
过度							
伸展不充分							
后缩							
旋转:内旋/外旋							
内收/外展							
膝　屈曲:受限							
过度							
伸展不充分							
摇摆不稳							单腿向前
过伸							迈步:
突然伸直							
内翻/外翻							
对侧屈曲过度							
踝　前足着地							
全足着地							
足拍地							
过度跖屈							
过度背屈							

210

内翻/外翻								
足跟未触地							过分使用	
无足跟离地							上肢负重	
拖地								
对侧前脚掌跷起								
趾 上翘								
伸展不充分							签名:	
过度屈曲								

注:按步态周期的各分期,若出现左侧栏目的问题,在图中空白处打"√"。

5. 目测分析法注意事项

(1) 患者需充分暴露下肢,以便完整观察各个关节的活动。

(2) 评定者选择的位置,能清楚地观察患者的行走。

(3) 患者需来回行走若干次,以便从不同的角度进行观察。

(4) 每次观察一条腿或一个关节,并与正常运动模式相比较。

(5) 两侧下肢需进行对比观察。

(6) 患者若有支具,需穿戴支具后再观察患者的步态,进行前后对比。

(二)定量分析

步态的定量分析指通过器械或专门的设备获得客观数据对步态进行分析的方法。

1. 足印法 是一种简便、定量、客观而实用的临床研究方法,见图 12-3。

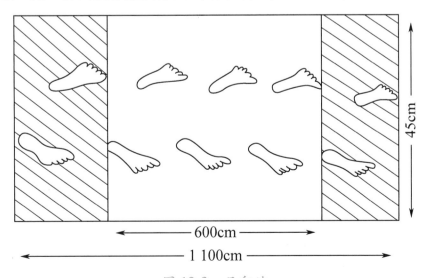

图 12-3 足印法

（1）所需设施和器械:绘画颜料、1 100cm×45cm硬纸或地板胶、秒表、剪刀、卷尺、量角器。

（2）步态采集:选用走廊、操场等可留下足印的地面作为步道,宽45cm,长1 100cm,在距离两端各250cm处画一横线,中间600cm作为测量正式步态用。患者赤脚,让足底粘上颜料。先在步道旁试走2到3次,然后两眼平视前方,以自然行走方式走过准备好的步道。当患者走过起始端横线处时按动秒表,直到走到终端的横线外停止秒表,记录走过的步道中间600cm所需的时间。要求在上述600cm的步道中至少包括连续6个步印,供测量使用。

（3）记录与分析:参照正常步态参数进行。

2. 仪器定量分析方法　三维步态分析系统、足底压力系统、动态肌电图、超声定位步态分析仪、电子测角器等,与足印法一样也是通过获得的运动学参数、动力学参数等来分析步态特征。优点是设备测试的精准度高,缺点是设备价格昂贵,分析过程复杂,但随着科技的进步,相关分析技术将会越来越受到临床的广泛重视和推广。

 知识拓展

三维步态分析系统

三维步态分析系统通常由四部分组成。①摄像系统:在同一空间,分布在不同位置的一组带有红外线发射源的红外摄像机,以及能粘贴在待测部位(一般为关节部位)的红外反光标记点。②测力台:用以测量行走时地面支撑反应力。③肌电遥测系统:用以观察动态肌电图。④计算机处理系统:调控以上三组装置同步运动并对观察结果进行分析处理的计算机及其外周设备。这种三维步态分析系统可以提供多方面的参数和图形,进行深入细致的分析,做出全面的结论,特别适用于科研工作,但因价格昂贵,目前难以普及应用。

第三节　常见异常步态分析

临床任何神经、肌肉及骨关节疾病均有可能导致步行功能障碍,因此,对异常步态的分析和评定,首先应采集病史和进行体格检查,在此基础上,进一步区分是上运动神经元疾病、下运动神经元疾病、小脑或基底神经节的紊乱,还是骨骼肌肉疾病或心理疾病等,继而分析异常步态模式的特征,为进一步制订适宜的康复治疗计划做准备。

一、步态异常的常见影响因素

1. 骨关节因素　常见因素有运动损伤、骨关节疾病、先天畸形、截肢、手术等造成的躯干、骨盆、髋、膝、踝、足静态畸形和两下肢长度不等。疼痛和关节松弛也对步态产生明显影响。

2. 神经肌肉因素　中枢神经损伤,包括脑卒中、脑外伤、脊髓损伤和疾病、脑性瘫痪、帕金森病等造成的痉挛步态、偏瘫步态、剪刀步态、共济失调步态、蹒跚步态等。原发性原因主要是肌肉张力失衡和肌肉痉挛;继发性因素包括关节和肌腱挛缩畸形、肌肉萎缩、代偿性步态改变等。外周神经损伤,包括神经丛、神经干损伤,外周神经病变等,导致特定肌无力步态,如臀大肌步态、臀中肌步态、股四头肌步态等,主要因素为肌肉的失神经支配造成的肌无力或瘫痪。

二、 常见异常步态的模式

（一） 中枢神经受损所致的异常步态

1. 偏瘫步态　偏瘫患者常见股四头肌痉挛导致膝关节屈曲困难,小腿三头肌痉挛导致足下垂,胫后肌痉挛导致足内翻。多数患者摆动相时骨盆代偿性抬高、髋关节外展外旋,患侧下肢向外侧划弧迈步的姿态,称为划圈步态,见图12-4。在支撑相,由于足下垂,限制胫骨前向运动,因此往往采用膝过伸的姿态代偿。同时由于患肢的支撑力降低,患者一般通过缩短患肢的支撑时间来代偿。部分患者还可以采用侧身,健腿在前,患腿在后,患足在地面拖行的步态。

2. 脑瘫步态　脑瘫患者根据神经损害的特点,分为痉挛型和共济失调型。痉挛型患者常见小腿肌肉痉挛导致足下垂和足外翻或足内翻、股内收肌痉挛导致摆动相足偏向内侧、腘绳肌痉挛导致膝关节屈曲等,表现为蹬足剪刀步态,见图12-5。而共济失调型的患者由于肌肉张力的不稳定,步行时通常通过增加足间距来增加支撑相稳定性,通过增加步频来控制躯干的前后稳定性,通过上身和上肢摆动的协助,来保持步行时的平衡,因此在整体上表现为快速而不稳定的步态,类似于醉汉的行走姿态,称为醉汉步态。

3. 截瘫步态　截瘫患者如果损伤平面在L_3以下,有可能独立步行,但是由于小腿三头肌和胫前肌瘫痪,在摆动相有显著的足下垂,只有增加屈髋跨步来克服地面廓清的障碍,称之为跨栏步态,见图12-6。足落地时缺乏踝关节控制,所以稳定性降低,患者通常采用膝过伸的姿态以增加膝关节和踝关节的稳定性。L_3以上平面损伤的患者步态变化很大,与损伤程度、治疗及时与否、方法是否得当等诸多因素有关。一般截瘫患者早期多借助下肢支具在平行杆内步行,能力有所提升后用臂杖、腋杖或手杖以摆至步、摆过步或四点步的模式完成行走过程。

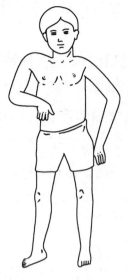

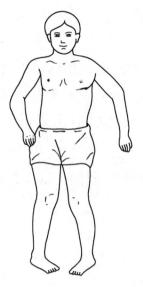

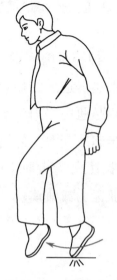

图 12-4　划圈步态　　　　图 12-5　踮足剪刀步态　　　　图 12-6　跨栏步态

知识拓展

助行器对人体承重的影响

不同下肢支具承担人体的重量有所不同,腋杖可以承担身体重量的80%,臂杖可以承担身体重量的40%~50%,手杖能承担身体重量的20%~25%,根据患者下肢步行能力提升的情况不同,可个体化选择不同的支具辅助行走。

4. 帕金森步态　帕金森病以普遍性肌肉张力异常增高为特征,因此表现为步行启动困难、下肢摆动幅度减小、髋膝关节轻度屈曲、重心前移、步频加快以保持平衡,表现为慌张步态,见图12-7。

(二)周围神经损伤所致的异常步态

1. 臀中肌步态　臀上神经损伤或髋关节骨性关节炎时,髋关节外展、内旋和外旋均受限。行走时,由于臀中肌无力,使骨盆控制能力下降,支撑相受累侧的躯干和骨盆过度倾斜,摆动相身体向两侧摇摆,类似鸭行走的姿态,又称为鸭步,见图12-8。

2. 臀大肌步态　臀下神经损伤时,导致臀大肌无力,髋关节后伸和外旋受限。行走时,由于臀大肌无力,表现为挺胸凸腹,躯干后仰,过度伸髋,膝绷直或微屈,重力线落在髋后,类似鹅行走的姿态,又称为鹅步,见图12-9。

3. 股四头肌无力步态　股神经损伤时,屈髋关节、伸膝关节受限。行走时,股四头肌无力使支撑相早期膝关节处于过伸位,产生

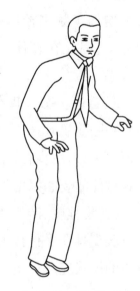

图 12-7　慌张步态

额外的膝关节后向力矩(图 12-10)。患腿在支撑期不能保持伸膝稳定,上身前倾,重力线通过膝关节的前方,使膝被动伸直,如果同时合并伸髋肌无力,患者则需要俯身向前,用手按压大腿使膝伸直,称之为扶膝步态。长期处于此状态将极大地增加膝关节韧带和关节囊负荷,导致损伤和疼痛。

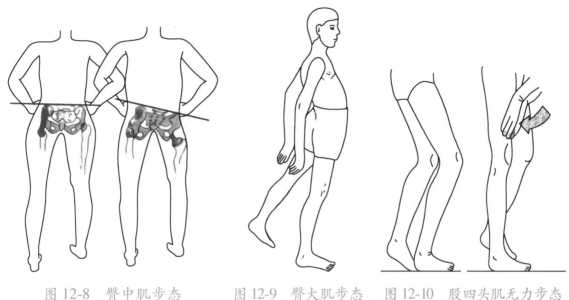

图 12-8　臀中肌步态　　　图 12-9　臀大肌步态　　图 12-10　股四头肌无力步态

4. 胫前肌无力步态　腓深神经损伤时,踝背屈、内翻受限,其特征性的临床表现是早期足跟着地之后不久"拍地",是由于正常足跟着地之后,踝背屈肌不能进行有效的离心性收缩控制踝跖屈的速率。行走时,由于胫前肌无力使足下垂,摆动相不能背屈,以过度屈髋、屈膝,提起患腿,完成摆动。

5. 腓肠肌/比目鱼肌无力步态　胫神经损伤时,膝屈曲、足跖屈受限。行走时,由于腓肠肌无力,支撑相足跟着地后,身体稍向患侧倾斜,患侧髋关节下垂,蹬地无力。比目鱼肌无力时,胫骨在支撑相中期和后期向前行进过度,导致踝关节不稳或膝塌陷步态。

（三）骨关节疾患所致的异常步态

1. 关节挛缩或僵直步态

（1）髋关节:髋关节屈曲挛缩者,行走时,出现代偿性骨盆前倾,腰椎过伸,足尖点地,步幅缩短;髋关节伸直挛缩者,行走时骨盆上提,过度屈膝,躯干旋转,完成摆动。

（2）膝关节:膝关节屈曲挛缩超过 20°者,可出现斜肩步态;膝关节伸直挛缩者,行走时摆动相躯干向健侧倾斜,患肢骨盆上提,髋外展,以提起患腿,完成摆动,以防足趾拖地。

（3）踝关节:踝关节跖屈挛缩 15°以上者,行走时支撑相足跟不能着地,摆动期常增加屈髋、屈膝来代偿,呈跨栏步态;踝关节背屈挛缩 15°以上者,行走时足尖不能着地,患侧支撑相缩短,健侧摆动加快,呈蹅脚步态。

2. 短腿步态　患肢缩短达 2.5cm 以上者,患者行走时患腿着地,同侧骨盆下降,肩倾斜下沉,腿摇摆,称之为斜肩步;如缩短超过 4cm,患者则会出现患肢以足尖着地以代偿的异常步态。

3. 疼痛步态　常用于描述下肢疼痛的患者步态。

（1）短促步态:当各种原因引起患腿负重疼痛时,患者会尽量缩短患肢的支撑相,使对侧腿跳跃式摆动前行,步长缩短,又称踮脚步态。

（2）直腰步态:脊柱疾病患者(脊柱结核、肿瘤)行走时,为避免脊柱振动,压迫神经,引起疼痛,常挺直腰板,小步慢走,步幅均匀。

（3）侧弯步态:腰椎间盘突出,压迫神经,导致一侧腿痛的患者,行走时为减轻疼痛,躯干向健侧倾斜,脊柱侧弯,足跟着地后,患侧下肢支撑相缩短。

（4）足尖步态:髋关节疼痛患者,行走时,支撑相以足尖着地为主,躯干向患侧倾斜,减少髋关节负重。膝关节疼痛患者,行走时支撑相足尖着地,膝不敢伸直,健侧摆动加快。

| 本章小结 | 本章介绍了步行周期和步行的相关参数,步态定性和定量分析方法,以及常见的异常步态分析,着重介绍了步行周期和目测分析法。学生通过学习要明确正常步态分析中各项参数的作用,以及常见异常步态的类型和典型表现,学会分析产生异常步态的运动成分问题,制订合理的康复治疗计划。 |

（章　君）

 思考与练习

一、名词解释

1. 步行周期

2. 目测分析法

二、填空题

1. 在一个步行周期中,支撑相占_____,摆动相占_____。

2. 偏瘫患者行走时的姿态,称为_____;痉挛型脑瘫患者行走时的姿态,称为_____;共济失调型脑瘫患者行走时的姿态称为_____;损伤平面在 L_3 以下截瘫患者行走时的姿态称为_____。

3. 臀上神经损伤时,患者行走时的姿态称为_____臀下神经损伤时,患者行走时的姿态称为_____。

三、简答题

1. 简述步行周期各个时相的占比和起止点。

2. 简述步态分析的评定目的。

3. 简述目测分析法的注意事项。

四、案例分析

患者,男性,72 岁,诊断为"脑梗死"入院。步态分析:摆动相,骨盆代偿性抬高,足下垂,患肢向外侧划弧迈步;支撑相,患肢负重时间过短,重心未向前转移。

请问:

1. 该患者的步态临床上称为什么步态?

2. 对该患者需要进行哪些步行参数的分析?

第十三章 | 言语和吞咽功能评定

13章 数字资源

学习目标

1. 具有高度的责任心和沟通交流能力,爱护患者,保障患者安全。
2. 掌握失语症、构音障碍和吞咽障碍的概念,失语症的主要症状和分类;失语症和吞咽障碍的评定方法。
3. 熟悉言语障碍的常见类型;吞咽的分期;言语和吞咽功能评定的目的、适应证和禁忌证。
4. 了解言语和语言的概念,言语产生的机制,言语障碍的概念和分类。
5. 学会言语和吞咽功能评定的方法,能初步判断交流障碍,识别误吸的危险因素并及早治疗。

工作情景与任务

导入情景:

患者,男性,60岁,无明显诱因下出现头痛,右侧肢体活动无力,站立不稳,言语不清,当时无恶心呕吐、无四肢抽搐、无大小便失禁。呼叫"120"送往医院,行头颅CT检查确诊为左侧基底节区脑出血,住院行保守治疗。1周后患者病情稳定,意识清楚,但言语不清晰,饮水呛咳而无法进食,采用留置胃管,鼻饲饮食。

工作任务:

1. 该患者存在何种功能障碍?
2. 对该功能障碍如何进行康复评定?

第一节　言语功能评定

一、概　　述

（一）语言和言语

语言是人脑的高级功能，是人类进行思想交流的重要工具，因此，区分语言与言语十分必要。

1. 语言　是人类最重要的沟通工具，与个人的文化程度及认知功能关系密切，是口语、书面语、肢体语言等交流符号的集合系统，是一个自然发展起来的语音、词法、句法、语义及语用的规则体系。语言活动包括口语表达、口语理解、阅读理解和书法表达四种形式。

2. 言语　是指说话及表达的能力，是人类交流最基本的部分，其形成主要是由肺部喷出气体，经气管进入声道，通过呼吸、发声、共振、构音及规律产生声音，实现交流的运动活动和实际过程，其中声道对声音的产生起着重要的作用，包括唇、舌、硬腭、软腭、咽、喉和声带。

（二）言语产生的机制

虽然人类的言语行为比较简单，但是它却包含着非常复杂的神经、肌肉传导及协调的过程。为能清晰地说出一个语音、一个音节或是一句话，我们的身体需要协调、整合不同的系统、部位。

1. 神经系统　将概念以语言的形式编码，并负责控制与语言产生有关的肌肉协调工作。

2. 呼吸器官　呼出足够的气流以启动发声器官（即声带）。

3. 气流　通过声门（声带间的通道）时，气流压力的大小决定声音的强弱，声带的长短和颤动影响音调的高低。

4. 口鼻咽　使声音精细化。口部的唇、牙、舌和软腭快速变换位置，改变气流状况，即产生了语音的区别；咽部起着共鸣腔的作用；鼻腔可使声音加上鼻音色彩。

5. 耳部的听觉系统　会将个体发出的语音转换成神经传导信号，因此言语者可以监控自己所说出来的话。

（三）言语障碍

1. 言语障碍的概念　构成言语的各个环节受损后发生功能障碍称为言语障碍，如听、说、读、写障碍，除言语障碍外，还包括书面语和手势语等导致的交流缺陷。

2. 言语障碍的分类　言语障碍的种类可按言语组成四大要素来划分，即发声异常、构音异常、语言（词汇、语法、逻辑组成）异常和流畅度异常。

（1）声音异常：与喉炎、声带增厚或麻痹等有关，按其表现又分为：①音质异常（嘶哑声、气息声或鼻音过重等）；②音量异常（过大或过小）；③音调异常（过高、过低、突变）。

（2）构音异常：常见于构音障碍或构音器官结构异常。

（3）语言异常：常见于脑血管病变后失语症。

（4）流畅度异常：如口吃、重言症等。

二、言语功能障碍的常见类型

（一）失语症

失语症指言语获得后出现的障碍，是指意识清楚的情况下，由于优势半球的语言中枢病变导致的语言表达或理解障碍，常表现为发声和构音正常但不能言语，肢体运动功能正常但不能书写，视力正常但不能阅读，听力正常但不能理解言语，即听、说、读、写、计算等方面的障碍，临床常见于脑梗死、脑出血、颅脑损伤等疾病，尤其是左侧大脑半球的损伤。

1. 失语症的主要症状

（1）口语表达障碍：患者很难用准确的语言表达自己的意思，或者语速很慢，甚至完全说不出；还可以表现为患者语量较多、滔滔不绝，或反复重复同样的单词或短语，可以理解别人说话，但不能表达。

1）发声障碍：表现为咬字不清、说话含糊或发单音有困难，模仿语言发声不如自发语言发声，通常指运动性失语，与构音障碍有本质区别。

2）说话费力：说话不流畅、缓慢，并伴有全身用力、叹气及附加表情或手势，能理解别人的语言。

3）语法错误：表达时名词和动词罗列，缺乏语法结构，类似电报文体，故称电报式言语；或句子中有实词和虚词，但用词错误，结构及关系紊乱。

4）错语：包括语音错语、词义错语和新语。语音错语是音素之间的置换，如将电视（电视 shi）说成念诗（念 shi）。词义错语是词与词之间的置换，如将"桌子"说成"椅子"。新语则是用无意义的词或新创造的词代替说不出的词，如将"铅笔"说成"乌里"。在表达时大量错语混有新词，称为杂乱语。

5）刻板语言：只能说出几个固定的词或短语，如"八""发""我""妈"等，有时会发出无意义的声音。

6）找词困难：指找不到恰当的词表达自己的意思，多见于名词、形容词和动词，表现为谈话出现停顿，或重复结尾词、介词及其他功能词，如想说头痛却指着头说不出来，或重复说这个、这个……，如果找不到恰当的词，而以描述说明等方式进行表达，称为迂回现象。

7）复述困难：指不能正确复述别人说的词或句子。

8）模仿语言：是一种不自主复述他人的话，如问"你叫什么名字"，回答也是"你叫什么名字"。有模仿语言的患者常有语言的补完现象,即患者对于系列词、熟悉的诗歌不能自动叙述,但若他人说出前面的部分,他即可接着完成其余部分。如治疗师说"1、2、3",他可以接着说"4、5、6"。

9)持续症:是在正确反应后,当刺激已改变时仍以原来的反应来回答,如命名。"杯子"换成铅笔后问患者"这是什么",他仍答"杯子"。

10)流畅度:以每分钟说出多少词表示,每分钟说出的词在 100 个以上称为流畅型口语,每分钟说出的词在 50 个以下称非流畅型口语。

(2)听理解障碍:指患者理解能力降低或丧失,表现为听不懂,但可以流利地说话或患者能正确朗读或书写,却不能理解文字或手势的意思。症状轻者可能只对某些单词或短语不能理解,或能回答问题,但不一定完全准确,严重者表现为所答非所问。

1)语音辨认障碍:患者能像正常人一样听到声音,但不能辨认,典型者为纯词聋。

2)语义理解障碍:患者能正确辨认语音,部分或全部不能理解词义,根据病情轻重不同表现为:①对常用物品名称或简单的问候语不能理解;②对常用的名词能理解,对不常用的名词或动词不能理解;③对长句、内容和结构复杂的句子不能完全理解。

(3)阅读障碍:指阅读能力受损,称为失读症,表现为不能正确朗读和理解文字,或者能够朗读但不能理解朗读的内容。

(4)书写障碍

1)书写不能:完全性书写障碍,可以简单画 1~2 划,构不成字,也不能抄写。

2)象形书写:不能写字,可以用图表示。

3)书写过多:书写中混杂一些无关的字词或造字。

4)镜像书写:笔画正确,而方向相反,见于右侧偏瘫而用左手写字患者。

5)惰性书写:患者写出一个字词后再让其写其他词时,仍不停地重复写前面的字词。

6)构字障碍:所写出的字笔画错误。

7)语法错误:书写句子时出现语法错误。

2. 失语症的分类　失语症根据解剖部位分为皮质失语症和皮质下失语症两大类,具体分类及表现特点见表 13-1。

表 13-1　失语症各类型特点对比

类型	病变部位	流利性	听理解	复述	命名	阅读		书写
						朗读	理解	
Broca 失语	左额下回后部	非流利型	+~++	+++	+++	+++	+~++	+++
Wernicke 失语	左颞上回后部	流利型	+++	+++	+++	+++	+++	+++

类型	病变部位	流利性	听理解	复述	命名	阅读 朗读	阅读 理解	书写
传导性失语	左弓状束及缘上回	流利型	+	++~+++	++	++	+	++
完全性失语	左额颞顶叶	非流利型	+++	+++	+++	+++	+++	+++
经皮质运动性失语	左 Broca 区前上部	非流利型或中间型	+	−~+	+	+	−~+	+++
经皮质感觉性失语	左颞顶分水岭区	流利型	++	+	++	+~++	+~++	++~+++
经皮质混合性失语	左颞顶分水岭区	非流利型	+++	+	+++	+++	+++	+++
命名性失语	左额顶枕结合区	流利型	+	+	++~+++	−~+	−~+	+
皮质下失语	丘脑或基底节内囊	中间型	+~++	+	++	+	+	++

 知识拓展

中枢神经系统的语言功能分区

人们常习惯以一只手为主进行日常生活活动及执行高度技巧性劳动操作,我们称这只手为"利手"。大约有90%的人是用右手,称为"右利手",右利手的人中绝大部分语言中枢在左侧大脑半球,左侧大脑半球称为优势半球。

额叶:额下回后部(Broca区)负责语言运动,其损伤会导致口语表达障碍,即患者能理解语言的意义,但不能用言语表达或表达不完整,又称运动性失语;当额中回后部(书写中枢)损伤时,患者不能书写,即失写症。

颞叶:颞上回的后部(Wernicke区)损伤时,患者能听到说话的声音,能自言自语,但不能理解他人和自己说话的含义,称感觉性失语;当颞中回和颞下回后部损害时,患者丧失对物品命名的能力,对于一个物品只能说出它的用途,说不出它的名称,称命名性失语。

顶叶:角回为理解看到的文字和符号的皮质中枢,即视觉语言中枢,其损伤可导致患者不能书写。

延髓:延髓支配咽、喉、舌肌的运动,并对呼吸、循环等基本生命活动起着极其重要的作用,其损伤可导致病灶侧软腭、咽喉肌瘫痪,表现为吞咽困难、构音障碍。

(二) 构音障碍

1. 概念　构音障碍是指由于神经系统损害导致与言语有关的肌肉麻痹或运动不协调而引起的言语障碍。患者通常听觉、理解正常并能正确选择词汇,表现为发声障碍和言语不清,重者甚至不能闭合嘴唇、完全不能讲话或丧失发声能力。

2. 分类　构音障碍分为运动性构音障碍、器质性构音障碍、功能性构音障碍。

(1) 运动性构音障碍:指神经、肌肉病变引起构音器官运动障碍,出现发声和构音不清等症状,常见于脑血管疾病、颅脑损伤、脑瘫、多发性硬化等疾病。

(2) 器质性构音障碍:指构音器官异常导致的构音障碍,如腭裂。

(3) 功能性构音障碍:指在不存在任何运动障碍、听觉障碍和构音器官形态异常的情况下,部分发声不清晰,多见于学龄前儿童及癔症患者。

(三) 其他常见的言语、语言障碍

1. 语言发育迟缓　指儿童在发育过程中其言语发育落后于实际年龄的状态,常见于大脑功能发育不全、自闭症及脑瘫的患者。

2. 口吃　是言语的流畅性障碍,与儿童在言语发育过程中受口吃的影响、遗传及心理障碍等因素有关。

3. 听力障碍所致的言语障碍　听力障碍是听觉系统中的传音和感音以及对声音的综合分析的各级神经中枢发生器质性或功能性异常,导致听力出现不同程度的减退。听力障碍会影响语言的获得和表达。

三、言语功能障碍的评定

(一) 评定目的

1. 判断患者是否存在言语功能障碍。

2. 确定言语功能障碍的类型。

3. 根据评定结果,结合患者残留的交流能力,制订和实施康复计划。

4. 评估康复疗效,预测康复结局。

(二) 失语症的评定

对于失语症的评定,国际上常用的是波士顿失语检查和西方失语成套测验(the western aphasia battery,WAB)。以具代表性的 WAB 为例,包括自发言语、理解、复述及命名四个方面,满分为 420 分。

1. 自发言语的检查　分信息量的检查和流畅度的检查两个方面,满分为 20 分。

（1）信息量的检查:准备一幅图画(内容要求与日常生活关系密切,简单容易回答),复读机一台,记录用的纸张和笔,提问7个简单问题,如"你今天好吗?""你以前来过这里吗?""你叫什么名字?""你住在哪里?""你做什么工作?""你为什么到这里?""你在画中看见些什么?"等,评分标准如下:

0分:完全无反应;

1分:只有不完全的反应,如仅说出姓或名等;

2分:前6题中,仅有1题回答正确;

3分:前6题中,有2题回答正确;

4分:前6题中,有3题回答正确;

5分:前6题中,有3题回答正确,并对画有一定的反应;

6分:前6题中,有4题回答正确,并对画有一定的反应;

7分:前6题中,有4题回答正确,对画至少有6项描述;

8分:前6题中,有5题回答正确,对画有不够完整的描述;

9分:前6题中,全部回答正确,对画几乎能完全地描述,即至少能命名出人、物或动作共10项,可能有迂回说法;

10分:前6题回答完全正确,有正常长度和复杂性的描述图画的句子,对画有合情合理的完整描述。

（2）流畅度的检查:用品和问题同1,评分标准如下:

0分:没有言语或仅有短而无意义的言语;

1分:以不同的音调反复说刻板的言语,有一些意义;

2分:说出一些单个的词,常有错语、费力和迟疑;

3分:流畅、反复的话或嘟哝,有极少量奇特语;

4分:犹豫,电报式言语,多数为一些单个词,常有错语,偶有动词和介词短语;

5分:电报式的、有一定语法结构而较为流畅的言语,错语仍很明显,有少数陈述性句子;

6分:有较完整的陈述句,可出现正常的句型,有错语;

7分:流畅,可能滔滔不绝,在6分的基础上可有因素奇特语,伴有不同的音素错语、奇特语和新词症;

8分:流畅,句子常较完整,但可能与主题无关,有明显的找词困难和迂回说法,有语意错语和语义奇特语;

9分:大多数是完整的与主题有关的句子,偶有犹豫和错语,找词有些困难,可有一些发声错误;

10分:句子有正常的长度和复杂性,语速及发声正常,无错语。

2. 理解的检查

（1）回答是非:方法是提出20个与日常生活关系密切的问题,用"是"或"否"回答问题,不能回答者,可用"闭眼"表示"是",答对 1 题给 3 分(经自我修正后正确亦给 3 分),如"你用勺子夹菜吗?"如果回答模糊,可再问一次,如仍不能准确回答,给 0 分,满分为 60 分。

(2)听词辨认(表 13-2):将实物随机地放在患者的视野之内,向患者出示实物、实物图片、物体形状、字母、数字、颜色、服饰、身体部分、笔、身体的左右部分 10 项卡片,每项包含 6 个内容,共 60 项,让他指出相应的物体,可重复出示一次。如患者每次指出一项以上的物体,给 0 分,每项正确(包括自我修正后正确者)给 1 分,共 60 分。

表 13-2 听词辨认

实物	图片	形状	字母	数字	颜色	服饰	身体	水果	左右
手表	牙刷	十字形	J	3	红	手套	耳朵	苹果	左眼
手机	碗	锥形	B	8	蓝	口罩	鼻子	草莓	右手
牙刷	钢笔	三角形	D	7	绿	袜子	小腿	荔枝	左膝
碗	手机	圆形	R	6	黑	裤子	脚趾	西瓜	右肩
小刀	小刀	长方形	Y	5	紫	上衣	头发	香蕉	左脚
钢笔	手表	正方形	Q	2	粉	帽子	脖子	菠萝	右髋

(3)相继指令(表 13-3):在桌子上按顺序放勺子、杯子和碗,要求患者根据治疗师的指令完成相应的动作,根据指令的复杂程度可给 2 分、4 分或 5 分,如向患者说"看看这把勺子、这个杯子和这只碗,按我说的去做",如果患者表现出迷惑,可将整个句子重复一次,共 80 分。

表 13-3 相继指令

指令	评分
举起你的手	2
闭上眼睛	2
拿起勺子	2
先举起手(2),再闭上眼(2)	4
指向杯子(2)和碗(2)	4
把勺子(4)放入杯子(4)	8
把勺子(4)放入碗(4)	8
把杯子(4)放入碗(4)	8

指令	评分
把勺子放入杯子(8),然后给我(4)	12
把勺子放入杯子(8),再一起放入碗中(8)	16
把勺子放入杯子(8),再一起放入碗中(8),然后给我(4)	20

3. 复述的检查　让患者复述治疗师说出的词或句子,若没听清楚可重复一次;每一个简单的词为 2 分、2 位的数字为 4 分、带小数点的数字为 8 分,如果是句子,句子中每个字为 2 分;句子细小的发声错误不扣分;词序每错一次或每出现一个语义或音素错语均各扣1 分,满分为 100 分。具体见表 13-4。

表 13-4　复述检查表

内容	评分	内容	评分
你	2	开汽车	6
手指	2	大石狮子	8
桌子	2	老师辛苦了	10
门窗	2	大家早上好	10
89	4	我们下课吧	10
时间	4	你好,晚饭了吗?	12
15.9	8	伟大的中国人民解放军	20
9 厘米	6		

4. 命名的检查

(1) 物体命名:按顺序向患者出示 20 个物体让他命名,若无正确反应可让他用手摸一下物体,仍无正确反应,可给予词的偏旁、部首或首词提示,每项检查不得超过 20 秒。答对一项给 3 分,有可能认出的音素错语给 2 分,若同时需触觉和音素提示给 1 分,满分为 60 分。

(2) 自发命名:让患者在 1 分钟内尽可能多地说出动物的名称,若有迟疑时,可用"请想想马等家畜或老虎等野生动物"的方式给予帮助,在 30 秒时可对他进行催促。说对一种动物给 1 分,即使有语义错语也给 1 分,最高为 20 分。

(3) 完成句子:根据患者的文化程度特点,让患者完成治疗师说出的 5 个不完整句子。每句正确给 2 分,有音素错语给 1 分,合情合理的替换词按正确计,满分为 10 分。如"草是_____",由患者回答是绿色的。

（4）反应性命名：让患者用物品等名字回答问题，共5个问题，每题正确给2分，有音素错语给1分，满分为10分。如"你用什么喝水"，正确答案是杯子。

（三）构音障碍的评定

构音障碍的评定常用 Frenchay 评定法，改良后的 Frenchay 评定法内容包括反射、呼吸、唇、颌、软腭、喉、舌、言语8大项，每项又分为2~6小项。每小项按严重程度分为a~e五级：a 正常，b 轻度异常，c 中度异常，d 明显异常，e 严重异常。可根据正常结果所占比例（a项/总项数）简单地评定构音障碍的程度。

（四）适应证和禁忌证

1. 适应证　各种原因所致的脑损伤引起已获得的言语功能部分或完全丧失的语言障碍综合征，以及与言语障碍功能有关的高级神经功能障碍，如轻中度痴呆、失算症、失认症等认知功能障碍。

2. 禁忌证　病情不稳定，处于在疾病进展期的患者；有意识障碍患者；痴呆；康复评定严重不配合者。

（五）注意事项

1. 向患者和家属讲明检测的目的和要求，以取得他们的配合。

2. 在分测验的某一个程度，当患者不能明显进一步得分时，应停止测验，以免患者窘迫、紧张，以致拒绝检测。

3. 当患者不能做出答案时，检测者可做一示范，但不能记分，只有在无帮助时的回答才能得分。

4. 患者回答错而不知错或连续失败，不应使他为难，此时可将分测验拆散，先易后难，以提高患者的兴趣和动力，使测验能顺利通过。

5. 与患者言语一致的发声笨拙不扣分，但不能有言语错乱，在每个项目中三次失败后可中断测验。

6. 测验中最好录音，可为测验者提供判断言语功能障碍程度和性质的机会。

7. 检测一般在1~1.5小时内完成，但失语症患者容易疲劳，最好分几次完成检查，并选择患者头脑较为清晰时检测。

第二节　吞咽功能的评定

一、概　　述

（一）概念

1. 吞咽　是指人体从外界经口摄入食物并经食管传输到达胃的过程。吞咽是人类摄食的主要功能体现，也是维持人体生存的重要功能活动。

2. 吞咽障碍　多由下颌、唇、舌、软腭、咽喉、食管等器官结构和/或功能受损,不能安全有效地把食物由口送至胃内的一种临床表现,是脑卒中常见的并发症之一。吞咽障碍不仅易导致患者营养不良,还可导致患者因伴随误咽而发生吸入性肺炎、窒息等现象而危及生命。

（二）吞咽过程及其分期

1. 吞咽过程　吞咽是一种复杂的反射活动,正常的吞咽是一个流畅、协调的过程,神经、肌肉的精确协调使口腔、咽、食管的括约肌依次收缩及舒张,产生能够将食团按顺序从口腔推进至食管的压力梯度,把食团推进入胃。

2. 分期　正常情况下,根据食团在吞咽时所经过的解剖部位,将吞咽全过程分为四期(图 13-1)。

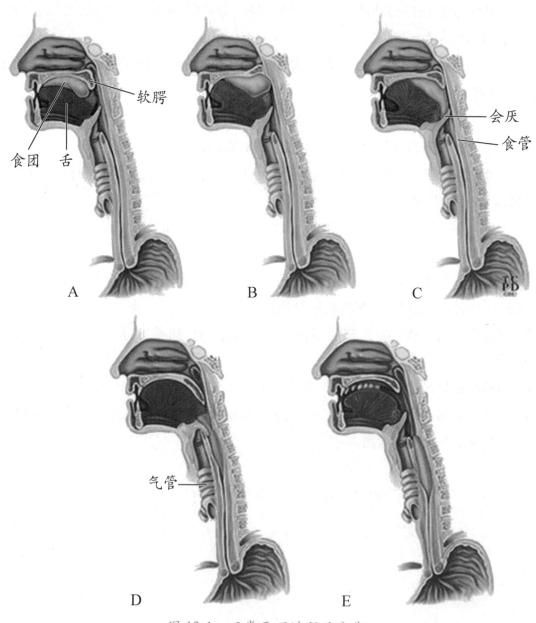

图 13-1　正常吞咽过程及分期

A. 口腔准备期;B. 口腔推送期;C、D. 咽期;E. 食管期。

（1）口腔准备期:是指食物在口腔被咀嚼并形成食团的过程。此期舌和面肌控制食物、封闭嘴唇,防止食物漏出。

（2）口腔期:是指食团从口腔运送至咽的过程。当食物送入口腔后,首先通过咀嚼,在舌的后面形成食团,然后舌尖上举,接触硬腭,通过由下颌舌骨肌为主的肌群收缩,将食团推向软腭后方而至咽。

（3）咽期:是指食团从咽进入食管入口的过程。食团由咽运送至食管,由中枢调控的一系列反射活动控制。食团刺激了咽的感受器,反射性引起腭肌收缩,鼻咽关闭防止食物反流入鼻咽部和鼻腔;继之咽肌收缩,关闭喉入口,避免食物误入气管;最后食管入口开放,食团被挤入食管中。此期需时约1秒,是吞咽的最关键时期。

（4）食管期:是指食团由食管下行进入胃的过程。食团进入食管后,引起食管蠕动,通过食管上端的阶段性收缩和食管下端的括约肌放松将食团推向前进。当食团到达食管下端时,贲门舒张,食团便进入胃中。

二、吞咽障碍的评定

（一）评定目的

1. 判断吞咽障碍是否存在。
2. 筛查患者有无误咽的危险因素。
3. 确定是否需要改变提供营养的手段。
4. 制订合适的康复目标和康复治疗方案。
5. 评估康复疗效。

（二）评定方法

1. 摄食前一般评估

（1）基础疾病:把握不同基础疾病如脑损伤、肿瘤、重症肌无力等的发展阶段,有利于采取不同的康复手段。

（2）意识水平:用格拉斯哥昏迷量表等来评价意识状态,确认患者的意识水平是否可进行清醒进食。

（3）全身状态:注意有无发热、脱水、低营养、呼吸状态、体力、疾病稳定性等方面的问题,确认患者是否适合摄食。

（4）高级脑功能:观察语言功能、认知、行为、注意力、记忆力、情感及智力有无问题。

2. 吞咽功能评估

（1）口腔功能:仔细观察口部开合、口唇闭锁、舌部运动、有无流涎、软腭上抬、吞咽反射、呕吐反射、牙齿状态、口腔卫生、构音、发声、口腔内知觉和味觉、随意性咳嗽等。

（2）吞咽功能:不需要设备,在床边便可进行的测试有两种。

1）饮水试验：让患者喝下一茶匙水，如无问题，嘱患者取坐位，将 30ml 温水一口咽下，记录饮水情况：Ⅰ．可一口喝完，无呛咳；Ⅱ．分两次以上喝完，无呛咳；Ⅲ．能一次喝完，但有呛咳；Ⅳ．分两次以上喝完且有呛咳；Ⅴ．常常呛住，难以全部喝完。情况Ⅰ，若 5 秒内喝完，为正常；超过 5 秒，则可疑有吞咽障碍；情况Ⅱ也为可疑；情况Ⅲ、Ⅳ、Ⅴ则确定有吞咽障碍。

2）反复唾液吞咽测试：患者取坐位，评定者将示指横置于患者甲状软骨上缘，要求患者尽量快速反复做吞咽动作，若舌面干燥无法吞咽时，可先在舌面上涂少许醋以利于吞咽，观察 30 秒内患者喉结随吞咽运动越过手指再下降的次数，30 秒内完成 3 次即为正常。

3. 吞咽过程评估

（1）口腔前期：意识状态、有无高级脑功能障碍影响、食速、食欲。

（2）口腔准备期：开口、闭唇、摄食、食物从口中洒落、舌部运动（前后、上下、左右）、下颌（上下、旋转）、咀嚼运动、进食方式变化。

（3）口腔期：吞送（量、方式、所需时间）、口腔内残留。

（4）咽期：喉部运动、呛食、咽部不适感、咽部残留感、声音变化、痰量有无增加。

（5）食管期：胸口憋闷、吞入食物逆流情况。

4. 特殊检查

（1）吞咽造影检查：是诊断吞咽障碍首选的最理想方法，是评价吞咽障碍的可靠标准，有利于对吞咽功能进行全面评估。

（2）纤维鼻咽喉镜吞咽功能检查：将内镜经由一侧鼻腔抵口咽部，可直接观察咽部和喉部的情况。

（3）测压检查：通过环周压力感应器，对吞咽时咽部内压的变化进行定量分析。每次吞咽过程，压力传感器都会将相应信息输入电脑，通过整合、分析，显示咽收缩峰值压及时间，上食管括约肌静息压、松弛率及松弛时间等。分析相关数据，可以判断有无异常的括约肌开放、括约肌的阻力和咽推进力。

（4）超声检查：通过放置在颏下的超声波探头，能适时地观察舌、软腭等口腔内器官的运动、食团的输送及咽腔食物残留情况等。

（5）表面肌电图检查：通过表面肌电图检查，可直接、无创地评估吞咽过程中口咽部神经、肌肉的功能，将电极贴于参与吞咽活动的咽部肌群，可以检测吞咽时肌群活动的生物电信号。

本章小结　　本章重点介绍了失语症、构音障碍、吞咽和吞咽障碍的相关概念，失语症的主要症状，失语症和吞咽障碍的评定方法，目的是通过学习，让学生能初步判定言语障碍和吞咽障碍，强调早诊断、早评定、早治疗，预防并发症和疏导心理问题，为之后的工作打下基础。

（李坤彬）

一、名词解释

1. 失语症

2. 吞咽障碍

二、填空题

1. 只能说出几个固定的词或短语,称为_____,不自主复述他人的话,称为_____。

2. 书写时,笔画正确,而方向相反,称为_____,不能写字,可以用图表示,称为_____。

三、简答题

1. 简述失语症的主要症状和康复评定方法。

2. 简述正常吞咽的分期和吞咽障碍的康复评定方法。

第十四章 | 日常生活活动能力、生活质量与社会功能评定

14章 数字资源

学习目标

1. 具备新的健康观念,促进患者重返家庭和社会。
2. 掌握日常生活活动的概念和分类;Barthel 指数和改良 Barthel 指数的评定内容、评分标准和结果判断;龙氏情景图示评定量表的评定流程;生活质量及健康生活质量的概念。
3. 熟悉功能独立性评定量表(FIM)、功能活动问卷(FAQ)、常用生活满意度指数量表。
4. 了解就业评定方法。
5. 学会规范地对不同人群进行日常生活活动能力、生活质量与社会功能评定。

工作情景与任务

导入情景:

患者,女性,71 岁,因左侧脑基底节出血导致右侧偏瘫 1 个月入院。目前患者病情稳定,大小便可控制,但穿脱衣裤及便后处理需依赖家人,在一人扶持下可坐起,可用右手抓勺吃饭,但不会自己盛饭,可用家人递上的毛巾擦脸,自己不会拧干,不能步行,情绪低落。

工作任务:

1. 该患者存在的功能障碍有哪些?
2. 如何判断该患者日常生活活动的独立程度?

第一节 日常生活活动能力评定

日常生活活动能力是指在个体发育成长过程中,为维持生存及适应生存环境而每天反复进行的、最基本的、最具有共性的身体活动中经过反复实践逐步形成的能力,是人们

从事其他活动的基础。日常生活活动能力不仅包括个体在家庭、工作机构、社区里的自我管理能力,同时还包括与他人交往的能力,以及经济上、社会上和职业上合理安排自己生活方式的能力。

一、概　　述

（一）概念

日常生活活动(activities of daily living,ADL)是指人们每天在家居环境和户外环境里自我照料的活动。ADL 的概念最早是由 Dearier 于 1945 年提出的,他认为 ADL 是个人独立的基础,也是一个人履行社会角色任务的准备性活动。

（二）日常生活活动分类

根据人们每天从事日常生活活动时使用各种工具及其他技能的情况,我们将日常生活活动分为以下两大类:

1. 基本日常生活活动(basic ADL,BADL)或躯体日常生活活动(physical ADL,PADL)

是指患者在家中或医院里每天所需的基本运动和自理活动,如坐、站、行走、穿衣、进食、保持个人卫生等活动。其评定结果能反映个体较粗大的运动功能,适用于较重的残疾,常在医疗机构内应用。

2. 工具性日常生活活动(instrumental ADL,IADL)　是指人们在社区中独立生活所需的高级技能,如交流和家务劳动。此类日常生活活动常常使用各种工具(电话机、电饭煲、洗衣机、微波炉、自行车等)协助评定,故称为工具性 ADL。其评定结果能反映精细运动功能,适用于较轻的残疾,常用于社区老年人和残疾人。

二、日常生活活动能力评定

一般情况下,ADL 的内容大体包括运动、自理、交流、家务劳动和娱乐活动五个方面。不同的评定对象和量表,其具体内容也略有不同。

（一）ADL 评定目的

进行 ADL 评定是明确个体功能水平对应的能力障碍,制订康复目标、康复计划,选择治疗与训练措施,评估康复效果的有力依据,是康复治疗中必不可少的重要步骤。评定目的为:

1. 判断患者在 ADL 方面的独立程度。

2. 根据评定结果,结合患者和家属的康复需求,制订合适的康复目标、治疗方案。

3. 评价治疗效果,调整治疗方案。

4. 判断患者的功能预后。

5. 为制订环境改造方案提供依据。

6. 成为投资效益分析的有效手段。

（二）ADL 评定方法

ADL 的评定不像关节活动度和肌力等的评定，后者仅仅涉及解剖学和功能解剖学方面等纯医学范畴的检测，ADL 评定是对患者综合能力的评定，故需了解患者身体功能方面的因素。另外，还需评定患者的认知功能，了解其学习 ADL 的能力。评定结果有可能受环境、主观意识及其他社会、心理因素的影响，在评定时应对这些因素给予充分的考虑。

1. 直接观察法　治疗师通过直接观察患者的实际操作能力进行评定。该方法的优点是能够客观地反映患者的实际功能情况，有效地避免患者夸大或缩小自己的能力，缺点是费时费力，有时患者不配合。

2. 间接评定法　通过询问的方式进行评定。询问的对象包括患者本人、患者家人和照顾者。该方法的优点是简单、快捷，但信度较差，故在日常生活活动能力评定中，通常把直接观察法和间接评定法结合起来应用。

3. ADL 能力测试　使用专门的评定量表（如 Bartel 指数量表等）或操作课题进行 ADL 能力测试，此方法可以将评定结果量化。

4. 问卷调查　使用特定的评定量表，如功能活动问卷（FAQ）或通过自评量表进行评定。

在康复评定中，通常是多种方法结合起来应用。ADL 评定所使用的环境可以是患者实际的生活环境，也可以是医院的 ADL 评定室，医院的 ADL 评定室模拟家庭环境，配备必要的家具、厨具、卫生设备、家用电器及通信设备等。

（三）常用的评定量表

ADL 评定的方法较多，常用的 BADL 标准化量表有 Barthel 指数、改良 Barthel 指数和功能独立性评定等。IADL 标准化量表有功能活动问卷（FAQ）、快速残疾评定量表-2、Frenchay 活动指数、工具性日常生活活动能力量表以及最新发布的龙氏情景图示评定量表等。

1. Barthel 指数（Barthel Index，BI）　产生于 20 世纪 50 年代中期，是由美国的 Florence Mahoney 和 Dorothy Barthel 等人开发并应用于临床的。Barthel 指数评定简单，可信度高，灵敏度好，可操作性强，是目前临床上应用最广、研究最多的一种 ADL 能力的评定方法。

Barthel 指数评定内容包括进食、修饰、穿衣、转移、步行、如厕、大便控制、小便控制、上楼梯、洗澡 10 项内容。根据是否需要帮助及其帮助程度分为 0 分、5 分、10 分、15 分四个等级，总分为 100 分。得分越高，说明患者独立性越强，依赖性越小。但总分达到 100 分，并不意味着患者能够独立生活，他有可能无法进行烹饪、料理家务和与他人接触，但他并不需要他人照顾，日常生活可以自理。

评分结果;20分以下者:生活完全需要依赖;21~40分者:生活需要很大帮助;41~60分者;生活需要帮助;>60分者:生活基本自理。Barthel指数得分40分以上者康复治疗的效益最大。具体内容见表14-1所示。

表14-1　Barthel指数评定内容及评分标准

项目	分类	评分
进食	依赖	0
	需部分帮助:能吃任何食物(但需搅拌、夹菜等)或较长时间才能完成	5
	自理:能使用必要的辅助器具,完成整个进食过程	10
洗澡	依赖或需要帮助	0
	自理:指自己能安全进出浴池,进行擦浴、盆浴和淋浴,完成整个洗澡过程	5
修饰	依赖或需要帮助	0
	自理:可独立完成洗脸、刷牙、梳头、刮脸等动作	5
穿衣	依赖	0
	需要帮助:在适当的时间内或指导下,能完成至少一半的工作	5
	自理:能独立穿脱衣裤(穿鞋袜、系扣子、拉拉链等)和穿脱矫形器或支具	10
控制大便	失禁:无失禁,但有昏迷	0
	偶尔失禁:每周≤1次,或在帮助下需要使用灌肠剂、栓剂或器具	5
	能控制:在需要时,可独立使用灌肠剂或栓剂	10
控制小便	失禁:需他人导尿或无失禁,但有昏迷	0
	偶尔失禁:每24小时≤1次,每周>1次;或需要器具的帮助	5
	能控制:在需要时,能使用集尿器并清洗	10
如厕	依赖	0
	需部分帮助:指在穿脱裤子、清洁会阴或保持平衡时,需要指导或帮助	5
	自理:在辅助器具的帮助下,独立完成上、下一层楼	10

项目	分类	评分
床椅转移	依赖:不能坐起,或使用提升机	0
	需大量帮助:能坐起,但需要两人帮助	5
	需小量帮助:需言语指导、监督或一个人帮助	10
	自理:能独立进行轮椅—床、轮椅—椅子、轮椅—坐便器之间的转移	15
平地行走	依赖:不能行走	0
	需大量帮助:可使用轮椅行走45m,以及进出厕所	5
	需小量帮助:可在指导、监督或体力帮助下,行走45m以上	10
	自理:可独立行走(或使用辅助器下)45m以上,但排除使用带轮助行器	15
上下楼梯	依赖	0
	需要帮助:在语言指导或体力的帮助下,上、下一层楼	5
	自理:在辅助器具的帮助下,独立完成上、下一层楼	10

2. 改良 Barthel 指数(modified Barthel index,MBI) 是在 BI 内容的基础上将每一项得分都分为了 5 个等级。改良后的版本也被证实具有良好的信度和效度,且具有更高的敏感度,能较好地反映等级变化和需要帮助的程度。改良 Barthel 指数评定表和评分标准见表 14-2 所示。

表 14-2 改良 Barthel 指数评定内容及评分标准

评定内容	完全依赖（1级）	最大帮助（2级）	中等帮助（3级）	最小帮助（4级）	完全独立（5级）
修饰	0	1	3	4	5
洗澡	0	1	3	4	5
进食	0	2	5	8	10
用厕	0	2	5	8	10
穿衣	0	2	5	8	10
大便控制	0	2	5	8	10
小便控制	0	2	5	8	10
上下楼梯	0	2	5	8	10

评定内容	完全依赖 （1级）	最大帮助 （2级）	中等帮助 （3级）	最小帮助 （4级）	完全独立 （5级）
床椅转移	0	3	8	12	15
平地行走	0	3	8	12	15

改良 Barthel 指数基本的评级标准：每个活动的评级可分 5 级（5 分），不同的级别代表了不同程度的独立能力，最低的是 1 级，而最高的是 5 级。级数越高，代表独立能力越高。

1 级：完全依赖别人完成整项活动。

2 级：某种程度上能参与，但在整个活动过程需要别人提供协助才能完成。（注："整个活动过程"是指有超过一半的活动过程。）

3 级：能参与大部分的活动，但在某些过程中仍需要别人提供协助才能完成整项活动。（注："某些过程"是指一半或以下的工作。）

4 级：除了在准备或收拾时需要协助，患者可以独立完成整项活动；或进行活动时需要别人从旁监督或提示，以保证安全。（注："准备或收拾"是指一些可在测试前后去处理的非紧急活动过程。）

5 级：可以独立完成整项活动而无需别人在旁监督、提示或协助。

3. 龙氏日常生活自理能力评定量表　由深圳大学王玉龙等人于 2015 年设计和制作，主要用于评定功能障碍者日常生活自理能力。根据功能障碍者活动范围的不同将人分为床上人、家庭人（包括乘坐轮椅）和社会人（可参加户外活动）三个群体。对每个群体选择三项符合该类人群实际的日常活动进行评定。床上人的评定项目是大小便控制、进食和娱乐；家庭人的评定项目是如厕、个人清洁和家务；社会人的评定项目是小区锻炼、购物和活动参与。所有评定内容均通过情景图画呈现，评定可由专业人士、患者及家属操作完成，具体内容见图 14-1。

（1）评定流程：以"能不能下床"和"能不能到户外"两个关键词为线索，评定患者所属的人群类别，再在相应的人群类别中对患者进行日常生活自理能力的评定。根据功能障碍者每个项目中具体完成的情况，统计最终评分结果，确定功能障碍者的功能等级，综合评定患者的日常生活自理能力。操作过程见图 14-2。

（2）评定结果

1）床上人的日常生活活动评定：适用于不能主动下床的评定对象（包括乘坐轮椅者）。4 分以下为生活完全不能自理，代表评定对象仅有极少量的主动运动，甚至完全不能运动；4~9 分为生活基本不能自理，其中 4~6 分代表评定对象仅能够主动完成床上的少量活动，7~9 分代表评定对象能够主动完成床上的大部分活动。

2）家庭人的日常生活活动评定：适用于能够主动下床、不能主动转移到户外的评定

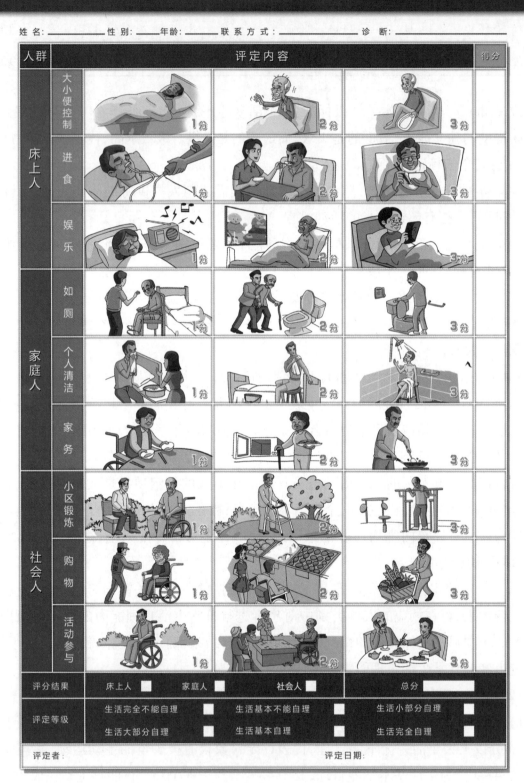

图 14-1　龙氏日常生活自理能力评定量表

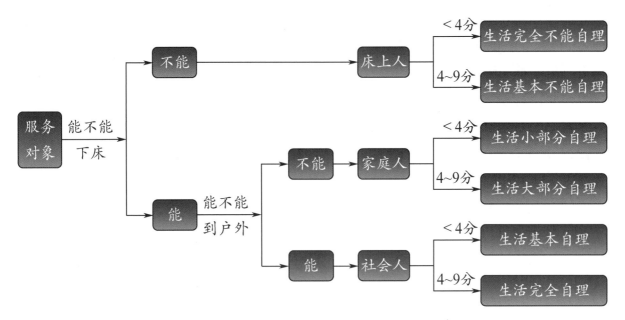

图 14-2　龙氏日常生活自理能力评定量表评定流程

对象(包括乘坐轮椅者)。4 分以下为生活小部分自理,代表评定对象仅能完成部分家庭环境中的少量活动,4~9 分为生活大部分自理,代表评定对象可以在家庭环境中活动,其中 4~6 分代表评定对象仅能在部分家庭环境中活动,7~9 分代表评定对象可以在所有家庭环境中活动。

3)社会人的日常生活活动评定:适用于能够主动转移到户外的评定对象(包括乘坐轮椅者)。4 分以下为生活基本自理,表示评定对象只能完成户外环境中的少量活动,4~9 分表示评定对象可以完成户外环境中的大部分活动,不需要他人的帮助,可以独立生活,为生活完全自理,其中 4~6 分表示评定对象尽管可以独立生活,但在社会层面上仍有障碍,难以融入社区生活中,7~9 分表示评定对象不仅可以独立生活,而且可以融入社会中。对于可以就读的儿童、实现就业的成人或不需要他人照料的老人,判断为生活完全自理。

4. 功能独立性评定量表(FIM)　FIM 是 1983 年由美国物理医学与康复学会提出的医学康复统一数据系统中的重要内容。FIM 是一个有效的、公认的等级评分量表,不仅可以评定运动功能,还可以评定认知功能。FIM 现已被世界各国康复界广泛应用于脑卒中、颅脑损伤、脊髓损伤、骨科及其他神经科疾病患者的康复评定。

FIM 包括 6 个方面,18 项功能,即自理能力 6 项,括约肌控制 2 项,转移 3 项,行走 2 项,交流 2 项和社会认知 3 项。每项七级,最高得 7 分,最低得 1 分。FIM 的最高分为 126 分,最低分为 18 分,得分越高,独立水平越好,反之独立水平越差。根据评分情况,可做下面的分级,126 分为完全独立;108~125 分为基本独立;90~107 分为极轻度依赖或有条件的独立;72~89 分为轻度依赖;54~71 分为中度依赖;36~53 分为重度依赖;19~35 分为极重度依赖;18 分为完全依赖。

5. 功能活动问卷(FAQ)　该问卷是由 Pfeffer 于 1982 年提出,原用于研究社区老年人独立性和轻度老年痴呆,后于 1984 年进行修订。FAQ 评分越高表明障碍越严重,正常标准为<5 分,≥5 分为异常。FAQ 是目前 IADL 量表中效度较高的,且项目较全面,在 IADL 评定时提倡首先使用。

(四)评定注意事项

评定的准确与否关系到该患者训练方案的制订、患者康复结局的预测以及训练效果的评判,甚至还会影响到患者的情绪与训练的积极性,因此,要客观准确地评估患者的功能状态,要注意以下几点:

1. 评估前应常规了解患者以前的生活习惯及自理情况,以便作为评定时的参考依据。

2. 评定结果应是患者的实际完成情况,而不是患者可能存在的潜力。

3. 评定室的设置应尽可能接近患者的实际生活环境,以取得患者的理解与合作。

4. 如果在不同环境下或不同时间段内,评定的结果有差别,则应记录最低评分,但应找出影响评分结果的常见原因。

5. 移动项目(行走/轮椅)在入院和出院评定时采用的方式必须相同。如果患者出院时的移动方式和入院不同,则按出院时使用的移动方式改评入院评分。

6. 括约肌控制评分标准包含两个方面。当各个方面的得分不一致时,应取最低分。

7. 移动和运动两个方面的评定受环境因素的影响很大,所以,要求患者在习惯的环境中进行评定,前后评定的场所应一致,以便于结果的比较。

第二节　生活质量与社会功能评定

一、概　　述

(一)概念

1. 生活质量　生活质量(quality of life,QOL)目前尚无统一的定义。WHO 认为生活质量是指不同文化和价值体系中的个体对他们的目标、期望、标准以及所关心的事情有关的生存状况的体验。在康复医学领域中,生活质量是指个人的一种生存水平和体验,这种水平和体验反映了有致残性疾病的患者和残疾人,在生存过程中维持身体活动、精神活动和社会生活处于良好状态的能力和素质。

2. 健康生活质量　WHO 提出,健康不仅是免于疾病和衰弱,而是保持体格方面、精神方面和社会方面的完美状态。新的医学模式更要求具有生物-生理-社会属性的人的整体性和全面性。健康生活质量即受健康状态影响的生活质量,既可对生理、心理、社会等方面进行定量测量,又可对总体健康状况进行定量测量。

3. 社会功能　在康复医学中,社会功能是指人们能否在社会上发挥一个人应有的功能及其在社会上发挥作用的大小,包含工作、社交及参与各种娱乐活动等的能力。

（二）康复医学实践中进行生活质量评定的意义

1. **生活质量评定是康复评定的重要内容**　康复医学是一门最终以改善各类疾病患者生活质量为目标的学科。生活质量的评定涉及患者的总体结局,全面反映疾病及其导致的躯体、心理和社会功能等方面在康复干预等作用下产生的影响,而且更着重于体现患者自身的主观感受。

2. **生活质量评定是康复治疗的重要依据**　生活质量评定是制订康复措施的重要依据,借以了解疾病和功能受损对于患者生活质量的影响,以便有针对性地进行干预。通过生活质量的评定,有助于了解分析影响患者康复的主要因素,阐明生活质量与损伤或残疾程度之间的关系,从而有利于发现问题,提出针对不同疾病成因机制中全面且较客观的解释。

3. **生活质量评定是康复效果的重要保障**　后期的康复评定中,生活质量评定的各项指标也是判断相应康复治疗效果的重要参数,为后续治疗提供更好的依据。根据生活质量评定的结果,可以制订更加有效的康复干预方案及治疗措施,显著提高残疾人或慢性病患者、老年病患者的康复疗效,进而改善患者的生活质量。

（三）就业前进行就业能力评定的意义

第159号国际劳工公约《残疾人职业康复和就业公约》明确规定了残疾人职业康复目标:使残疾人获得、保持适当的职业并得到提升,从而促进他们参与或重新参与社会。

就业前通过就业能力评定使评定者清楚地了解患者本人的特点,包括性格、能力、兴趣治疗、躯体局限及其他特质,同时也了解各种职业成功必备的条件、优缺点、酬劳、机会及发展前景,以帮助患者制订最合理的职业康复方案。

（四）评定内容

1. 生活质量评定的内容主要包含以下三方面:
（1）生物学方面:躯体功能状态、疾病症状及治疗副作用。
（2）心理学方面:精神、心理状态。
（3）社会学方面:社会关系、工作能力、经济能力等。
2. 社会功能评定的内容包括社会生活能力评定及就业能力评定。

 知识拓展

就业能力评定

就业是个体在社会活动中的重要部分,人们通过就业不仅能体现其在社会活动中的地位和价值,而且反映其生命的意义和目的。就业能力是衡量患者社会功能的一个重要部分,不同疾患患者功能康复后、就业前均需要进行就业能力评定。国际劳工组织(International Labor Office,ILO)对就业能力评定的定义:在实际操作中用通常的作业耐性(即普通的操作速度、无疲劳的持续工作和对噪声、速度等各种外界因素的忍耐度)评定个人成绩,增加残疾人自信心和对社会的责任感,让他们了解自己的潜在能力,帮助残疾人接受残疾事实,确定合理的职业方向。

二、评定方法

生活质量量表是生活质量评定的最重要的工具。

1. 生活满意指数量表 A(life satisfaction index A,LSIA) 是一种常用的主观生存质量评定法。评定时让患者仔细阅读 20 个项目,然后在每项右方的同意、不同意或其他栏下做出符合自己意见的标志,在 20 题都评完后,治疗师将患者标出的分数相加,即得出 LSIA 分,一般正常人在 12 分左右,分数越高,表示生活越满意,见表 14-3 所示。

表 14-3 生活满意指数量表 A(LSIA)

项目	同意	不同意	其他
*1. 当我年纪变大时,事情似乎会比我想象的好些	2	0	1
*2. 在生活中和大多数我熟悉的人相比,我已得到较多的休息时间	2	0	1
*3. 这是我生活中最使人意志消沉的时间	0	2	1
*4. 我现在和我年轻的时候一样快活	2	0	1
5. 我以后的生活将比现在更快活	2	0	1
*6. 这是我生活中最佳的几年	2	0	1
*7. 我做的大多数事情都是烦人的和单调的	0	2	1
8. 我希望将来发生使我感兴趣和愉快的事情	2	0	1
*9. 我所做的事情和以往的一样使我感兴趣	2	0	1
10. 我觉得自己衰老和有些疲劳	0	2	1
11. 我感到我年纪已大,但它不会使我麻烦	2	0	1
*12. 当我回首往事时,我相当满意	2	0	1
13. 即使我能够,我也不会改变我过去的生活	2	0	1
14. 和我年龄相当的人相比,在生活中我已做了许多愚蠢的决定	0	2	1

项目	同意	不同意	其他
15. 和其他与我同年龄的人相比,我的外表很好	2	0	1
*16. 我已做出从现在起 1 个月或 1 年以后将要做的事情计划	2	0	1
*17. 当我回首人生往事时,我没有获得大多数我想要的重要东西	0	2	1
*18. 和他人相比,我常常沮丧	0	2	1
*19. 我已得到很多生活中我所希望的愉快事情	2	0	1
*20. 不管怎么说,大多数普通人都变得越来越坏而不是好些	0	2	1

注:*表示仅在不能行走时才评定此项。

2. 社会生活能力概括评定问卷 是一个简易的评定量表,供使用者针对患者的社会生活能力进行简单快速的评定,具体内容见表 14-4。

表 14-4 社会生活能力概括评定问卷

评定内容	评定标准
1. 上学或上班情况与伤病前大致相同	是 20 分 否 0 分
2. 参加社交活动(访亲探友等)	从不参加:0 分; 极少参加:5 分; 正常参加:10 分
3. 参加社团活动(工会、联谊会、学会等)	从不参加:0 分; 极少参加:5 分; 正常参加:10 分
4. 与别人进行打扑克、下象棋、参观旅行、打球、看球赛等文体活动	从不参加:0 分; 极少参加:5 分; 正常参加:10 分
5. 与别人一道看电视、谈话、听音乐、上公园、散步、购物等业余消遣活动	从不参加:0 分; 极少参加:5 分; 正常参加:10 分

3. 残存功能评定　通过在平行杠内跑、跳、走、单腿站立等检查患者平衡及协调能力；通过拇指与其余四指对捏、抓握、操作手机、电脑等对患者的手功能进行评定；通过视力和听力等一般身体功能检查，初步确定患者适合的工种，如上肢为主的工作或全身性工作以及功能强度。

4. 就业能力的医学评定　采用 Crewe 和 Athelstan 拟订的功能评估调查表。该表是较全面的功能状态评定表，可了解残疾者就业能力的受损和残存状况。

> **本章小结**　日常生活活动能力反映了一个人在家庭、工作机构及社区里自己管理自己的能力，在日常生活活动中，最大限度的自理构成了康复工作的一个重要领域。随着生活质量概念的引入，康复的最终目标由最大限度地提高 ADL 能力向提高生活质量转变，改善和提高生活质量的观点越来越受到医学界的重视。社会功能是一个人在社会活动中的价值体现，对于就业年龄段的成人来说，再就业是回归社会的重要标志，就业能力评定以期为患者进行合理的就业指导。

（张庆伟）

 思考与练习

一、名词解释

1. 日常生活活动（ADL）

2. 工具性日常生活活动（IADL）

二、填空题

1. Barthel 指数评定的内容包括_____、_____、_____、_____、步行、如厕、大便控制、小便控制、上楼梯、洗澡 10 项内容。

2. 情景图示评定量表根据功能障碍者活动范围的不同将人分为_____、_____和_____三个群体。

三、简答题

1. 简述 Barthel 指数的评定结果。

2. 简述康复医学实践中进行生活质量评定的意义。

第十五章 | 环境评定

15章 数字资源

学习目标

1. 具备良好的交流能力,善于观察和分析,帮助残疾人重建生活的信心。
2. 掌握环境和无障碍环境;环境评定的方法。
3. 熟悉环境评定的分级、目的和内容。
4. 了解环境的特征;人造环境的分类和作用。
5. 学会评定残疾人需要帮助的环境及程度,改造环境以适应损伤,发挥残疾人的残余功能。

 工作情景与任务

导入情景:

张某,男性,69岁,2个月前因左侧肢体无力入院,诊断为脑梗死,现居住家中。环境评定:患者与家人同住,家人照料积极,居住在农村自建房,楼层为1楼,外出不方便,地面为瓷砖,洗澡为淋浴,卫生间为蹲式,没有无障碍设施。

工作任务:

1. 患者的环境评定为几级?
2. 患者的环境评定有哪些内容?

第一节 概 述

一、概 念

（一）环境

环境(environment)是指环绕物、四周、外界和周围情况。在《国际功能、残疾和健康分类》(ICF)中,环境因素是指构成个体生活背景的外部或外在世界的所有方面,并对个体功能发生影响。即处于个体以外并对个人功能发生影响的一切事物可统称为"环境",主要有物质环境、社会环境和态度环境等方面,物质环境又包括自然环境和人造环境两大类。

1. 物质环境(physical environment) 是指客观存在的事物,既包括有形的客观物质,也包括无形但客观存在的物质,如超声波、红外线和紫外线等。

2. 社会环境(social environment) 是指人类社会、经济、文化等外在的非物质环境,主要由社会制度、法律法规、语言文字等构成。

3. 态度环境(attitudinal environment) 是指人们的相互关系、对事物的看法,为内在的非物质环境,如对待亲戚朋友、上下级和陌生人的态度等。

（二）无障碍环境

1. 障碍 是个人环境中限制功能发挥并形成残疾的各种因素,包括有障碍的物质环境、缺乏相关的辅助技术、人们对残疾的消极态度,以及社会现存不合理的生活领域中的服务、体制和政策。

2. 无障碍 是相对障碍而言,即没有障碍。

3. 无障碍环境 最早见于1993年12月联合国大会的《残疾人机会均等标准规则》中附录第5条。为实现残疾人平等参与社会活动,就要使残疾人在任何环境里进行任何活动都没有障碍。实际上,完全无障碍环境只是理想状态,许多社会障碍对任何人都是不可避免的。如出国到了国外环境,语言、文字、风俗习惯都不同于国内,健全人和残疾人一样均面临沟通障碍。

4. 辅助器具 又称辅助产品,来源于ICF的"环境因素"。2007年的国际标准ISO 9999定义辅助产品为:"能预防、代偿、监护、减轻或降低损伤、活动受限和参与限制的任何产品(包括器具、设备、工具、技术和软件),可以是特别生产的或通用产品。"2011年新修订国际标准ISO 9999定义辅助产品为:功能障碍者使用的、特殊制作的或一般可得到的任何产品(包括器械、仪器、设备和软件)。

（三）环境评定

环境评定是指对功能障碍者(含残疾人)活动和参与受限的环境进行评定。其中,自然环境、社会环境和态度环境无须评定,只需进行人造环境的评定。

二、环境的特征

（一）物质环境是一切生命的基础

物质环境的最大特征是客观存在。据考证地球的年龄约为46亿年,而生命起源于44亿年前,可见先有自然环境后有生命。地球上的一切生物都不能生活在真空里,只有在有阳光、空气、水和有一定温度范围的物质环境中才能生存。没有物质环境就没有社会环境和态度环境。物质环境可以分为自然环境和制造环境两大类。

1. 自然环境　即自然界,如阳光、空气、高山、河流和海洋等,是地球形成时就存在的环境,并随着地壳的变迁如地震、火山爆发等改变,但毕竟是自然形成的物质。

2. 制造环境　指某些动物为了生存而特意制造的物质,如鼠造环境(鼠洞)、蜂造环境(蜂窝)、鸟造环境(鸟巢)等。显然,最大的制造环境是人造环境,即人类制造的产品和技术,如高楼大厦、电灯电话、道路桥梁等构成的环境。

（二）社会环境和态度环境是群体动物繁衍和发展的需要

无论是初级动物如蚂蚁、蜜蜂等,还是高级动物如狮群、象群、猴群等,都有它们各自的社会环境和态度环境。例如蜜蜂群体中有蜂王、雄蜂、工蜂和幼蜂,社会分工很明确,相处很和谐,是完善和复杂的社会环境,其态度环境也很清楚,如工蜂很勤劳,对蜂王的奉献,对幼蜂的爱护,以及对入侵者的浴血奋战,甚至不惜牺牲自我等。白蚁也类似,我们常为白蚁穴的复杂建筑而惊叹,白蚁穴是白蚁社会环境和态度环境的杰作。猴群已经很接近人类的原始社会。有首领猴王,以及公猴、母猴和幼猴构成的群体社会。

三、 人造环境的分类和作用

（一）人造环境的分类

在 ICF 一级分类"环境因素"下的二级分类"产品和技术"中涉及的人造环境有:

e115 个人日常生活用产品和技术。

e120 个人室内外行动和交通用产品和技术。

e125 交流用产品和技术。

e130 教育用产品和技术。

e135 就业用产品和技术。

e140 文化、娱乐及体育用产品和技术。

e145 宗教和精神活动实践用产品和技术。

e150 公共建筑物的设计、施工及建造的产品和技术。

e155 私人建筑物设计、施工及建造的产品和技术。

可以归纳出人造环境有两大类型。一类是涉及人类活动的 7 个环境:生活环境、行动环境、交流环境、教育环境、就业环境、文体环境和宗教环境;另一类是 2 个建筑环境:居家环境和公共环境。共 9 个人造环境。

应该指出,这 9 个人造环境并不是属于同一个层次,从属性来看可以分为 3 个层次。第一层次是人类基本活动环境,即生活环境、行动环境和交流环境,是人类生存需要的产品和技术;第二层次是人类技能活动环境,即教育环境和就业环境,是人类发展需要的产品和技术;第三层次是人类社会活动环境,即文体环境、宗教环境、居家环境、公共环境,是人类提高生活质量需要的产品和技术。但也应指出,9个环境中的生活环境、行动环境、交流环境和教育环境是群体动物繁衍和发展的共性,这里我们仅研究人造环境。

(二) 人造环境的作用

1. 人造环境的正面作用　正是人造环境的发展,才使人类从简单劳动的石器时代发展到今天的高科技时代。而推动人造环境发展的原动力是科学技术,亦即"科学技术是第一生产力"。简言之,没有人造环境的发展,就没有现代化的一切。

2. 人造环境的负面作用　随着人造环境的不断出现和发展,人造环境的负面作用也越来越大。改变自然环境后的污染和温室效应已经威胁到人类的生存,人造环境侵占了大量的自然环境,导致耕地减少、绿洲沙漠化、热带雨林消失、淡水过度消耗、海洋酸化、许多物种消亡。特别是战争和各种事故造成的残疾人日益增多。

由此可见,人造环境是双刃剑,在造福人类的同时,也带来了诸多的问题,如原子能发现后出现了许多新的人造环境,既有毁灭人类起负面作用的原子弹、核泄漏;又有造福人类起正面作用的放射治疗、核发电等。

第二节　环境评定方法

一、环境评定目的

环境评定的目的在于找出环境障碍后,通过增加人造环境的辅助器具来创造无障碍环境,提高功能障碍者的生活质量并发挥积极作用。

1. 了解患者在家中、社区和工作环境中的安全状况、功能水平及舒适程度。
2. 对患者、患者家庭、就业者和/或政府机构、费用支付者提供适当的建议。
3. 评定患者需要增加的辅助器具,创建无障碍环境以提高残疾人的生活质量。

二、环境评定依据

对环境进行评定时要根据 ICF 和 ICF 量表提出的环境因素限定值和分级,限定值用"障碍"或"辅助"来判断,每项环境因素都按 5 级来评定,采用 0~4 级表示。对环境的评定若根据环境的障碍程度来判断时,则分值从无障碍的 0 到完全障碍的 4;若根据在该环境下需要辅助的程度来判断时,则在分值前要冠以+,从无需辅助的 0 到完全辅助的+4。如表 15-1 所示。

表 15-1　环境评定分级

级别	障碍		辅助		百分比
	障碍状况	障碍分值	辅助状况	障碍分值	
0 级	无障碍(没有,可忽略)	0	无需辅助	0	0~4%
1 级	轻度障碍(一点点,低)	1	轻度辅助	+1	5%~24%
2 级	中度障碍(中度,一般)	2	中度辅助	+2	25%~49%
3 级	重度障碍(高,很高)	3	重度辅助	+3	50%~95%
4 级	完全障碍(全部……)	4	完全辅助	+4	96%~100%

三、环境评定内容

(一)居家环境评定

居家环境是从事家务活动的环境,包括居家活动环境和居家建筑环境两方面。前者是动态环境,后者是静态环境。

居家活动环境是指家庭生活的环境。参照 ICF"活动和参与"第 6 章家庭生活中的 d620~d660,分为三大部分:获得必需品、家庭任务、照顾居室物品和帮助别人,共 6 类 26 项居家活动。根据环境评定原则居家活动可以简化为以下 11 项:准备膳食、清洗和晾干衣服、清洁餐厅和餐具、清洁生活区、使用家用电器、储藏日用品、处理垃圾、缝补衣服、维修器具、照管室内外植物、照管宠物。

居家建筑环境则参照 ICF"环境因素"的 e155 私人建筑物的设计、施工及建造的产品和技术,内容有 3 项:①私人建筑物的出入口设施;②建筑物内的设施;③私人建筑物为指示道路、行进路线和目的地而建造的标识。参考 2012 年颁布的中华人民共和国国家标准 GB 50763—2012《无障碍设计规范》内容,具体实操时可以归纳为 6 项建筑环境的评定:住宅门口、客厅和走廊、浴室和厕所、厨房和饭厅、卧室和书房、阳台和窗户。

居家活动困难也是由于身体自身损伤(结构和功能)及环境障碍造成的,居家环境对各类残疾人都有不同程度的障碍。对肢体残疾人来说,由于下肢移动的困难或上肢活动的困难或手眼协调的困难,均导致家务活动的障碍;视力残疾人由于视觉障碍,智力残疾人由于认知障碍,均会导致家务活动有障碍;而听力残疾人和言语残疾人由于沟通障碍会导致部分家务活动有障碍。

1. 住宅门口

(1)门前:门前要有不小于 1.50m×1.50m 的轮椅活动面积;门前有台阶时,要建坡道,坡道的要求如表 15-2 所示。如果有符合《无障碍设计规范》的坡道和扶手(双层扶手,高度分别为 0.85m 和 0.65m),则为无辅助;若没有坡道则为完全辅助;若有符合《无障碍设计规范》的坡道而无扶手,则为轻辅助;若有坡道但不符合《无障碍设计规范》,则为其间的级别。例如当坡道的坡度高于《无障碍设计规范》的规定,但借助他人推轮椅可上坡时,则为中辅助;若借助他人也无法实现时,则为重辅助。

表 15-2 坡道的坡度与高度的最大容许值

坡度（高/长）	1/20	1/16	1/12	1/10	1/8
最大高度 m	1.20	0.90	0.75	0.60	0.30
最大长度 m	24.00	14.40	9.00	6.00	2.40

（2）门开启:若为自动门,则为无辅助,若为其他类型门,则为有一些辅助。例如水平门把手时,虽开门有困难也能开门,则为轻辅助或中辅助,取决于残疾状况;若门把手为旋钮,或需要钥匙开门锁,则对某些肢体障碍的人很困难,需借助辅具来开门,则为重辅助;若只能他人帮助开门则为完全辅助。

（3）门槛:若无门槛则为无辅助,特别是四肢瘫痪用手动轮椅时,不能有门槛,有门槛就是完全辅助;而对其他轮椅用户,可以有一点门槛。《无障碍设计规范》规定门槛高度不应大于 1.5cm;还规定当门槛高于 4cm,则应该修坡度为 1/2 的坡道(表 15-2),否则为完全辅助。所以门槛在 1.5~4cm 时,根据残疾状况可以判断是轻辅助至重辅助。

（4）门宽度:根据《无障碍设计规范》,自动门为 1.00m,其他门不小于 0.80m,符合标准为无辅助;不符合标准时,要实测轮椅和门宽,可能是轻、中、重辅助;只要轮椅不能进门就是完全辅助。

（5）楼房住宅:通常都是平开门。《无障碍设计规范》规定在门把手一侧的墙面应留有不小于 0.5m 的墙面宽度,否则开门有障碍,需辅助。此外,楼房若无电梯则对下肢残疾人为完全辅助;若有电梯但不符合《无障碍设计规范》,则为有不同程度的辅助。

综合考虑以上情况可以评定住宅门口的环境障碍。

2. 客厅和走廊

（1）宽度:客厅和走廊的宽度应≥1.50m。

（2）扶手:高度为 0.85m,扶手末端应向内拐到墙面或向下延伸 0.10m。

（3）墙角:做成圆弧形。

（4）墙面:应设自地面高 0.35m 的护墙板,防轮椅脚托板撞墙。

（5）地面:应平整,选用遇水不滑的地面材料,且要有轮椅移动的足够空间。

（6）门槛:走廊到宅内各室的门槛要求同于宅门口。

（7）设备:家具的摆放要考虑乘轮椅者能通过并接近和操作,如轮椅到椅子和沙发的转移,以及电灯、电话、电视、音响、空调、插座等电器的操作方便。

综合考虑以上情况可以评定客厅和走廊的环境障碍。

3. 浴室和厕所

（1）门：宽度不小于 0.80m，方便轮椅进出，且门扇内侧要设置关门拉手。

（2）地面：应平整并选用遇水不滑的地面材料，且要有轮椅移动的足够空间。

（3）坐便器：高度与标准轮椅坐高一致（0.45m），坐便器两侧需设置 0.70m 水平抓杆，在坐便器的里侧还需设高 1.40m 的垂直安全抓杆；要方便取手纸。

（4）洗浴器：浴盆高度为 0.45m，便于轮椅转移；浴盆上安放活动坐板或在浴盆一端设置 0.40m 的洗浴坐台，浴盆内侧的墙面要有两层水平抓杆或一水平一垂直抓杆；若淋浴，则淋浴椅高度要与轮椅一致，要方便打开水龙头。

（5）洗面器：最大高度为 0.85m，应采用单杠杆水龙头或感应水龙头；洗面器下部距地面不小于 0.60m，以方便轮椅靠近使用；电源插座要设在使用方便的地方；洗面器上方的镜子底边距地面为 110m，并向前倾斜 0.15m，便于站立者和坐轮椅者使用。

（6）应急：设紧急呼叫按钮；门扇向外开，其上需设置观察窗口；能开关电灯。

综合考虑以上情况可以评定浴室和厕所的环境障碍。

4. 厨房和餐厅

（1）门：厨房和饭厅合一且为开敞式，方便残疾人；若有门则推拉门比较方便实用。

（2）案台：台面距地面 0.75～0.80m 的高度，乘轮椅者和可站立的残疾人都可使用；案台下方为便于乘轮椅者深入，最小空间宽度是 0.70m，高度是 0.60m，深度是 0.25m；案台最好是高度可调的，案台两侧可设抽屉式落地柜。

（3）吊柜：案台上的吊柜底面距案台 0.3m，吊柜自身高度 0.6～0.8m，深度是 0.25～0.3m，方便取餐具、调料、食物和开关柜门。最好是高度可调的吊柜。

（4）炉灶：应采用案台上安放的炉灶，控制开关在案台前面操作。

（5）洗涤池：洗涤池应采用单杠杆水龙头或感应水龙头；洗涤池的上口与地面距离不应大于 0.80m，洗涤池深度为 0.10～0.15m；洗涤池下方轮椅的空间同案台。

（6）设备：冰箱和冰柜的取物要方便，微波炉、电水壶、电开关等使用方便。

（7）饭桌：桌面高度和桌下空间要求同于案台。

此外，厨房面积要考虑到乘轮椅者进入和操作的位置及回转方便等；综合考虑以上情况可以评定厨房和餐厅的环境障碍。

5. 卧室和书房　都要有轮椅活动的足够空间，家具如床和椅子的高度与标准轮椅坐高一致（0.45m），便于转移；床边有助站扶手，床位的一侧要留有直径不小于 1.50m 的轮椅回转空间；电灯、电话和电视的操作方便；床头柜和衣柜取物以及书柜取书要方便；书桌的桌面高度和桌下空间要求同案台。综合考虑来评定卧室和书房的环境障碍。

6. 阳台和窗户　阳台深度要大于 1.5m，便于乘轮椅者休闲。乘轮椅者的视线水平高度一般为 1.10m，所以阳台围栏或外窗窗台的高度不大于 0.80m，以适合乘轮椅者的视野效果。窗扇的开启和窗把手的高度要适合乘轮椅者的使用要求，以便乘轮椅者能自行开关各房间的窗户和窗帘。

根据上述 6 项辅助情况,可以计算出个案的居家建筑环境所需辅助的评定值。

（二）生活环境评定

生活环境是人类日常生活的基本环境。参照 ICF"活动和参与"第 5 章自理的 d510~d570,生活环境里主要有 7 类共 18 项生活自理的活动:①自己清洗和擦干身体(部分身体、全身);②护理身体各部(皮肤、牙齿、毛发、手指甲、脚趾甲);③如厕(控制小便、控制大便);④穿脱(衣裤、鞋袜);⑤进食(进餐、使用餐具);⑥喝水(用杯子、用吸管);⑦照顾个人健康(确保身体舒适、控制饮食、维持个人健康)。根据上述环境评定原则,可以简化为 7 类共 15 项生活活动来评定是否需要环境辅助。

生活活动的困难主要是由各种原因导致的运动障碍(如平衡、协调、精细动作)、感官障碍(如视觉障碍)、智力障碍等引起,主要是肢体、智力、精神和视力残疾人。例如上肢截肢者,特别是双上肢截肢者,由于自身结构损伤而导致所有自理困难;视觉障碍者通常是由于感官功能损伤而导致自理有不同程度的困难;智力障碍者和精神障碍者会由于认知能力受限而影响自理。

（三）行动环境评定

行动是人类生存的重要活动功能。参照 ICF"活动和参与"第 4 章行动的 d410~d475,主要有 12 类共 47 项行动活动:①维持和改变身体姿势(卧姿、蹲姿、跪姿、坐姿、站姿、体位变换);②移动自身(坐姿移动自身、卧姿移动自身);③举起和搬运物体(举起、用手搬运、用手臂搬运、用肩和背搬运、放下物体);④用下肢移动物体(用下肢推动、踢);⑤精巧手的使用(拾起、抓握、操纵、释放);⑥手和手臂的使用(拉、推、伸、搅动或扭动手或手臂、投掷、接住);⑦行走(短距离、长距离、不同地表面、绕障碍物);⑧到处移动(爬行、攀登、奔跑、跳跃、游冰);⑨不同场所移动(住所内、建筑物内、住所和建筑物外);⑩使用器具移动(助行器具如各种轮椅等);此外,还有乘坐交通工具(各种汽车、火车、飞机、轮船等);驾驶车辆(骑自行车、三轮车、摩托车、汽车等)。根据上述环境评定原则,可以简化为 6 类共 17 项行动活动来评定是否需要环境辅助。

行动困难是由于身体自身损伤(结构和功能)及环境障碍而造成的残疾人功能障碍,行动困难的主要群体是肢体障碍者和视觉障碍者。常见肢体障碍的临床疾病有脑瘫、截瘫、偏瘫、截肢、小儿麻痹后遗症,俗称"三瘫一截儿麻"。上述疾病患者都有不同程度的行动困难,而视觉障碍者通常是由于感官功能损伤而导致行动困难。

（四）公共环境评定

公共环境是从事公共活动的环境,包括参加公共活动的环境和公共建筑环境两方面。参加公共活动的可以参照 ICF"活动和参与"第 9 章社区、社会和公民生活中的 a910 社区生活,包括:①非正式社团活动;②正式社团活动;③典礼。而能否参加这 3 项活动,主要取决于个人的行动环境和交流环境是否有障碍,但也与公共环境是否存在障碍密切相关,如有无无障碍的步行通道、无障碍巴士等到达目的地的行动障碍,而目的地公共建筑障碍,可以参照ICF"环境因素"的e150公共建筑物的设计、施工及建造的产品和技术进行评定,其内容有3类:①公共建筑物的出入口设施;②建筑物内的设施;③公共建筑物为指示道路、行进路线和目的地而建造的标识。公共环境评定的内容共计4类共11项。

公共活动困难也是由于身体自身损伤(结构和功能)及环境障碍造成的,公共环境对各类残疾人都有不同程度的障碍。对肢体残疾人来说,由于下肢移动的困难或上肢活动的困难或手眼协调的困难,均导致公共活动的障碍;视力残疾人由于视觉障碍,智力残疾人由于认知障碍,均会导致公共活动有障碍;而听力残疾人和言语残疾人由于沟通障碍会导致部分公共活动有障碍。

(五) 交流环境评定

互相交流是人类生活的重要活动功能,无交流能力的人会失去与社会的联系,从而可能导致情绪障碍。参照ICF"活动和参与"交流的d310~d360,主要有3类共17项交流活动:①交流-接收(听懂口语、非口语交流,包括理解肢体语言,理解信号和符号,理解图画和图表及相片,理解正式手语、书面信息);②交流-生成(讲话;生成非语言信息,包括肢体语言、信号和符号、绘画和照相、正式手语、书面信息);③交谈和使用交流设备及技术(交谈、讨论、通信器具如电话或手机或传真机、书写器具如打字机或电脑或盲文书写器等、使用交流技术如盲文软件和因特网等)。根据上述环境评定原则,可以简化为3类共13项交流活动来评定是否需要环境辅助。

交流困难也是由于身体自身损伤(结构和功能)及环境障碍而造成的残疾人功能障碍:如视觉障碍者、听觉障碍者和言语障碍者由于感官功能和结构的损伤而导致交流困难;智力、精神障碍者由于认知受限、心理障碍难以沟通产生交流困难;还有肢体障碍者,如偏瘫和脑瘫患者因中枢神经损伤,影响口腔的协调动作或语言发育障碍造成交流困难。

本章小结

本章主要介绍了环境和无障碍环境的概念,环境评定的分级、目的、内容和方法。活动与参与受限是由于功能障碍者自身功能、结构的损伤和环境障碍交互作用的结果。环境评定是现代康复的重要内容,通过康复治疗后,有些障碍是无法改变的,只有通过改变环境以适应患者的损伤才能发挥患者的残余功能。要求学生初步掌握环境评定的基本方法,增加辅助器具创建无障碍环境,帮助功能障碍者回归家庭和社会。

(彭　辰)

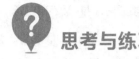

思考与练习

一、名称解释

1. 环境

2. 无障碍环境

二、填空题

1. 居家环境是从事家务活动的环境,包括_____和_____两方面。

2. 公共环境是从事公共活动的环境,包括_____和_____两方面。

三、简答题

1. 环境评定的目的是什么?

2. 简述环境评定的分级。

附　录

实　训　指　导

实训一　人体形态评定

【实训目的】

1. 掌握肢体长度、围度、身体质量指数的评定方法。

2. 学会评定结果记录和分析。

【实训准备】

1. 物品　治疗床、治疗凳、软皮尺、体重计。

2. 环境　环境安静，光线充足。

【实训学时】　2 学时。

【实训方法与结果】

（一）**实训方法**

1. 教师示教　选取一名学生为患者,示范人体四肢长度、围度及身体质量指数的测量方法。

（1）四肢长度的测量:见实训表 1-1。

实训表 1-1　四肢长度的测量方法

测量部位	测量体位	测量点
上肢长	坐位或立位,上肢在体侧自然下垂,肘关节伸展,前臂旋后,腕关节处于中立位	肩峰外侧端到桡骨茎突或中指尖的距离
上臂长	同上	肩峰外侧端到肱骨外上髁的距离
前臂长	同上	肱骨外上髁到桡骨茎突或尺骨鹰嘴到尺骨茎突的距离
手长	手指处于伸展位	桡骨茎突与尺骨茎突的连线起始点开始到中指指尖的距离
下肢长	仰卧位,骨盆水平,下肢伸展,置髋关节于中立位	髂前上棘到内踝的最短距离,也可测量从股骨大转子到外踝的距离
大腿长	同上	股骨大转子到膝关节外侧关节间隙的距离或坐骨结节到股骨外上髁的距离
小腿长	同上	膝关节外侧间隙到外踝的距离或股骨外上髁到外踝的距离
足长	踝关节放置中立位	足跟末端到第二趾末端的距离

（2）四肢围度的测量：见实训表 1-2。

实训表 1-2　四肢围度的测量

测量部位	测量体位	测量点
上臂围度	分别取肘关节用力屈曲和肘关节伸展两种体位	测量上臂中部、肱二头肌最大膨隆处的围度
前臂围度	前臂放在体侧自然下垂	肩峰外侧端到肱骨外上髁的距离
大腿围度	下肢稍外展，膝关节伸展	髌骨上方 10cm 处或从髌骨上缘起向大腿中段取 6、8、10、12cm 处的围度
小腿围度	下肢稍外展、膝关节伸展位	测量小腿最粗处和内、外踝上方最细处的围度

（3）躯干围度的测量：见实训表 1-3。

实训表 1-3　躯干围度的测量

测量部位	测量体位	测量点
头围	坐位或站立位或平卧位，上肢在体侧自然下垂	用皮尺齐双眉上缘，后经枕骨结节，左右对称环绕一周
颈围	坐位或站立位，上肢在体侧自然下垂	通过喉结节处测量颈部围度，注意皮尺与地面平行
胸围	同上	分别在患者平静呼气末和吸气末时进行。通过胸骨中点和肩胛骨下角点，绕胸一周
腹围	同上	通过脐或第 12 肋骨的尖端和髂前上棘连线的中点的围度
臀围	立位，上肢在体侧自然下垂	股骨大转子和髂前上棘连线中间臀部最粗处的围度

（4）身体质量指数（BMI）

BMI 的计算公式：BMI = 体重(kg)/身高^2(m^2)。

2. 学生练习

（1）学生按照性别分组，2 人 1 组，一人为评定者、一人模拟患者，操作完成后交换角色，相互练习。

（2）教师巡视，指导，纠错。

（二）**实训结果**

1. 学生能较熟练地进行肢体长度的测量。

2. 学生能较熟练地进行肢体围度的测量。

3. 学生能计算身体质量指数。

【实训评价】

1. 评价内容　主要考评各类测量方法以及结果记录的正确掌握。

2. 评价形式 采用抽签的形式,学生按要求进行操作,每人完成 1 个部位长度测量及 1 个部位围度测量。由教师打分,总分为 100 分,见实训表 1-4。

实训表 1-4 人体形态测量评价表

项目	评价内容		评分标准	得分
操作前	准备	治疗人员	仪表端正,服装整洁(5分)	
		环境	整洁、宽敞、明亮、温湿度适宜(5分)	
		物品	软皮尺、笔、纸、治疗床、凳子、洗手液(5分)	
		患者	意识清楚,生命体征平稳,情绪稳定,排空大小便(5分)	
	洗手		七步洗手法(3分)	
	评估		了解患者病情、合作程度、情绪、耐受程度、有无评定禁忌证(10分)	
操作中	解释说明		向患者解释测量目的、方法,取得患者理解和配合(10分)	
	长度的测量		患者体位摆放标准(2.5分)	
			示范正确,患者能够理解并正确做出该动作(2.5分)	
			测量点选择正确(5分)	
			皮尺放置正确(2.5分)	
			正确处理测量过程中出现的问题(2.5分)	
			关爱患者,尊重患者人格,注意保护患者的隐私(2.5分)	
			团结协作,语言恰当,沟通有效(2.5分)	
	围度的测量		患者体位摆放标准(2.5分)	
			示范正确,患者能够理解并正确做出该动作(2.5分)	
			测量点选择正确(5分)	
			皮尺放置正确(2.5分)	
			正确处理测量过程中出现的问题(2.5分)	
			关爱患者,尊重患者人格,注意保护患者的隐私(2.5分)	
			团结协作,语言恰当,沟通有效(2.5分)	
操作后	安置		协助患者取舒适体位(4分)	
	洗手		七步洗手法(3分)	
	结果分析		正确判断评定结果(10分)	
总分				

(易江兰)

实训二　人体反射评定

【实训目的】

1. 掌握各类反射评定的体位摆放、刺激方法以及阳性反应。

2. 学会评定结果记录和分析。

3. 培养学生的责任心和职业道德。

【实训准备】

1. 物品　治疗床、治疗凳、叩诊锤、婴儿模型。

2. 环境　温度适宜,环境安静,光线充足。

【实训学时】　2 学时。

【实训方法与结果】

（一）实训方法

1. 教师示教　教师选一名学生为模拟患者,示范脊髓水平、脑干水平、中脑水平、大脑皮质水平反射的检查方法。

（1）脊髓水平反射检查:见实训表 2-1。

实训表 2-1　脊髓水平反射检查

神经反射	检测体位	诱发刺激	阳性反应
屈肌收缩反射	患者取仰卧位,头置正中,下肢伸展	刺激一侧足底	受刺激的下肢失去控制而屈曲
伸肌伸展反射	患者取仰卧位,头置正中,一侧下肢伸直,另一侧下肢屈曲	刺激屈曲侧下肢的足底	在屈曲伸直侧下肢时,对侧屈曲的下肢变为伸直
交叉伸展反射	患者取仰卧位,头置正中,一侧下肢伸直,另一侧下肢屈曲	屈曲伸直侧的下肢	受刺激的下肢失去控制而屈曲

（2）脑干水平反射检查:见实训表 2-2。

实训表 2-2　脑干水平反射检查

神经反射	检测体位	诱发刺激	阳性反应
不对称性紧张性颈反射	患者取仰卧位,头置正中,上下肢伸直	将头转向一侧	面部朝向的一侧上下肢伸展或伸肌肌张力增高;对侧上下肢屈曲或屈肌肌张力增高
对称性紧张性颈反射	患者呈膝手卧位或趴于评定者的腿上	将头向腹侧或背侧屈曲	将头向腹侧屈曲时,上肢屈曲或屈肌肌张力增高,下肢伸展或伸肌肌张力增高;将头向背侧屈曲时,上肢伸展或伸肌肌张力增高,下肢屈曲或屈肌肌张力增高

神经反射	检测体位	诱发刺激	阳性反应
紧张性迷路反射	患者取仰卧位或俯卧位,头置正中,上下肢伸直	维持仰卧位或俯卧位	仰卧位时,被动屈曲上下肢,患者伸肌肌张力增高;维持俯卧位时,患者不能后伸头、后缩肩及伸展躯干和四肢
阳性支持反应	抱患者使之维持站立	使患者用足底跳跃几次	下肢伸肌肌张力增高,足跖屈,可伴有膝反张
联合反应	患者取仰卧位	嘱患者用全力抓握某一物体(偏瘫患者用健侧手)	对侧肢体出现同样的动作或相关肌群肌张力增高

(3)中脑水平反射检查:见实训表2-3。

实训表 2-3　中脑水平反射检查

神经反射	检测体位	诱发刺激	阳性反应
颈调正反应	患者取仰卧位,头置正中,上下肢伸直	被动地或主动地将头转向一侧	整个身体向着与头一致的方向旋转
身体调正反应	患者取仰卧位,头置正中,上下肢伸直	诱发刺激:主动地或被动地将头转向一侧	身体呈分节旋转,先转头,然后是肩,最后是骨盆
头部迷路调正反应	患者取俯卧位或仰卧位,遮上眼睛	维持俯卧位或仰卧位	头抬至正常位置,面部呈垂直位,口呈水平位
视觉调正反应	双手抱患儿并使之在空中呈俯卧位或仰卧位	维持俯卧位或仰卧位	头抬至正常位置,面部呈垂直位,口呈水平位
拥抱反射	患者取半仰卧位	突然将头伸向后下方	上肢外展、伸直(或屈曲)、外旋,手指伸直和外展
抬躯反射	用手托住患者胸部,将患者俯卧位置于空中	主动地或被动地抬头	脊柱和下肢伸直(当头向腹侧屈曲时,脊柱和下肢屈曲)
保护性伸展反应	患者取俯卧位,双上肢向头的方向伸展	评定者抓起患者踝足部或骨盆使之悬空,然后突然使头向地板方向运动	上肢立即伸展伴有手指外展和伸直以保护头

（4）大脑皮质水平反射检查：见实训表2-4。

实训表2-4　大脑皮质水平反射检查

神经反射	检测体位	诱发刺激	阳性反应
仰卧位平衡反应	患者仰卧于斜板上，上下肢伸直	将斜板倾斜向一侧	患者头和胸调正，抬起的一侧上下肢外展和伸展（平衡反应），斜板较低的一侧肢体出现保护性反应
俯卧位平衡反应	患者俯卧于斜板上，上下肢伸直	将斜板倾斜向一侧	患者头和胸调正，抬起的一侧上下肢外展、伸展（平衡反应），斜板较低的一侧肢体出现保护性反应
膝手四点位平衡反应	患者取膝手四点位	将身体向一侧倾斜	患者头和胸调正，抬起的一侧上下肢外展、伸展，较低的一侧肢体出现保护性反应
坐位平衡反应	患者取坐位	拉或推使患者向一侧倾斜	患者头和胸调正，抬高一侧上下肢外展、伸展（平衡反应），较低的一侧肢体出现保护性反应
双膝立位平衡反应	患者呈双膝立位	拉或推使患者向一侧倾斜	患者头和胸调正，抬高的一侧上下肢外展、伸展（平衡反应），较低的一侧出现保护性反应
跨步及跳跃反应	患者呈站立位，评定者双手握住患者上臂	使患者向左、右、前和后分别移动	患者头和胸调正，并向移动方向跨步维持平衡

2. 学生练习

（1）学生按照性别分组，2人1组，一人为评定者、一人模拟患者（阳性支持反应用婴儿模型），操作完成后交换角色，相互练习。

（2）教师巡视，指导，纠错。

（二）**实训结果**

1. 学生较熟练地掌握各类反射的评定方法。

2. 学生能正确判断评定结果。

3. 实训结果记录与分析　根据各项反射的检查结果分别记录，阳性反应记录为（＋），阴性反应记录为（－），可疑阳性反应记录为（±）。依据各项反射的临床意义分析结果。

【实训评价】

1. 评价内容　主要考评各类反射检查方法的正确掌握。

2. 评价形式　采用抽签的形式，学生按要求进行操作，每人完成2个反射检查。由教师打分，总分为100分，具体内容见实训表2-5。

项目	评价内容		评分标准	得分
操作前	准备	评定者	仪表端正,服装整洁(2.5分)	
		环境	整洁、宽敞、明亮、温度适宜(2.5分)	
		物品	叩诊锤、婴儿模型、笔、记录本、洗手液(2.5分)	
		患者	意识清楚,生命体征平稳,情绪稳定(2.5分)	
	洗手		七步洗手法(3分)	
	评估		了解患者病情、合作程度、情绪、耐受程度、有无禁忌证(5分)	
操作中	解释说明		向患儿和家属解释评定目的、方法,取得患儿和家属的理解和配合(5分)	
	脊髓水平反射检查		检测体位摆放标准(2.5分)	
			诱发刺激方法正确(2.5分)	
			阳性反应判断正确(2.5分)	
			正确处理评定过程中出现的问题(2.5分)	
			关爱患者,尊重患者人格,注意保护患者的隐私(2.5分)	
			团结协作,语言恰当,沟通有效(2.5分)	
	脑干水平反射检查		检测体位摆放标准(2.5分)	
			诱发刺激方法正确(2.5分)	
			阳性反应判断正确(2.5分)	
			正确处理评定过程中出现的问题(2.5分)	
			关爱患者,尊重患者人格,注意保护患者的隐私(2.5分)	
			团结协作,语言恰当,沟通有效(2.5分)	
	中脑水平反射检查		检测体位摆放标准(2.5分)	
			诱发刺激方法正确(2.5分)	
			阳性反应判断正确(2.5分)	
			正确处理评定过程中出现的问题(2.5分)	
			关爱患者,尊重患者人格,注意保护患者隐私(2.5分)	
			团结协作,语言恰当,沟通有效(2.5分)	
	大脑皮质水平反射检查		检测体位摆放标准(2.5分)	
			诱发刺激方法正确(2.5分)	
			阳性反应判断正确(2.5分)	
			正确处理评定过程中出现的问题(2.5分)	
			关爱患者,尊重患者人格,注意保护患者的隐私(2.5分)	
			团结协作,语言恰当,沟通有效(2.5分)	

项目	评价内容	评分标准	得分
操作后	安置	协助患者取舒适体位(4分)	
	洗手	七步洗手法(3分)	
	结果分析	正确判断评定结果(10分)	
总分			

（杜海云）

实训三　认知功能障碍的筛查

【实训目的】

1. 掌握运用简易精神状态检查量表(MMSE)筛查认知功能障碍。

2. 学会评定结果记录和分析。

3. 培养学生的爱伤意识、严谨的工作作风和高度的责任感。

【实训准备】

1. 物品　简易精神状态检查量表、铅笔、手表、桌、椅、记号笔、纸、洗手液。

2. 环境　环境安静,光线充足。

【实训学时】　1学时。

【实训方法与结果】

（一）实训方法

1. 教师示教　教师为评定者,选1名学生为患者,运用简易精神状态检查量表示范认知功能障碍的筛查,见实训表3-1。

实训表 3-1　简易精神状态检查量表

序号	项目	评分	
1	今年是哪个年份?	1	0
2	现在是什么季节?	1	0
3	现在是几月份?	1	0
4	今天是星期几?	1	0
5	今天是几号?	1	0
6	你现在在哪个城市?	1	0
7	你现在在哪个区?	1	0
8	你现在住在什么地方(街道)?	1	0
9	你现在在什么地方(哪个医院)?	1	0

序号	项目	评分
10	我们现在在第几层楼?	1　0
11	我会说三样东西的名称,请你重复一次,复述:苹果	1　0
12	复述:报纸	1　0
13	复述:火车	1　0
14	请你用100减7,然后再减7,一直减下去,直至我让你停为止,计算:100-7	1　0
15	计算:93-7	1　0
16	计算:86-7	1　0
17	计算:79-7	1　0
18	计算:72-7	1　0
19	我之前让你记住的三样东西是什么? 回忆:苹果	1　0
20	回忆:报纸	1　0
21	回忆:火车	1　0
22	出示铅笔、手表,这个是什么东西? 辨认:铅笔	1　0
23	辨认:手表	1　0
24	请你跟我讲这句话,复述:"非如果,还有,或但是"	1　0
25	3级指令:"请你用右手拿着这张纸。"	1　0
26	3级指令:"用双手将这张纸对折。"	1　0
27	3级指令:"并放在地上。"	1　0
28	请你看看这句话,并且按上面的意思去做,"闭上你的眼睛"	1　0
29	请你给我写一个完整的句子。	1　0
30	请你给我写这里有一幅画,请你照着它一模一样地画。临摹:一个四边形和一个五边形交叉的图形。	1　0
	总　分	/30

2. 学生练习

（1）学生按照性别分组,2人1组,一人为评定者、一人模拟患者,操作完成后交换角色,相互练习。

（2）教师巡视,指导,纠错。

（二）实训结果

1. 学生较熟练地掌握简易精神状态检查量表的正确使用。

2. 学生能正确判断评定结果。

3. 实训结果记录与分析　根据患者的文化程度划分认知障碍的标准,一般文盲≤17分,小学文化≤20分,中学文化≤24分,在标准分数线下考虑存在认知功能障碍,需进一步检查。

【实训评价】

1. 评价内容 主要考评简易精神状态检查量表的正确使用。

2. 评价形式 采用抽签的形式,学生按要求进行操作,由教师、同学打分,总分为100分,见实训表3-2。

实训表3-2 认知功能障碍的筛查评价表

项目	评价内容		评分标准	得分
操作前	准备	治疗人员	仪表端正,服装整洁(5分)	
		环境	整洁、宽敞、明亮、温湿度适宜,无外界干扰(5分)	
		物品	简易精神状态检查量表、铅笔、手表、桌、椅、纸、记号笔、洗手液(5分)	
		患者	生命体征平稳,意识清楚,情绪稳定,排空大小便(5分)	
	洗手		七步洗手法(3分)	
	评估		了解患者病情、合作程度(言语理解和表达能力)、情绪、耐受程度、有无评定禁忌证(10分)	
操作中	认知功能障碍的筛查		向患者和家属解释评定目的、方法,取得患者和家属的理解与配合(10分)	
			患者体位安排恰当舒适(5分)	
			量表选择正确(MMSE)(5分)	
			口令正确,与患者交流合理有效(10分)	
			规范使用评定量表(10分)	
			正确处理评定过程中出现的问题(5分)	
			关爱患者,尊重患者人格,注意保护患者的隐私(5分)	
操作后	安置		协助患者取舒适体位(4分)	
	洗手		七步洗手法(3分)	
	结果分析		正确判断评定结果(10分)	
总分				

(刘立席)

实训四　感觉功能评定

【实训目的】

1. 掌握浅感觉、深感觉和复合感觉的评定方法。

2. 熟悉脊髓节段性感觉即28对感觉关键点检查。

3. 学会评定结果记录和分析。

【实训准备】

1. 物品　检查床、椅子、大头针、试管、音叉、叩诊锤、棉棒、钥匙、硬币、铅笔、手表、凉水和热水。

2. 环境　温度适宜,环境安静,光线充足。

【实训学时】　2学时。

【实训方法与结果】

（一）实训方法

1. 教师示教　教师选一名学生作为模拟患者,指出患者每一对脊髓后根的感觉神经纤维支配的相应区域。患者取仰卧位,闭目,教师依次示范痛觉、触觉、温度觉、运动觉、位置觉、振动觉、实体觉、皮肤定位觉、两点辨别觉和图形觉的评定方法。

（1）痛觉检查

1）用大头针轻刺患者皮肤。

2）询问患者刺激部位有无疼痛及疼痛程度。

3）发现局部痛觉减退或过敏,与正常区域比较。

（2）触觉检查

1）用一束棉絮轻触患者皮肤。

2）询问患者有无触碰、刺激的程度和棉絮接触的次数。

（3）温度觉检查

1）先用盛冷水的玻璃试管(5~10℃)接触患者皮肤2~3秒,询问患者"冷"或"热"。

2）再用盛热水(40~45℃)的玻璃试管接触患者皮肤2~3秒,询问患者"冷"或"热"。

（4）运动觉检查

1）评定者用拇指和示指轻轻捏住患者手指的两侧。

2）向上、向下移动5°左右。

3）患者说出移动的方向。

4）如果患者判断移动方向有困难,可加大活动的幅度。

5）如果患者不能感受移动,可再试较大的关节,如腕关节、肘关节等。

（5）位置觉检查

1）评定者将患者上肢被动移动至特定位置。

2）患者说出肢体所放的位置,或用对侧肢体模仿移动位置。

（6）振动觉检查

1）将震动的音叉(256Hz)柄置于患者骨隆起处(如尺桡骨茎突处),两侧对比。

2）询问患者有无振动的感觉。

（7）实体觉检查

1）将患者熟悉的常用物体,如钥匙、铅笔、硬币或手表等,放于患者手中。

2）让患者触摸和感受,并说出物体的大小、形状和名称。

（8）皮肤定位觉检查

1）用棉棒末端轻触患者皮肤。

2）让患者用手指出被触及的部位。

（9）两点辨别觉检查

1）评定者将叩诊锤两端分开,两末端同时接触皮肤。

2）如果患者能感受到两点,则逐渐缩小叩诊锤两端距离,直到两个接触点被感受为一点为止。

（10）体表图形觉检查

1）用棉签在患者皮肤上画出各种简单图形,如圆形、方形和三角形等。

2）让患者说出所画图形。

2. 学生练习

（1）学生随机分组,2人1组,一人为评定者、一人模拟患者,操作完成后交换角色,相互练习。

（2）教师巡视,指导,纠错。

（二）实训结果

1. 学生较熟练地完成痛觉、触觉、温度觉、运动觉、位置觉、振动觉、实体觉、皮肤定位觉、两点辨别觉、体表图形觉的评定流程。

2. 学生能正确判断评定结果。

3. 实训结果记录与分析　根据评定结果,明确患者有无感觉障碍及感觉障碍的类型,其中刺激性症状是由感觉传导系统受到刺激或兴奋性增高时引起的感觉过敏、感觉过度、感觉倒错、感觉异常、感觉错位和疼痛等;抑制性症状是由感觉传导系统被损坏或功能受到抑制时出现的感觉减退和感觉缺失。此外,感觉通路的受损部位不同,引起感觉障碍的区域亦不同。根据感觉障碍的部位和特征,可将感觉障碍分为末梢神经受损、神经干受损、神经丛受损、后根受损、脊髓损伤等类型,感觉障碍的部位和特征可作为定位诊断的依据。

【实训评价】

1. 评价内容　主要考评各类躯体感觉的检查方法。

2. 评价形式　采用抽签的形式,随机抽取五个感觉关键点,学生按要求进行操作,由教师打分,得分记录在下表中,总分为100分,见实训表4-1。

实训表4-1　感觉功能检查操作评价表

项目	评价内容		评分标准	得分
操作前	准备	评定者	仪表端正,服装整洁(2.5分)	
		环境	整洁、宽敞、明亮、温度适宜(2.5分)	
		物品	大头针、试管、音叉、叩诊锤、棉棒、钥匙、硬币、铅笔、手表、凉水和热水(5分)	
		患者	意识清楚,生命体征平稳,情绪稳定(5分)	
	洗手		七步洗手法(2.5分)	
	评估		了解患者病情、合作程度、情绪、耐受程度(5分)	

项目	评价内容	评分标准	得分
操作中	解释说明	向患者解释说明测试的目的、方法,取得患者的理解和配合(5分)	
	浅感觉检查	患者体位摆放标准(5分)	
		评定者手法和操作规范(10分)	
		关爱患者,尊重患者人格,注意保护患者的隐私(2.5分)	
		团结协作,语言恰当,沟通有效(2.5分)	
	深感觉检查	患者体位摆放标准(5分)	
		评定者手法、操作规范(5分)	
		关爱患者,尊重患者人格,注意保护患者的隐私(2.5分)	
		团结协作,语言恰当,沟通有效(2.5分)	
	复合感觉检查	患者体位摆放标准(5分)	
		评定者手法、操作规范(10分)	
		关爱患者,尊重患者人格,注意保护患者的隐私(2.5分)	
		团结协作,语言恰当,沟通有效(2.5分)	
操作后	安置	协助患者取舒适体位(5分)	
	洗手	七步洗手法(2.5分)	
	结果分析	正确判断评定结果(10分)	
总分			

（杜海云）

实训五　6分钟步行试验

【实训目的】

1. 掌握6分钟步行试验的评定方法。

2. 学会评定结果记录和分析。

【实训准备】

1. 物品　计时器(或秒表)、圈数计数器、2个小锥体、彩色条带、1把椅子、氧气(便携式制氧机)、血压计、指脉氧、Borg量表、笔、记录表。

2. 环境　准备长度为30m笔直的地面,每隔3m有彩色条带标于地面上,折返点放置小锥体作为标志。

【实训课时】　1学时。

【实训方法与结果】

（一）**实训方法**

1. 教师示教　选1名学生作为患者,教师示范6分钟步行试验的评定方法。

（1）患者在试验前 10 分钟到达试验地点,于起点附近放置一把椅子,让患者就座休息。核实患者是否存在试验禁忌证,确认患者穿着适宜的衣服和鞋。

（2）测量患者生命体征[血氧饱和度（SpO_2）、血压（BP）、心率（HR）、脉搏（P）]。

（3）患者取站立位,用 Borg 量表评价患者基线呼吸困难和疲劳情况。

（4）将患者带领至起点处。测试过程中,评定者始终站在起点线附近,不要跟随患者一同行走。当患者开始出发时,开始计时。

（5）患者每次返回到起点线时,在工作表中标记出折返次数,要让患者看到这些行动。不要中止计时器计时。（如果患者未能走满 6 分钟就止步不前,并且拒绝继续测试或评定者认为不宜再继续进行测试,将轮椅推至患者面前让其就座,中止试验。）

（6）需要立即终止 6 分钟步行试验的情况:胸痛;不能耐受的呼吸困难;下肢痉挛;走路摇晃;出汗;面色苍白或灰白。

（7）识别异常情况并正确处理。根据患者严重程度以及发生晕厥的风险,让患者坐下或平卧,测定患者生命体征（BP、HR、P、SpO_2）,医师评价,需要时给予氧疗、除颤。

（8）试验结束后计算患者走过的总路程,数值四舍五入。

2. 学生练习

（1）学生按照性别分组,2 人 1 组,一人为评定者,一人模拟患者,操作完成后交换角色,相互练习。

（2）教师巡视,指导,纠错。

（二）实训结果

1. 学生掌握 6 分钟步行实验的评定方法。

2. 学生能正确判断评定结果。

3. 评定结果记录与分析　6 分钟内,若步行距离<150m,表明心力衰竭程度严重,步行距离 150~425m 为中度心力衰竭,步行距离 426~550m 为轻度心力衰竭。

[实训评价]

1. 评价内容　主要考评 6 分钟步行实验评定方法的正确使用。

2. 评价形式　采用抽签的形式,学生按要求进行操作,由教师打分,总分为 100 分,见实训表 5-1。

实训表 5-1　6 分钟步行实验评价表

项目	评价内容		评分标准	得分
操作前	准备	治疗人员	仪表端正,服装整洁（5 分）	
		环境	整洁、宽敞、明亮、温湿度适宜（5 分）	
		物品	手计时器（或秒表）、圈数计数器、2 个小锥体、彩色条带、椅子、氧气（便携式制氧机）、血压计、指脉氧、电话、便携式除颤仪、Borg 量表、笔、记录表、洗手液（5 分）	
		患者	意识清楚,生命体征平稳,情绪稳定,鞋子、衣服穿着舒适,应使用平时使用的助行器（拐杖、助行架等）,2h 内避免过度运动,排空大小便（5 分）	
	洗手		七步洗手法（3 分）	
	评估		了解患者病情、合作程度、情绪、耐受程度、有无测试禁忌证（10 分）	

项目	评价内容	评分标准	得分
操作中	解释说明	向患者解释说明测试的目的、方法,取得患者的理解和配合(5分)	
	6分钟步行试验	患者在试验前10min到达试验地点,在起点处就座休息(5分)	
		测量生命体征(BP、HR、P、SpO$_2$)(5分)	
		使用Borg量表评价患者基线呼吸困难和疲劳情况(5分)	
		将圈数计数器归零,计时器调到6min(5分)	
		让患者站在出发线上,开始行走时计时(5分)	
		用平缓的语调和声音、标准用语鼓励患者尽可能走远一些(5分)	
		测量生命体征(BP、HR、P、SpO$_2$)(5分)	
		使用Borg量表对患者的呼吸困难评分(5分)	
		能识别患者出现的状况并正确处置(5分)	
操作后	安置	协助患者取舒适体位(4分)	
	洗手	七步洗手法(3分)	
	结果分析	正确判断评定结果(10分)	
总分			

（胡　婷）

实训六　脊柱关节活动度测量

【实训目的】

1. 掌握量角器的使用技术。

2. 掌握脊柱关节活动度的测量方法。

3. 学会记录和分析测量结果。

【实训准备】

1. 物品　量角器、椅子、笔、记录表。

2. 环境　环境安静,光线充足。

【实训学时】　2学时。

【实训方法与结果】

（一）实训方法

1. 教师示教　选1名学生为患者,示范颈椎、胸椎、腰椎关节活动度的测量。

（1）脊柱关节活动度测量方法见实训表6-1。

关节	运动	体位	轴心	固定臂	移动臂	正常参考值
颈椎	前屈	端坐位或直立位	外耳道中点	与地面垂直	与外耳道和鼻尖的连线平行	0°~45°
	后伸					0°~45°
	侧屈	端坐位或直立位,固定脊柱	第七颈椎棘突	第七颈椎和第五腰椎棘突的连线	枕骨粗隆和第七颈椎棘突连线	0°~45°
	旋转		头顶	与两肩峰连线平行	与鼻尖和枕骨粗隆的连线平行	0°~60°
胸、腰椎	前屈	直立位	第五腰椎棘突侧面投影	与通过第五腰椎棘突的垂线平行	与第七颈椎和第五腰椎棘突连线平行	0°~80°
	侧屈	直立位	第五腰椎棘突	两侧髂嵴连线中点的垂线	第七颈椎和第五腰椎棘突连线	0°~40°
	后伸	直立位	第五腰椎棘突侧面投影	与通过第五腰椎棘突的垂线平行	与第七颈椎和第五腰椎棘突连线平行	0°~30°
	旋转	坐位,固定骨盆	头顶正中	与双侧髂棘上缘连线平行	与双侧肩峰连线平行	0°~45°

（2）注意事项

1）检查时应熟悉关节解剖和正常活动范围,熟练掌握评定技术。

2）检查时必须充分暴露受检部位,保持舒适体位,远端骨运动时,充分固定近端骨,避免代偿运动,以保证检查结果的可靠性。

3）关节活动度有一定误差,应该左右对比检查。

4）读取量角器刻度盘上的刻度时,视线与刻度同高,记录结果以5°为单位。

5）如患者存在关节活动受限的情况,先测量主动关节活动范围,后测量被动关节活动范围,并分别加以记录。

2. 学生练习

（1）学生按照性别分组,2人1组,一人为评定者、一人模拟患者,操作完成后交换角色,相互练习。

（2）教师巡视,指导,纠错。

（二）实训结果

1. 学生熟练掌握量角器的使用。

2. 学生熟练掌握脊柱关节活动度的测量技术。

3. 学生能正确记录测量结果,见实训表6-2。

患者：　　　　　　评定者：　　　　　　评定时间：

部位	检查项目	正常参考值	左侧 ROM（°）	右侧 ROM（°）
颈椎	前屈	0°~45°		
	后伸	0°~45°		
	侧屈	0°~45°		
	旋转	0°~60°		
胸、腰椎	前屈	0°~80°		
	侧屈	0°~40°		
	后伸	0°~30°		
	旋转	0°~45°		

【实训评价】

1. 评价内容　主要考评脊柱活动度的测量。
2. 评价形式　采用抽签的形式,学生按要求进行操作,由教师打分,总分为 100 分,见实训表 6-3。

实训表 6-3　关节活动度测量评价表

项目	评价内容		评分标准	得分
操作前	准备	治疗人员	仪表端正,服装整洁(5 分)	
		环境	整洁、宽敞、明亮、温湿度适宜(5 分)	
		物品	量角器、皮尺、椅子、治疗床、洗手液、笔、记录表(5 分)	
		患者	意识清楚,生命体征平稳,情绪稳定,排空大小便(5 分)	
	洗手		七步洗手法(3 分)	
	评估		了解患者病情、合作程度、情绪、耐受程度、有无评定禁忌证(10 分)	
操作中	关节活动度的测量		向患者解释评定目的、方法,取得患者的理解和配合(5 分)	
			示范正确,患者能够理解并正确做出该动作(5 分)	
			患者体位摆放正确,充分暴露检查部位(5 分)	
			固定测量关节的近端骨,避免代偿运动(5 分)	
			量角器轴心摆放正确(5 分)	
			量角器固定臂摆放正确(5 分)	
			量角器移动臂摆放正确(5 分)	
			测量起始位正确,终末位正确(10 分)	
			关爱患者,尊重患者人格,注意保护患者的隐私(5 分)	

项目	评价内容	评分标准	得分
操作后	安置	协助患者取舒适体位(4分)	
	洗手	七步洗手法(3分)	
	结果分析	正确判断评定结果(10分)	
总分			

(顾晓超)

实训七　上肢关节活动度测量

【实训目的】

1. 掌握量角器的使用方法。

2. 掌握上肢关节活动度测量方法。

3. 学会记录和分析测量结果。

【实训准备】

1. 物品　量角器、桌、椅、治疗床、笔、记录表。

2. 环境　环境安静,光线充足。

【实训学时】　2学时。

【实训方法与结果】

(一)实训方法

1. 教师示教　选1名学生为患者,示范肩关节、肘关节、前臂、腕关节活动度的测量。上肢主要关节活动度测量方法见实训表7-1。

实训表7-1　上肢主要关节活动度的测量

关节	运动	体位	轴心	固定臂	移动臂	正常参考值
肩关节	前屈	坐位或仰卧位,肱骨处于中立位	肩峰	与躯干腋中线平行	与肱骨纵轴平行	0°～170°/180°
	后伸	坐位或俯卧位,肱骨处于中立位				0°～60°
	外展	坐位或仰卧位,肱骨处于外旋位	肩峰前部	与躯干平行	与肱骨纵轴平行	0°～180°
	内旋	坐位或仰卧位,肩关节外展90°,肘关节屈曲90°,前臂处于中立位	尺骨鹰嘴	与地面垂直	与前臂中线平行	0°～70°
	外旋					0°～90°
	水平外展	坐位,肩关节90°外展,肘伸展,掌心向下	肩峰	与肩峰至头颈的连线平行	与肱骨纵轴平行	0°～40°
	水平内收					0°～130°

关节	运动	体位	轴心	固定臂	移动臂	正常参考值
肘关节	屈曲	站位、坐位或仰卧位,肱骨紧靠躯干,肩关节外旋,前臂旋后	肱骨外上髁	与肱骨纵轴平行	与前臂中线平行	0°~150°
前臂	旋前	坐位或站位,肱骨紧靠躯干,肘关节屈曲90°,前臂处于中立位	尺骨茎突	与地面垂直	与腕关节背侧横纹平行	0°~80°/90°
	旋后				与腕关节掌侧横纹平行	0°~80°/90°
腕关节	掌屈	坐位,前臂旋前放于桌上,腕关节处于中立位	尺骨茎突	与尺骨长轴平行	与第五掌骨长轴平行	0°~80°
	背伸					0°~70°
	尺偏	坐位,前臂旋前,掌心朝下置于桌面上	腕关节背侧第三掌骨的根部	前臂中线长轴	与第三掌骨平行	0°~30°
	桡偏					0°~20°

2. 学生练习

(1) 学生按照性别分组,2 人 1 组,一人为评定者、一人模拟患者,操作完成后交换角色,相互练习。

(2) 教师巡视,指导,纠错。

(二)实训结果

1. 学生熟练掌握量角器的使用。

2. 学生熟练掌握上肢主要关节活动度的测量技术。

3. 学生能正确记录测量结果,见实训表 7-2。

实训表 7-2　上肢主要关节活动度记录表

受检者:　　　　　　　　评定者:　　　　　　　　评定时间:

部位	检查项目	正常参考值	左侧 ROM (°)	右侧 ROM (°)
肩关节	前屈	0°~170°		
	后伸	0°~60°		
	外展	0°~180°		
	内旋	0°~70°		
	外旋	0°~90°		
	水平外展	0°~40°		
	水平内收	0°~130°		
肘关节	屈曲	0°~150°		
前臂	旋前	0°~80°/90°		
	旋后	0°~80°/90°		

部位	检查项目	正常参考值	左侧 ROM（°）	右侧 ROM（°）
腕关节	掌屈	0°~80°		
	背伸	0°~70°		
	尺偏	0°~30°		
	桡偏	0°~20°		

【实训评价】

1. 评价内容　主要考评上肢关节活动度的测量。

2. 评价形式　采用抽签的形式,学生按要求进行操作,由教师打分,总分为 100 分,见实训表 6-3。

（顾晓超）

实训八　下肢关节活动度测量

【实训目的】

1. 掌握量角器的使用方法。

2. 掌握下肢关节活动度测量方法。

3. 学会记录和分析测量结果。

【实训准备】

1. 物品　量角器、椅子、治疗床、笔、记录表。

2. 环境　环境安静,光线充足。

【实训学时】　2 学时。

【实训方法与结果】

（一）实训方法

1. 教师示教　选 1 名学生为患者,示范髋关节、膝关节、踝关节活动度的测量。下肢主要关节活动度测量方法见实训表 8-1。

实训表 8-1　下肢主要关节活动度的测量

关节	运动	体位	轴心	固定臂	移动臂	正常参考值
髋关节	屈曲	仰卧位,髋关节、膝关节伸展	股骨大转子	与躯干腋中线平行	与股骨长轴平行	0°~125°
	伸展	俯卧位,髋、膝处于中立位				0°~15°/30°
	内收	仰卧位	髂前上棘	两髂前上棘连线上	与股骨长轴平行	0°~35°
	外展					0°~45°
	内旋	坐位或仰卧位,髋、膝屈曲于 90°	髌骨下端	与地面垂直	与胫骨长轴平行	0°~45°
	外旋					0°~45°

274

关节	运动	体位	轴心	固定臂	移动臂	正常参考值
膝关节	屈曲	俯卧位,髋、膝关节伸展	腓骨小头	与股骨纵轴平行	腓骨长轴	0°~135°
踝关节	背屈	仰卧位或坐位,坐位时膝关节屈曲90°,踝关节处于中立位	腓骨纵轴线与足外缘交叉处	与腓骨长轴平行	与第五跖骨长轴平行	0°~20°
	跖屈					0°~45°/50°
	内翻	坐位或仰卧位,坐位时膝关节屈曲90°,踝关节处于中立位	位于邻近跟骨的外侧面	与胫骨长轴平行	与足跟的跖面平行	0°~35°
	外翻		邻近跖趾关节内侧面的中点		与足底的跖面平行	0°~25°

注意事项:

1)检查时应熟悉关节解剖和正常活动范围,熟练掌握评定技术。

2)检查时必须充分暴露受检部位,保持舒适体位,远端骨运动时,充分固定近端骨,避免代偿运动,以保证检查结果的可靠性。

3)关节活动度有一定误差,应该左右对比检查。

4)读取量角器刻度盘上的刻度时,视线与刻度同高,记录结果以5°为单位。

5)如患者存在关节活动受限的情况,先测量主动关节活动范围,后测量被动关节活动范围,并分别加以记录。

2.学生练习

(1)学生按照性别分组,2人1组,一人为评定者、一人模拟患者,操作完成后交换角色,相互练习。

(2)教师巡视,指导,纠错。

(二)实训结果

1.学生熟练掌握量角器的使用。

2.学生熟练掌握下肢主要关节活动度的测量技术。

3.学生能正确记录测量结果见实训表8-2。

实训表8-2 下肢主要关节活动度记录表

受检者: 评定者: 评定时间:

部位	检查项目	正常参考值	左侧 ROM（°）	右侧 ROM（°）
髋关节	屈曲	0°~125°		
	伸展	0°~15°/30°		
	内收	0°~35°		

部位	检查项目	正常参考值	左侧 ROM（°）	右侧 ROM（°）
	外展	0°~45°		
	内旋	0°~45°		
	外旋	0°~45°		
膝关节	屈曲	0°~135°		
	背屈	0°~20°		
踝关节	跖屈	0°~45°/50°		
	内翻	0°~35°		
	外翻	0°~25°		

【实训评价】

1. 评价内容　主要考评下肢关节活动度的测量。

2. 评价形式　采用抽签的形式,学生按要求进行操作,由教师打分,总分为 100 分,见实训表 6-3。

（顾晓超）

实训九　颈部和躯干主要肌肉的徒手肌力评定

【实训目的】

1. 掌握颈部和躯干主要肌肉的徒手肌力评定方法。

2. 学会评定结果记录和分析。

【实训准备】

1. 物品　治疗床、治疗凳、椅子、光滑平板。

2. 环境　环境安静,光线充足。

【实训学时】　2 学时。

【实训方法与结果】

（一）实训方法

1. 教师示教　选 1 名学生为患者,示范颈部和躯干主要肌肉的徒手肌力评定,操作方法见实训表 9-1。

实训表 9-1　颈部和躯干主要肌肉的徒手肌力评定

运动	主动肌	近端固定	体位		检查动作	阻力施加部位
			抗重力体位	去重力体位		
颈前屈	胸锁乳突肌、斜角肌	躯干	仰卧位	侧卧位,托住头部	屈颈	前额
颈后伸	斜方肌、骶棘肌	躯干	俯卧位	侧卧位,托住头部	伸颈	枕部

运动	主动肌	近端固定	体位		检查动作	阻力施加部位
			抗重力体位	去重力体位		
躯干前屈	腹直肌	下肢	仰卧位		双手抱头能坐起	
					双上肢胸前交叉能坐起	
					双手前平举能坐起	
					仅能屈颈抬头	
					不能抬头,可触及肌肉收缩	
					未触及肌肉收缩	
躯干后伸	骶棘肌、斜方肌	骨盆	俯卧位		能抗大阻力挺直胸背抬起上半身	后背部上部
					能抗中等阻力挺直胸背抬起上半身	后背部上部
					仅能抗重力抬起上半身	
					头后仰	
					不能头后仰,可触及肌肉收缩	
					未触及肌肉收缩	
躯干旋转	腹内斜肌、腹外斜肌	骨盆、下肢	仰卧位位	坐位	髋膝伸直,抱头能坐起并向一侧转体	
					髋膝屈曲,双手前平举能坐起并向一侧转体	
					髋膝屈曲,仅能使一侧肩离开床面	
					能向一侧转体	
					不能转体,可触及肌肉收缩	
					未触及肌肉收缩	

2. 学生练习

（1）学生 2 人 1 组,一人为评定者、一人模拟患者,操作完成后交换角色,相互练习。

（2）教师巡视,指导,纠错。

（二）实训结果

1. 学生较熟练地掌握徒手肌力评定方法。

2. 学生能正确判断肌力级别。

1. 评价内容　主要考评躯干主要肌肉的徒手肌力评定。
2. 评价形式　采用抽签的形式,学生按要求进行操作,由教师打分,总分为100分,见实训表 9-2。

实训表 9-2　主要肌肉的徒手肌力评定表

项目	评价内容		评分标准	得分
操作前	准备	治疗人员	仪表端正,服装整洁(5分)	
		环境	整洁、宽敞、明亮、温湿度适宜(5分)	
		物品	量角器、皮尺、桌椅、治疗床、洗手液、笔、记录表(5分)	
		患者	意识清楚,生命体征平稳,情绪稳定,排空大小便(5分)	
	洗手		七步洗手法(3分)	
	评估		了解患者病情、合作程度、情绪、耐受程度、有无评定禁忌证(5分)	
操作中		解释说明	向患者解释评定目的、方法,取得患者的理解和配合(5分)	
	5~4级	患者体位	体位摆放标准,肢体起始位正确(5分)	
		评定者体位	体位正确、合理,注意保护患者和自我保护(3分)	
		评定者工作	示范正确,患者能够理解并正确做出该动作(5分)	
		保护固定	保护固定手放置位置正确(2分)	
		阻力施加部位	施阻手正确,阻力施加部位、方向正确(5分)	
		级别描述	级别描述无误(1分)	
	3级	患者体位	体位摆放标准,肢体起始位正确(3分)	
		评定者体位	自身体位正确、合理,注意保护患者和自我保护(2分)	
		评定者工作	示范正确,患者能够理解并正确做出该动作(3分)	
		级别描述	级别描述正确(1分)	
	2级	患者体位	体位摆放标准,肢体起始位正确(5分)	
		评定者体位	辅助工作正确到位,自身体位正确(3分)	
		评定者工作	示范正确,患者能够理解并正确做出该动作(2分)	
		级别描述	级别描述正确(1分)	
	1~0级	确定肌肉位置	触摸肌肉位置正确并正确说出主动肌(5分)	
		患者体位	体位摆放标准,肢体起始位正确(2分)	
		评定者体位	自身体位正确、合理,注意保护患者和自我保护(2分)	
		级别描述	级别描述正确(1分)	

项目	评价内容	评分标准	得分
操作后	安置	协助患者取舒适体位(4分)	
	洗手	七步洗手法(3分)	
	结果分析	正确判断评定结果(9分)	
总分			

（周蕴启）

实训十　上肢主要肌肉的徒手肌力评定

【实训目的】

1. 掌握上肢主要肌肉的徒手肌力评定方法。

2. 学会评定结果记录和分析。

【实训准备】

1. 物品　治疗床、治疗凳、光滑平板、桌子。

2. 环境　环境安静,光线充足。

【实训学时】　2学时。

【实训方法与结果】

（一）实训方法

1. 教师示教　选1名学生为患者,示范上肢主要肌肉徒手肌力评定,操作方法见实训表10-1。

实训表 10-1　上肢主要肌肉的徒手肌力评定

运动	主动肌	近端固定	体位		检查动作	阻力施加部位
			抗重力体位	去重力体位		
肩胛骨内收	斜方肌中部肌纤维、菱形肌	胸廓	俯卧位	坐位,上肢外展90°置于桌面上	肩胛骨内收	肩胛骨内侧缘
肩胛骨外展及上旋	前锯肌	胸廓	坐位	坐位,上肢前屈90°置于桌面上	肩胛骨外展、上旋	上臂远端上方
肩胛骨上提	斜方肌上部肌纤维	骨盆及下肢	坐位	俯卧位	耸肩	肩部
肩关节前屈	三角肌前部肌纤维	肩胛骨	坐位	侧卧位,上肢置于光滑平板上	肩关节前屈	上臂远端前方
肩关节后伸	三角肌后部肌纤维	肩胛骨	坐位	侧卧位,上肢置于光滑平板上	肩关节后伸	上臂远端后方

运动	主动肌	近端固定	体位		检查动作	阻力施加部位
			抗重力体位	去重力体位		
肩关节外展	三角肌中部肌纤维、冈上肌	肩胛骨	坐位	俯卧位	肩关节外展	上臂远端外侧
肩关节内旋	大圆肌、胸大肌	上臂远端	俯卧位,肩关节外展90°,前臂沿床沿下垂	俯卧位,使患者整个上肢垂于床沿	肩关节内旋	前臂远端
肩关节外旋	冈下肌、小圆肌、胸大肌	上臂远端	俯卧位,肩关节外展90°,前臂沿床沿下垂	俯卧位,使患者整个上肢垂于床沿	肩关节外旋	前臂远端
肘关节屈曲	肱二头肌	肩部	仰卧位,肩关节轻微外展,前臂旋后	1. 仰卧位,肩关节外展90°并外旋,使患者整个上肢置于床面上 2. 坐位,肩前屈90°置于光滑桌面,前臂中立位	肘关节屈曲	前臂远端
肘关节伸展	肱三头肌	肩部	俯卧位,肩关节外展90°,前臂垂于床沿	1. 侧卧位,上肢置于光滑平板上,使肘关节全范围屈曲,整个上肢置于床面上 2. 坐位,肩前屈90°置于光滑桌面,使肘关节全范围屈曲,前臂中立位	肘关节伸展	前臂远端
腕关节屈曲	桡侧腕屈肌、尺侧腕屈肌	前臂	坐位,肩前屈90°置于光滑桌面,前臂旋后	坐位,肩前屈90°置于光滑桌面,前臂中立位	腕关节屈曲	掌指关节掌面处

运动	主动肌	近端固定	体位		检查动作	阻力施加部位
			抗重力体位	去重力体位		
腕关节伸展	桡侧腕长伸肌、桡侧腕短伸肌、尺侧腕伸肌	前臂	坐位,肩前屈90°置于光滑桌面,前臂旋前	坐位,肩前屈90°置于光滑桌面,前臂中立位	腕关节伸展	掌指关节掌背处

2. 学生练习

（1）学生 2 人 1 组,一人为评定者、一人模拟患者,操作完成后交换角色,相互练习。

（2）教师巡视,指导,纠错。

（二）实训结果

1. 学生较熟练地掌握上肢主要肌肉的徒手肌力评定方法。

2. 学生能正确判断肌力级别。

【实训评价】

1. 评价内容　主要考评上肢主要肌肉的徒手肌力评定。

2. 评价形式　采用抽签的形式,学生按要求进行操作,由教师打分,总分为 100 分,见实训表 9-2。

（周蕴启）

实训十一　下肢主要肌肉的徒手肌力评定

【实训目的】

1. 掌握下肢主要肌肉的徒手肌力评定方法。

2. 学会评定结果记录和分析。

【实训准备】

1. 物品　治疗床、治疗凳、光滑平板、桌子。

2. 环境　环境安静,光线充足。

【实训学时】　2 学时。

【实训方法与结果】

（一）实训方法

1. 教师示教　教师选 1 名学生作为患者,示范下肢主要肌肉徒手肌力评定,操作方法见实训表 11-1。

2. 学生练习

（1）学生 2 人 1 组,一人为评定者、一人模拟患者,操作完成后交换角色,相互练习。

（2）教师巡视,指导,纠错。

| 运动 | 主动肌 | 近端固定 | 体位 | | 检查动作 | 阻力施加部位 |
			抗重力体位	去重力体位		
髋关节前屈	髂腰肌(包括髂肌和腰大肌)	骨盆	仰卧位	对侧卧位,下肢置于光滑平板上	髋关节前屈	股骨远端前方
髋关节后伸	臀大肌、腘绳肌	骨盆	俯卧位	侧卧位,下肢置于光滑平板上	髋关节后伸	股骨远端后方
髋关节内收	内收肌群	上方健侧大腿	侧卧位	仰卧位,两腿分开成45°	被检侧下肢做内收动作	股骨远端内侧
髋关节外展	臀中肌	骨盆	侧卧位	仰卧位,下肢伸直,将被检查下肢呈中立位	髋关节外展	股骨远端内侧
髋关节内旋	臀小肌、阔筋膜张肌	大腿远端	端坐位,两小腿垂于床沿外	仰卧位,下肢伸直,将被检查下肢呈外旋位	髋关节内旋	小腿远端外侧
髋关节外旋	臀大肌、股方肌、梨状肌	大腿远端	端坐位,两小腿垂于床沿外	仰卧位,下肢伸直,将被检查下肢呈内旋位	髋关节外旋	小腿远端内侧
膝关节屈曲	腘绳肌(包括股二头肌、半腱肌、半膜肌)	骨盆	俯卧位	侧卧位,被测下肢伸直放置于光滑床面上	膝关节屈曲	小腿远端后侧
膝关节伸直	股四头肌	大腿远端	坐位	侧卧位,被测下肢伸直放置于光滑床面上	膝关节伸直	小腿远端前侧
踝关节跖屈	腓肠肌、比目鱼肌	小腿远端	俯卧位	侧卧位	踝关节跖屈	足底远侧
踝关节背屈	胫前肌	小腿远端	坐位	侧卧位	踝关节背屈	足背远端

（二）实训结果

1. 学生较熟练地掌握下肢主要肌肉的徒手肌力评定方法。

2. 学生能正确判断肌力级别。

【实训评价】

1. 评价内容　主要考评下肢主要肌肉的徒手肌力评定。

2. 评价形式　采用抽签的形式,学生按要求进行操作,由教师打分,总分为100分,见实训表9-2。

（周蕴启）

实训十二 肌张力评定

【实训目的】

1. 掌握腱反射检查方法和运用改良阿什沃思量表进行的痉挛手法评定。

2. 学会评定结果记录和分析。

【实训准备】

1. 物品 叩诊锤、椅子、治疗床、笔、记录表。

2. 环境 环境安静,光线充足。

【实训学时】 2学时。

【实训方法与结果】

(一) 实训方法

1. 教师示教 教师选一名学生作为模拟患者,示范腱反射检查和痉挛手法评定。

(1) 腱反射检查

1) 操作方法

肱二头肌反射:患者前臂屈曲90°,评定者将左拇指置于患者肘部肱二头肌肌腱上,然后右手持叩诊锤叩左拇指指甲。正常可使肱二头肌收缩,引出屈肘动作。

肱三头肌反射:患者外展上臂,半屈肘关节,评定者用左手托住患者上臂,右手用叩诊锤直接叩击尺骨鹰嘴上方肱三头肌肌腱。正常可使肱三头肌收缩,引起前臂伸展。

桡骨膜反射:患者前臂置于半屈半旋前位,评定者以左手托住患者腕部,并使腕关节自然下垂,随即以叩诊锤叩桡骨茎突。正常可引起肱桡肌收缩,发生屈肘和前臂旋前动作。

膝反射:坐位检查时,患者小腿完全松弛下垂;卧位检查时患者取仰卧位。评定者以左手托起患者膝关节使之屈曲约120°,用右手持叩诊锤叩击膝盖髌骨下方的髌腱。正常可引起小腿伸展。

踝反射:患者取仰卧位,髋及膝关节稍屈曲,下肢取外旋外展位。评定者左手将患者足部背屈成直角,以叩诊锤叩击跟腱。正常腓肠肌收缩,足向跖面屈曲。

2) 注意事项:①患者要合作,肢体应尽量放松。②评定者注意叩击力量要均等。

3) 标准及记录:根据腱反射导致的肌肉收缩情况,予以0~4级评分。其中0级为无反应;1+级为反射减弱;2+级为正常反射;3+级为痉挛性张力过强、反射异常;4+级为阵挛。评定记录见实训表12-1。

(2) 痉挛手法评定

1) 操作方法:选取肱二头肌、下肢内收肌群和小腿三头肌来进行评定。

肱二头肌:患者取仰卧位,评定者从肘关节自然放置的体位开始做被动的伸肘活动,感受在伸肘过程中的阻力情况。

下肢内收肌群:患者取仰卧位,评定者从下肢自然放置的体位开始做被动的外展活动,感受下肢在

实训表 12-1 反射检查记录表

项目	检查结果
肱二头肌反射	
肱三头肌反射	
桡骨膜反射	
膝反射	
踝反射	

外展过程中的阻力情况。

小腿三头肌:患者取仰卧位,评定者从踝关节自然放置的体位开始做被动的踝背屈活动,感受在背屈过程中的阻力情况。

2)标准及记录:肌张力评定标准见改良阿什沃思量表,评定记录见实训表12-2。

2. 学生练习

(1)学生按照性别分组,2人1组,一人为评定者、一人模拟患者,操作完成后交换角色,相互练习。

(2)教师巡视,指导,纠错。

（二）实训结果

1. 学生较熟练地进行腱反射检查和痉挛手法评定。

2. 学生能正确地得出评定结果。

3. 实训结果记录与分析 将得到的评定结果进行分析,从而有效地制订康复治疗计划。

[实训评价]

1. 评价内容 评价腱反射检查和痉挛手法评定的操作。

2. 评价形式 采用抽签的形式,学生按要求进行操作,由教师打分,总分为100分,见实训表12-3。

实训表 12-2 痉挛的手法检查记录表

项目	肌张力等级
肱二头肌	
下肢内收肌群	
小腿三头肌	

实训表 12-3 肌张力检查评价表

项目	评价内容		评分标准	得分
操作前	准备	治疗人员	仪表端正,服装整洁(4分)	
		环境	整洁、宽敞、明亮、温湿度适宜(4分)	
		物品	叩诊锤、椅子、治疗床、笔、记录表、洗手液(4分)	
		患者	意识清楚,生命体征平稳,情绪稳定,排空大小便(4分)	
	洗手		七步洗手法(3分)	
	评估		了解患者病情、合作程度、情绪、耐受程度、有无评定禁忌证(5分)	
操作中	解释说明		向患者解释评定目的、方法,取得患者的理解和配合(5分)	
	反射检查		患者体位摆放标准(5分)	
			评定者体位正确,注意保护患者和自我保护(5分)	
			叩击部位正确(5分)	
			叩击反应描述正确(5分)	
			语言恰当,沟通有效(5分)	
			关爱患者,尊重患者人格,注意保护隐私(5分)	

项目	评价内容	评分标准	得分
	痉挛手法检查	患者体位摆放标准(5分)	
		患者体位摆放标准(5分)	
		评定者体位正确,注意保护患者和自我保护(5分)	
		叩击部位正确(5分)	
		叩击反应描述正确(5分)	
操作后	安置	协助患者取舒适体位(4分)	
	洗手	七步洗手法(3分)	
	结果分析	正确判断评定结果(9分)	
总分			

(李坤彬)

实训十三　平衡功能评定

【实训目的】

1. 掌握静态、自动态、他动态三级平衡试验的评定方法。

2. 熟悉 Fugl-Meyer 平衡量表、伯格平衡量表的使用。

3. 学会评定结果记录和分析。

4. 保护患者,预防跌倒。

【实训准备】

1. 物品　椅子、秒表、皮尺、台阶或小凳子、Fugl-Meyer 平衡量表、伯格平衡量表。

2. 环境　环境安静,光线充足。

【实训学时】　1 学时。

【实训方法与结果】

(一) 实训方法

1. 教师示教

(1) 观察法:教师选 1 名学生作为患者,示范静态平衡试验、自动态平衡试验、他动态平衡试验的评定方法。

1) 静态平衡试验

检查方法:患者取坐位或站立位,坐位时双足着地,站立位时双足并拢,支持面保持不动,观察患者睁眼、闭眼坐和睁眼、闭眼站立时能否保持身体稳定而不晃动。

阳性反应:患者坐、站不能维持 10 秒。

闭目直立检查法:要求患者双足并拢直立,维持 30 秒,观察患者在睁、闭眼时身体摇摆的情况。

单腿直立检查法:患者单腿直立,观察患者睁、闭眼情况下维持平衡的时间长短,最长维持时间为

30秒。

Tandem Romberg检查法：患者两足一前一后、足尖接足跟直立，观察患者睁、闭眼时身体的摇摆，最长维持时间为60秒。

2）自动态平衡试验

检查方法：患者取坐位或站立位，支持面保持不动，让患者进行各种活动。

阳性反应：患者不能维持身体平衡。

3）他动态平衡试验

检查方法：患者取坐位或站立位，保持身体处于中立位，评定者从前后左右轻推患者，评定者需在推力的反方向给予患者保护。

阳性反应：患者受到推力作用时，重心不能回到中立位，不能维持身体平衡。

（2）量表法

1）Fugl-Meyer平衡量表法：共七个检查项目，每个检查项目都分三个级别进行记分，为0~2分。无支撑坐位时双足应着地，检查健侧"展翅"反应时，评定者从患侧向健侧轻推患者至接近失衡点，观察患者有无外展健侧上肢90°以伸手扶持支撑面的"展翅"反应。评定记录见实训表13-1。

实训表 13-1　Fugl-Meyer 平衡量表评定记录表

检查内容	评分标准			评分
	0 分	1 分	2 分	
Ⅰ 无支撑坐位	不能保持坐位	能坐但不多于5min	能坚持坐>5min	
Ⅱ 健侧伸展防护反应	肩部无外展，肘关节无伸展	反应减弱	正常反应	
Ⅲ 患侧伸展防护反应	同上	同上	同上	
Ⅳ 支持站立	不能站立	需他人最大的支持方可站立	一人稍给支持就能站立	
Ⅴ 无支持站立	不能站立	不能站立1min或身体摇晃	能平衡站立 1min以上	
Ⅵ 健侧单足站立	不能维持1~2s	平衡站稳达4~9s	平衡站立超过10s	
Ⅶ 患侧单足站立	同上	同上	同上	
总　分				/14

2）伯格平衡量表法：有14个项目，每个项目均分为五个等级，为0~4分，需要20分钟完成。4分表示能够正常完成所检查的动作，0分表示不能完成或需要中等或大量帮助才能完成所检查的动作。评定记录见实训表13-2。

2. 学生练习

（1）学生按照性别分组，2人1组，一人为评定者、一人模拟患者，操作完成后交换角色，相互练习。

（2）教师巡视，指导，纠错。

序号	评定内容	得分
1	从坐位站起	4/3/2/1/0
2	无支持站立	4/3/2/1/0
3	无支持坐下	4/3/2/1/0
4	从站立位坐下	4/3/2/1/0
5	转移	4/3/2/1/0
6	闭目站立	4/3/2/1/0
7	双脚并拢站立	4/3/2/1/0
8	上肢向前伸展并向前移动	4/3/2/1/0
9	从地面拾起物品	4/3/2/1/0
10	转身向后看	4/3/2/1/0
11	转身 360°	4/3/2/1/0
12	将一只脚放在凳子上	4/3/2/1/0
13	两脚一前一后站立	4/3/2/1/0
14	单脚站立	4/3/2/1/0
	总分	/56

（二）实训结果

1. 学生较熟练地掌握静态平衡试验、自动态平衡试验、他动态平衡试验的检查方法,熟悉 Fugl-Meyer 平衡量表、伯格平衡量表的正确使用。

2. 学生能正确判断评定结果。

3. 实训结果记录与分析

（1）观察法:患者能够保持平衡,记录为(-),不能保持平衡,记录为(+)。

（2）Fugl-Meyer 平衡量表:少于 14 分,说明平衡功能有障碍,评分越低,表示平衡功能障碍越严重。

（3）伯格平衡量表法:0~20 分,提示平衡能力差,患者需坐轮椅;21~40 分,提示有一定的平衡能力,患者可在辅助下步行;41~56 分,平衡功能较好,可独立步行;<40 分,提示有跌倒的危险。

【实训评价】

1. 评价内容　主要考评静态平衡、自动态平衡、他动态平衡功能的检查方法。

2. 评价形式　采用抽签的形式,学生按要求进行操作,由教师、同学打分,总分为 100 分,见实训表 13-3。

项目	评价内容		评分标准	得分
操作前	准备	治疗人员	仪表端正,服装整洁(5分)	
		环境	整洁、宽敞、明亮、温湿度适宜(5分)	
		物品	椅子、秒表、皮尺、台阶或小凳子、平衡量表、笔、记录本、洗手液(5分)	
		患者	意识清楚,生命体征平稳,情绪稳定,排空大小便(5分)	
	洗手		七步洗手法(3分)	
	评估		了解患者病情、合作程度、情绪、耐受程度、有无评定禁忌证(10分)	
操作中	解释说明		向患者解释评定目的、方法,取得患者的理解和配合(10分)	
	观察法	1. 静态平衡试验 2. 自动态平衡试验 3. 他动态平衡试验	患者体位摆放标准(5分)	
			评定者体位正确,注意保护患者和自我保护(5分)	
			示范正确,患者能够理解并正确做出该动作(5分)	
			级别描述正确(5分)	
	量表法	1. Fugl-Meyer 平衡量表法 2. 伯格平衡量表法	患者体位摆放标准(5分)	
			评定者体位正确,注意保护患者和自我保护(5分)	
			示范正确,患者能够理解并正确做出该动作(5分)	
			评分描述正确(5分)	
操作后	安置		协助患者取舒适体位(4分)	
	洗手		七步洗手法(3分)	
	结果分析		正确判断评定结果(10分)	
总分				

（刘立席）

实训十四　协调功能评定

【实训目的】

1. 掌握非平衡性协调运动评定和平衡性协调运动评定的检查方法。

2. 熟悉评定结果记录和分析。

【实训准备】

1. 物品 检查床、治疗桌、椅子、秒表、笔、眼睛遮盖器、评定量表。

2. 环境 安静,光线充足。

【实训学时】 1学时。

【实训方法与结果】

（一）实训方法

1. 教师示教 教师选1名学生作为患者,示范非平衡性协调运动评定方法和平衡性协调运动评定方法。

（1）非平衡性协调运动评定方法 非平衡性协调运动评定是评定身体不在直立位时进行的静态或动态运动的成分。异常的反应包括在检查中逐渐偏离位置和闭眼时对测试的反应较差。

1）指鼻试验:患者取平卧位,肩外展90°,肘关节伸直,用示指指尖触碰自己的鼻尖,先慢后快,先睁眼后闭眼,反复进行上述运动。

2）指-指试验:评定者与患者相对而坐,评定者将示指放在患者面前,患者用示指触及评定者示指;评定者改变示指距离、方向,患者再用示指触及。

3）示指对指试验:患者双肩外展90°,肘关节伸直,然后双手靠近,用一手示指触及另一手示指。

4）拇指对指试验:患者取坐位或卧位,拇指依次与其他四指相对,速度可以由慢渐快。

5）指鼻和指他人指试验:患者取坐位,用示指交替指鼻;用示指交替触碰检查者手指尖;评定者交换位置完成上述动作。

6）抓握试验:患者取坐位,用力握拳;充分伸展各指;逐渐加快速度完成交替握拳和伸展动作。

7）轮替试验(前臂旋前与旋后):患者取坐位,上臂紧贴身体,肘屈曲90°,双手张开,一手向上,一手向下,交替转动,速度逐渐加快。

8）反跳试验:患者取坐位,肘关节屈曲,评定者施加足够的阻力产生肱二头肌的等长收缩,突然去掉阻力。正常时拮抗肌群(肱三头肌)将收缩和阻止肢体的运动。异常时肢体过度反弹,即前臂和拳反击患者身体。

9）拍膝试验:患者取坐位,一侧用手掌,对侧握拳拍膝;或一侧手掌在同侧膝盖上做前后移动,对侧握拳在膝盖上做上下运动,并两手交替做上述动作。

10）拍地试验:患者取坐位,足跟触地,膝不能抬起,脚尖抬起做拍地动作,可以双脚同时或分别做。

11）跟-膝-胫试验:患者取仰卧位,抬起一侧下肢,先将足跟放在对侧下肢的膝盖上,再沿着胫骨前缘向下推移。

12）绘圆或横"8"字试验:患者用上肢或下肢在空气中绘一圆或横"8"字;检查下肢时取仰卧位。

13）肢体保持试验:患者取坐位,评定者将其上肢保持在前上方水平位,突然松手,观察肢体坠落情况。

（2）平衡性协调运动评定方法 平衡性协调运动评定是评定身体在直立位的姿势下进行的静态或动态的姿势、平衡运动的成分。

1）双足站立:患者取正常舒适位站立;双足并拢站立;一足在另一足前方站立;上肢交替地放在身旁、头上方或腰部;在保护下,出其不意地让被检者失去平衡;弯腰,返回直立位;睁眼和闭眼站立。

2）单足站立:患者单足站立;睁眼和闭眼站立。

3）步行:患者直线走,一足跟在另一足尖之前;侧方走和倒退走;变换速度走;突然停止后再走;环形走和变换方向走;足跟或足尖走。

2. 学生练习

（1）学生按照性别分组,2 人 1 组,一人为评定者、一人模拟患者,操作完成后交换角色,相互练习。

（2）教师巡视,指导,纠错。

（二）实训结果

1. 学生熟练掌握非平衡性协调运动评定和平衡性协调运动评定方法。

2. 学生能正确判断评定结果。

3. 评定结果记录与分析

（1）非平衡性协调运动评定评分标准

4分:正常完成活动;

3分:轻度障碍,能完成制订的活动,但较正常速度及技巧稍有差异;

2分:中度障碍,能完成制订的活动,但动作慢、笨拙和不稳定;在增加运动速度时,完成活动的节律更差;

1分:重度障碍,仅能发起运动而不能完成;

0分:不能完成活动。

（2）平衡性协调运动评定评分标准

4分:能完成活动;

3分:能完成活动,需要较少的身体接触加以保护;

2分:能完成活动,但需要大量的身体接触加以保护;

1分:不能完成活动。

（3）学生根据评分标准,认真完成协调运动检查项目并填写实训表 14-1、实训表 14-2。

实训表 14-1　非平衡性协调运动评定检查记录表

序号	评定内容	得分	序号	评定内容	得分
1	指鼻试验		8	反跳试验	
2	指-指试验		9	拍膝试验	
3	示指对指试验		10	拍地试验	
4	拇指对指试验		11	跟-膝-胫试验	
5	指鼻和指他人指试验		12	绘圆或横"8"字试验	
6	抓握试验		13	肢体保持试验	
7	轮替试验（前臂旋前与旋后）				

实训表 14-2　平衡性协调运动评定检查表

序号	评定内容	得分	序号	评定内容	得分
1	双足站立		3	步行	
2	单足站立				

【实训评价】

1. 评价内容　主要考评非平衡性协调运动评定方法和平衡性协调运动评定方法的正确使用。

2. 评价形式　采用抽签的形式,学生按要求进行操作,由教师打分,总分为 100 分。评定记录见实训表 14-3。

实训表 14-3　协调运动操作评价表

项目	评价内容		评分标准	得分
操作前	准备	治疗人员	仪表端正,服装整洁(5分)	
		环境	整洁、宽敞、明亮、温湿度适宜(5分)	
		物品	手表、铅笔、记录本、笔、眼睛遮盖器、协调功能评定量表、桌、椅、洗手液(5分)	
		患者	意识清楚,生命体征平稳,情绪稳定,排空大小便(5分)	
	洗手		七步洗手法(3分)	
	评估		了解患者病情、合作程度、情绪、耐受程度、有无评定禁忌证(5分)	
操作中	解释说明		向患者解释评定目的、方法,取得患者的理解和配合(5分)	
	非平衡性协调运动评定		患者体位摆放标准(5分)	
			评定者体位正确,注意保护患者和自我保护(5分)	
			示范正确,患者能够理解并正确做出该动作(5分)	
			评分正确(5分)	
			关爱患者,尊重患者人格,注意保护患者的隐私(5分)	
	平衡性协调运动评定		患者体位摆放标准(5分)	
			评定者体位正确,注意保护患者和自我保护(5分)	
			示范正确,患者能够理解并正确做出该动作(5分)	
			评分正确(5分)	
			关爱患者,尊重患者人格,注意保护患者的隐私(5分)	
操作后	安置		协助患者取舒适体位(4分)	
	洗手		七步洗手法(3分)	
	结果分析		正确判断评定结果(10分)	
总分				

（吕　晶）

实训十五 步 态 分 析

【实训目的】

1. 掌握步态分析中足印法的操作和步态时-空参数的测量。

2. 学会评定结果记录和分析。

【实训准备】

1. 物品 绘画颜料、1 100cm×45cm 硬纸或地板胶、秒表、剪刀、卷尺、量角器、记录表。

2. 环境 环境安静,光线充足。

【实训学时】 1 学时。

【实训方法与结果】

(一) 实训方法

1. 教师示教 教师选 1 名学生作为患者,示范足印法步态分析方法。

(1) 选用走廊作为步道,宽 45cm,长 1 100cm,在距离两端各 250cm 处画一横线,中间 600cm 作为测量正式步态用。患者赤脚,让足底粘上颜料。先在步道旁试走 2~3 次,然后两眼平视前方,以自然行走方式走过准备好的步道。当患者走过起始端横线处时按动秒表,直到走到终端的横线外停止秒表,记录走过步道中间 600cm 所需的时间。要求在上述 600cm 的步道中至少包括连续 6 个步印,供测量使用。

(2) 画出每一足印的中轴线 AJ 线,即足底最凸点(J)与第二与第三足趾之间(A)的连线。把每一足印分成三等分,画出足印后 1/3 的水平线 CD,CD 线与 AJ 线垂直相交,交点为 F;其他足印也用相同的方式画出上述线。连接同侧连续两个足印的 F 点,即成 FF 线,这是患者行走时的前进线;FF 线与 AJ 线的夹角即为足偏角;两条平行的 FF 线之间的垂直距离即为步宽(BS)。根据相关定义,可测算出左右步幅(SD)、步长(ST)、步速(600cm/所需时间)及步频(600cm 内所走步数/所用秒数×60),参见实训图 15-1。

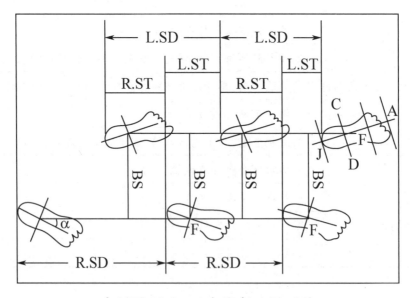

实训图 15-1 足印分析法的测量

R. SD 表示右步幅,L. SD 表示左步幅。

R. ST 表示右步长,L. ST 表示左步长。

BS 表示步宽,α 表示足角。

2. 学生练习

（1）学生按照性别分组，2人1组，一人为评定者，一人模拟患者，操作完成后交换角色，相互练习。

（2）教师巡视，指导，纠错。

（二）实训结果

1. 学生熟练掌握足印法步态分析评定方法。

2. 学生能正确判断评定结果。

3. 评定结果记录与分析。将得到的测量参数与正常步态的参数进行比对，得出步态异常的参数表现。测量所得结果记录，见实训表15-1。

实训表15-1 步态分析记录表

姓名：	性别：	年龄：	身高： cm	体重： kg

诊断：

步行辅助具：有/无　　　　　　　　　　类型：拐杖、手杖（左、右）、步行架

日期	
步道长	
行走距离	
行走时间	
步速	
左步长	
右步长	
左右步长差距	
左步长时间	
右步长时间	
左步幅	
右步幅	
周期时间	
步频	
步宽	
左足角	
右足角	
左步幅/左下肢长	
右步幅/右下肢长	

【实训评价】

1. 评价内容　主要评价足印法正确使用和参数的测量比对。

2. 评价形式　采用抽签的形式,学生按要求进行操作,由教师打分,总分为 100 分,见实训表 15-2。

实训表 15-2　足印法步态分析评价表

项目	评价内容		评分标准	得分
操作前	准备	治疗人员	仪表端正,服装整洁(5分)	
		环境	整洁、宽敞、明亮、温湿度适宜(5分)	
		物品	手表、铅笔、记录本、笔、眼睛遮盖器、协调功能评定量表、桌、椅、洗手液(5分)	
		患者	意识清楚,生命体征平稳,情绪稳定,排空大小便(5分)	
	洗手		七步洗手法(3分)	
	评估		了解患者病情、合作程度、情绪、耐受程度、有无评定禁忌证(10分)	
操作中	足印法		向患者解释评定目的、方法,取得患者的理解和配合(5分)	
			示范正确,患者能够理解并正确做出该动作(5分)	
			让患者在步道旁试走 2~3 次(5分)	
			让患者赤脚,脚底粘上颜料(5分)	
			让患者以自然行走方式走过步道(5分)	
			计时起止时间正确(5分)	
			脚印选取正确(5分)	
			步态—时空参数测算正确(10分)	
			保证患者安全,避免跌倒(5分)	
操作后	安置		协助患者取舒适体位(4分)	
	洗手		七步洗手法(3分)	
	结果分析		正确判断评定结果(10分)	
总分				

（章　君）

实训十六　失语症评定

【实训目的】

1. 掌握西方失语成套测验(WAB)方法。

2. 学会评定结果记录和分析。

3. 了解失语商的计算。

【实训准备】

1. 物品　西方失语成套测验评定手册、西方失语成套测验卡、一幅图画、筷子、花、牙刷、水果刀、笔、书、球、木梳、刀、杯子、电话、锤子、橡皮、盘子、螺丝、铅笔、钥匙、夹子、皮尺、汤勺、透明胶、汤勺、叉子、打火机、记录表等。

2. 环境　环境安静,光线充足。

【实训学时】　2学时。

【实训方法与结果】

（一）实训方法

1. 教师示教　教师为评定者,选1名学生作为患者,示范西方失语成套测验方法。

（1）自发言语的检查:分信息量和流畅度两个方面的评定。

1）任意准备一幅图。

2）针对图画内容提出7个简单的问题。

3）观察患者对图画中信息内容的掌握程度。

4）通过回答问题,对患者的语言流畅度进行评定。

5）评分标准:满分为20分,流畅度及信息量分别为10分。

（2）理解的检查

1）回答是非:①提出20个与日常生活关系密切的问题。②回答方式:用"是"或"否"回答问题。③评定标准:不能回答者,可用"闭眼"表示"是",答对1题给3分(经自我修正后正确亦给3分),如"你用勺子夹菜吗?"如果回答模糊,可再问一次,如仍不能准确回答,给0分,60分为满分。回答是非的检查见实训表16-1。

实训表 16-1　回答是非的检查

| 问题 | 正确答案 | 表达方式 | | | 评分 |
		言语	手势	闭眼	
1. 你叫张明华吗?	否				3
2. 你叫(患者真实姓名)吗?	是				3
3. 你住在北京吗?	否				3
4. 你住在(患者真实住址)吗?	是				3
5. 你是男(女)人吗?	否				3
6. 你是医生吗?	是				3
7. 我是男(女)人吗?	否				3
8. 这房间有灯吗?	是				3
9. 门是关着的吗?	否				3
10. 这是旅馆吗?	是				3
11. 这是你家吗?	否				3

问题	正确答案	表达方式			评分
		言语	手势	闭眼	
12. 这是医院吗?	是				3
13. 你穿着红睡衣吗?	否				3
14. 纸能在火中燃烧吗?	是				3
15. 3月比6月先来到吗?	否				3
16. 香蕉不剥皮就能吃吗?	否				3
17. 七月份下雪吗?	否				3
18. 马比狗大吗?	是				3
19. 你用斧子割草吗?	否				3
20. 你用勺子夹菜吗?	否				3

2) 听词辨认:①向患者出示绘有物体、字母、数字、颜色、家具、手指、身体等10项内容的卡片。②再将卡片上的实物随机地放在患者的视野之内。③评定者出示一张卡片,患者指出相应的物体,可重复出示一次。④评定标准共60项(详细内容见正文),每项正确给1分,共60分,如每次指出2个以上物体为0分。

3) 相继指令:①患者坐在桌子前。②按一定顺序在桌上放上笔、梳子和书。③患者根据评定者的指令完成动作,如果患者表现出迷惑,可将整个句子重复一次。④满分为80分。

(3) 复述检查

1) 评定者发出指令。

2) 患者复述指令。

3) 满分为100分,若患者没听清楚可重复一次。

(4) 命名的检查

1) 物体命名:①评定者出示20个物体。②要求患者对其命名。③患者无反应可让他用手摸一下物体。④患者仍无正确反应,可给予词的偏旁、部首或首词提示。⑤评定标准:每项检查不得超过20秒,答对一项给3分,有可能认出的音素错语给2分,若同时需触觉和音素提示给1分,满分为60分。物体命名的检查见实训表16-2。

2) 自发命名:①要求患者在1分钟内尽可能多地说出动物的名称。②患者有迟疑时可提示,如"哪种动物头上有个王字?"③30秒内未完成可对患者进行催促。④评定标准:说对一种动物给1分,即使有语义错语也给1分,最高为20分。

3) 完成句子:①询问患者的文化程度。②评定者根据患者的文化程度说出5个不完整的句子。③患者将5个句子补充完整。④评分标准:每句正确给2分,有音素错语给1分,满分为10分。完成句子的检查见实训表16-3。

4) 反应性命名:①评定者提出5个物品的名称。②患者根据物品名称特点回答问题。③评分标准:每题正确给2分,有音素错语给1分,满分为10分。反应性命名检查见实训表16-4。

物体	反应	触觉提示	音素提示	评分
1. 书				
2. 球				
3. 刀				
4. 杯				
5. 电话				
6. 锤子				
7. 牙刷				
8. 橡皮				
9. 盘子				
10. 螺丝				
11. 铅笔				
12. 钥匙				
13. 纸夹子				
14. 电视				
15. 木梳				
16. 皮尺				
17. 汤勺				
18. 透明胶				
19. 叉子				
20. 打火机				

实训表 16-3　完成句子的检查

不完整句子	答案	不完整句子	答案
草是_____的。	绿	霜打的茄子_____。	蔫了
醋是_____的。	酸	夏天下雨,冬天_____。	下雪
玫瑰是红的,紫罗兰是_____的。	紫蓝色		

实训表 16-4　反应性命名检查

问题	答案	问题	答案
1. 你用什么喝水?	杯子或水杯	4. 患者在哪住院?	医院
2. 木耳是什么颜色的?	黑色的	5. 你在哪里存钱?	银行
3. 你用什么洗脸?	肥皂		

2. 学生练习

（1）学生按照性别分组，2 人 1 组，一人为评定者、一人模拟患者，操作完成后交换角色，相互练习。

（2）教师巡视，指导，纠错。

（二）实训结果

1. 学生较熟练地掌握西方失语成套测验的操作。

2. 学生能正确分析测量结果。

3. 实训结果记录与分析，失语商的求法和意义见实训表 16-5。

实训表 16-5　失语商的求法和意义

项目	折算	评分	得分
1. 自发言语			
（1）信息量		10	
（2）流畅度、文法完整性和错词		10	
2. 理解			
（1）是否题	60		
（2）听词辨认	60		
（3）相继指令	80		
	200÷20＝		
3. 复述	100÷10＝		
4. 命名			
（1）物体命名			
（2）自发命名			
（3）完成句子			
（4）反应性命名			
	100÷10＝		

AQ 的计算：AQ＝右项评分之和×2＝50×2＝100

AQ 值在 98.4~99.6 为正常

AQ 值在 93.8~98.4，可能为弥漫性脑损伤、皮质下损伤

AQ<93.8 可评定为失语

注：AQ（aphasia quotient，失语商）。

【实训评价】

1. 评价内容　主要考评西方失语成套测验的操作。

2. 评价形式　采用抽签的形式，学生按要求进行操作，由教师打分，总分为 100 分，见实训表 16-6。

项目	评价内容		评分标准	得分
操作前	准备	治疗人员	仪表端正,服装整洁(5分)	
		环境	安静、整洁、宽敞、明亮、温湿度适宜(5分)	
		物品	西方失语成套测验评定手册、西方失语成套测验卡、一幅图画、梳子、书、钢笔等评定用品;桌、椅、笔、记录表、洗手液(5分)	
		患者	意识清楚,生命体征平稳,情绪稳定,排空大小便(5分)	
	洗手		七步洗手法(3分)	
	评估		了解患者病情、合作程度、情绪、耐受程度、有无评定禁忌证(10分)	
操作中	失语症西方失语成套测验		向患者和家属解释评定目的、方法,取得患者和家属的理解和配合(10分)	
			患者体位安排恰当、舒适(5分)	
			语言简练,语速适中,口令正确(5分)	
			准确掌握测验的难易程度(5分)	
			患者不能给出答案时,评定者可做示范(5分)	
			准确掌握评分标准(10分)	
			根据患者反应,判断是否停止测验(5分)	
			关爱患者,尊重患者人格,注意保护患者的隐私(5分)	
操作后	安置		协助患者取舒适体位(4分)	
	洗手		七步洗手法(3分)	
	结果分析		正确判断评定结果(10分)	
总分				

（李坤彬）

实训十七　吞咽障碍评定

【实训目的】

1. 掌握饮水试验、反复唾液吞咽测试的评定方法。

2. 学会评定记录和分析。

【实训准备】

1. 物品　茶勺、杯子、量杯、秒表、压舌板、手电筒、食醋、生理盐水、乳胶手套、洗手液、笔、记录表等。

2. 环境　安静舒适,光线充足。

【实训学时】　1学时。

【实训方法与结果】

（一）实训方法

1. 教师示教　教师为评定者,选1名学生作为患者,示范吞咽障碍的评定。

（1）摄食前一般情况的评定

1）意识水平:用格拉斯哥昏迷量表等来评价患者的意识状态,确认患者的意识水平是否可进行清醒进食。

2）全身状态:注意有无发热、脱水、低营养、呼吸型态异常、体力差、病情不稳定性等方面的问题,确认患者是否适合摄食。

3）高级脑功能:观察语言功能、认知、行为、注意力、记忆力、情感及智力水平有无问题。

（2）口腔功能评定

1）评定内容:仔细观察患者口部开合、口唇闭锁、舌部运动、有无流涎、软腭上抬、吞咽反射、呕吐反射、牙齿状态、口腔卫生、构音、发声、口腔内知觉、味觉、随意性咳嗽等。

A. 观察颊部:上提口角或挤眉弄眼动作。

B. 口唇闭合能力:抿嘴动作、鼓腮动作、有无流涎、交替重复发"u"和"i"音、观察会话时唇的动作。

C. 唇部活动能力:撅唇吹口哨动作和露齿动作。

D. 颞下颌关节活动:主动开合动作,主动左右研磨动作,被动开合活动,被动左右研磨动作。

E. 颊黏膜:血肿、破损或溃疡、齿颊沟内食物残留。

F. 牙齿检查:有无龋齿、牙齿松动、义齿等。

G. 舌检查:伸舌、舔上下唇、左右舔动、舌体向上抵住压舌板、舌尖顶挤左右颊部、味觉敏感程度。

H. 软腭:发"啊"时软腭是否上抬、言语时是否有鼻腔漏气、用压舌板刺激舌根诱发恶心反射并检查舌根上抬的力量。

2）评定标准

A. 正常情况:唇颊部闭合良好,尤其是可以做抿嘴动作。嘴角无流涎,鼓腮不漏气,可完成吹口哨和露齿动作。颞下颌关节主动活动、被动活动正常,可顺利张口并且咬合有力。颊部黏膜无破损,齿颊沟内无食物残留。舌部活动灵活有力。

B. 异常情况:①唇颊部闭合不良(如流涎、齿颊沟有食物残留、鼓腮漏气);②颞下颌关节活动受限(如张口受限或咬合无力);③口腔黏膜破损或有溃疡,有龋齿,牙齿松动、牙齿缺少或义齿;④舌部运动受限或力量不足;⑤软腭上抬不良,恶心反射发生时舌根上抬力量不足。

（3）吞咽功能评定

1）饮水试验:①首先用茶匙让患者喝水(每茶匙5～10ml),如果患者在这个阶段即发生明显呛咳,可直接判断为饮水吞咽试验异常;②如无明显呛咳,则让患者采取坐位姿势,将30ml温水一口咽下,记录饮水情况,评定标准如下:

Ⅰ. 可一口喝完,无呛咳。

Ⅱ. 分两次以上喝完,无呛咳。

Ⅲ. 能一次喝完,但有呛咳。

Ⅳ. 分两次以上喝完,且有呛咳。

Ⅴ. 常常呛住,难以全部喝完。

情况Ⅰ,若5秒内喝完,为正常;超过5秒,则可疑有吞咽障碍;情况Ⅱ也为可疑有吞咽障碍;情况Ⅲ、Ⅳ、Ⅴ则确定有吞咽障碍。

2）反复唾液吞咽测试:患者取坐位,评定者将示指横置于患者甲状软骨上缘,要求患者尽量快速反复做吞咽动作,若舌面干燥无法吞咽时,可先在舌面上涂少许醋以利于吞咽,观察 30 秒内患者喉结随吞咽运动越过手指再下降的次数,30 秒内完成 3 次即为正常。

2. 学生练习

（1）学生按照性别分组,2 人 1 组,一人为评定者、一人模拟患者,操作完成后交换角色,相互练习。

（2）教师巡视,指导,纠错。

（二）实训结果

1. 学生较熟练地掌握吞咽功能障碍的评定。

2. 学生能正确分析测量结果。

3. 实训结果记录与分析,见实训表 17-1。

实训表 17-1　吞咽功能评定记录表

项目	评定内容		评定结果
一般情况评定	全身情况	进食固体差	
		进食液体差	
		体重减轻	
	意识水平	清醒	
		嗜睡	
	认知和语言功能	昏迷	
		需进一步评估	
		不需评估	
口腔功能评定	唇运动	流涎	
		缩唇障碍	
		鼓腮障碍	
		唇拢障碍	
	下颌运动	下垂障碍	
		咀嚼	
	舌运动	外伸障碍	
		舔上唇障碍	
		舔下唇障碍	
		摆左障碍	
		摆右障碍	
	软腭运动	提升异常	
		鼻音	

项目	评定内容		评定结果
吞咽功能评定	饮水试验	Ⅰ. 可一口喝完,无呛咳	
		Ⅱ. 分两次以上喝完,无呛咳	
		Ⅲ. 能一次喝完,但有呛咳	
		Ⅳ. 分两次以上喝完,且有呛咳	
		Ⅴ. 常常呛住,难以全部喝完	
	反复唾液吞咽试验		次/30s

【实训评价】

1. 评价内容　主要考评吞咽功能障碍的评定。

2. 评价形式　采用抽签的形式,学生按要求进行操作,由教师打分,总分为100分,见实训表17-2。

实训表 17-2　吞咽功能障碍检查评价表

项目	评价内容		评分标准	得分
操作前	准备	治疗人员	仪表端正,服装整洁(5分)	
		环境	整洁、宽敞、明亮、温湿度适宜(5分)	
		物品	茶勺、杯子、量杯、秒表、1ml注射器、压舌板、手电筒、食醋、生理盐水、乳胶手套、笔、记录表等、洗手液(5分)	
		患者	意识清楚,生命体征平稳,情绪稳定,排空大小便(5分)	
	洗手		七步洗手法(3分)	
	评估		了解患者病情、合作程度、情绪、耐受程度、有无评定禁忌证(10分)	
操作中	解释说明		向患者解释评定目的、方法,取得患者的理解和配合(5分)	
	一般情况评定		语言恰当,沟通合理有效(5分)	
	口腔功能评定		体位摆放标准(2.5分)	
			示范正确,患者能够理解并正确做出该动作(5分)	
			关爱患者,尊重患者人格,注意保护患者的隐私(2.5分)	
	吞咽功能评定	饮水试验	患者体位摆放标准(2.5分)	
			示范正确,患者能够理解并正确做出该动作(5分)	
			操作规范,避免患者误吸(5分)	
			关爱患者,尊重患者人格,注意保护患者的隐私(2.5分)	
		反复唾液吞咽试验	患者体位摆放标准(2.5分)	
			示范正确,患者能够理解并正确做出该动作(5分)	
			操作规范,必要时可在患者舌面滴少许醋(5分)	
			关爱患者,尊重患者人格,注意保护患者的隐私(2.5分)	

项目	评价内容	评分标准	得分
操作后	安置	协助患者取舒适体位(4分)	
	洗手	七步洗手法(3分)	
	结果分析	正确判断评定结果(10分)	
总分			

（李坤彬）

实训十八　日常生活活动能力评定

【实训目的】

1. 掌握改良 Barthel 指数的评定方法、评定内容、评分标准和结果判断。

2. 熟悉改良 Barthel 指数评定的注意事项。

【实训准备】

1. 物品　各类生活器具、改良 Barthel 指数评定量表、笔。

2. 环境　教师提供真实患者以及各类日常生活环境,光线充足。

【实训学时】　2 学时。

【实训方法与结果】

（一）实训方法

1. 教师示教　教师为评定者,选 1 名学生作为患者,示范改良 Barthel 指数评定方法。

（1）直接观察法:通过直接观察患者的实际操作能力进行评定,而不只是通过询问。

（2）间接评定法:通过询问的方式进行了解与评定。可从家人和患者周围的人那里获取患者完成活动的信息;通过电话或书信获取患者完成活动的信息;通过康复协作组讨论获取患者完成活动的信息。

2. 学生练习

（1）将一位真实患者提供给学生,同时学生每人均有一份评定记录表。通过观察患者的日常生活、询问患者和家属关于患者的生活情况等方法,对该患者的日常生活活动进行评定。

（2）教师巡视,指导,纠错。

（二）实训结果

1. 学生较熟练地掌握改良 Barthel 指数检查方法。

2. 学生能正确分析测量结果。

3. 实训结果记录与分析,见实训表 18-1。

评定内容	完全依赖 （1级）	最大帮助 （2级）	中等帮助 （3级）	最小帮助 （4级）	完全独立 （5级）
修　饰	0	1	3	4	5
洗　澡	0	1	3	4	5
进　食	0	2	5	8	10
用　厕	0	2	5	8	10
穿　衣	0	2	5	8	10
大便控制	0	2	5	8	10
小便控制	0	2	5	8	10
上下楼梯	0	2	5	8	10
床椅转移	0	3	8	12	15
平地行走	0	3	8	12	15
得　分					

评分结果:20 分以下者,生活完全需要依赖;21~40 分者,生活需要很大帮助;41~60 分者,生活需要帮助;>60 分者,生活基本自理。改良 Barthel 指数得分 40 分以上者康复治疗的效益最大。

【实训评价】

1. 评价内容　主要考评改良 Barthel 指数评定方法及结果判断。

2. 评价形式　每位学生均评定一位真实患者的改良 Barthel 指数,总分为 100 分,见实训表 18-2。

实训表 18-2　日常生活活动能力检查评价表

项目	评价内容		评分标准	得分
操作前	准备	治疗人员	仪表端正,服装整洁(5分)	
		环境	安静、整洁、宽敞、明亮、温湿度适宜(5分)	
		物品	各类生活器具、笔、记录表、桌、椅、洗手液(5分)	
		患者	意识清楚,生命体征平稳,情绪稳定,排空大小便(5分)	
	洗手		七步洗手法(3分)	
	评估		了解患者病情、合作程度、情绪、耐受程度、伤病前生活习惯和自理情况、有无评定禁忌证(10分)	
操作中	改良 Barthel 指数评定		向患者解释评定目的、方法,取得患者的理解和配合(10分)	
			动作指令正确,患者能够理解并正确做出该动作(10分)	
			准确规范评分(10分)	
			耐心细致,能反映患者的实际完成情况(10分)	
			语言恰当,沟通有效(5分)	
			关爱患者,尊重患者的人格,注意保护患者的隐私(5分)	

项目	评价内容	评分标准	得分
操作后	安置	协助患者取舒适体位(4分)	
	洗手	七步洗手法(3分)	
	结果分析	正确判断评定结果(10分)	
总分			

（张庆伟）

附　表

附表 1　Brunnstrom 运动功能评价表

	上肢	手	下肢
Ⅰ级	弛缓,无任何运动出现痉挛	弛缓,无任何运动出现轻微屈指动作	弛缓,无任何运动出现痉挛
Ⅱ级	出现联合反应,不引起关节运动的随意肌收缩		出现联合反应,不引起关节运动的随意肌收缩
Ⅲ级	痉挛加剧,可随意引起共同运动或其成分	能全指屈曲,钩状抓握,但不能伸展,有时可由反射引起伸展	痉挛加剧 1. 随意引起共同运动或其成分 2. 坐位和立位时髋、膝协同屈曲
Ⅳ级	痉挛开始减弱,出现一些脱离共同运动模式的运动 1. 手能置于腰后 2. 肩关节前屈90°(肘伸展) 3. 肩0°,屈肘90°,前臂能旋前、旋后	能侧捏及拇指侧方松开,手指能半随意地小范围伸展	痉挛开始减弱,开始脱离共同运动,出现分离运动 1. 坐位,足跟触地,踝关节能背屈 2. 坐位,足可向后滑动,使其背屈大于0°
Ⅴ级	痉挛减弱,共同运动进一步减弱,分离运动增强 1. 上肢外展90°(肘伸展,前臂旋前) 2. 上肢向前平举并上举过头(肘伸展) 3. 肩关节屈曲90°位,肘伸展,前臂能旋前、旋后	能握圆柱状及球形物,但不熟练 能随意全指伸展,但手指不能单独伸展	痉挛减弱,共同运动进一步减弱,分离运动增强 1. 立位,髋伸展位能屈膝 2. 立位,膝伸直,足稍向前踏出,踝关节能背屈
Ⅵ级	痉挛基本消失,协调运动大致正常,Ⅴ级动作的运动速度达健侧2/3以上	能进行各种抓握,全范围的伸指,可进行单指活动,但比健侧稍差	协调运动大致正常。下述运动速度达健侧2/3以上 1. 立位,伸膝位髋外展 2. 坐位,髋关节交替内、外旋,并伴有足内、外翻

	0分	1分	2分
Ⅰ. 上肢			
坐位			
1. 有无反射活动			
（1）肱二头肌反射	不能引出反射活动		能引出反射活动
（2）肱三头肌反射	同上		同上
2. 屈肌协同运动			
（3）肩上提	完全不能进行	部分完成	无停顿地充分完成
（4）肩后缩	同上	同上	同上
（5）肩外展≥90°	同上	同上	同上
（6）肩外旋	同上	同上	同上
（7）肘屈曲	同上	同上	同上
（8）前臂旋后	同上	同上	同上
3. 伸肌协同运动			
（9）肩内收、内旋	同上	同上	同上
（10）肘伸展	同上	同上	同上
（11）前臂旋前	同上	同上	同上
4. 伴有协同运动的活动			
（12）手触腰椎	没有明显活动	手够到髂前上棘	能顺利完成
（13）肩前屈90°,肘关节伸直	开始时肩关节立即外展或肘关节屈曲	在接近规定位置时肩关节外展或肘关节屈曲	能顺利充分完成
（14）肩0°,屈肘90°时,前臂旋前、旋后运动	不能屈肘或前臂不能旋前	肩、肘位置正确,基本上能旋前、旋后	顺利完成
5. 脱离协同运动的活动			
（15）肩关节外展90°,肘伸直,前臂旋前	启动时肘关节屈曲,前臂偏离方向,不能旋前	可部分完成动作或在活动时肘屈曲或前臂不能旋前	顺利完成
（16）肩关节前屈举臂过头,肘伸直,前臂处于中立位	启动时肘关节屈曲或肩关节发生外展	肩关节屈曲时肘关节屈曲、肩关节外展	顺利完成

	0分	1分	2分
（17）肩关节屈曲 30°~90°，肘 0°位，前臂旋前旋后	前臂旋前旋后完全不能或肩、肘位置不正确	肩、肘位置正常，基本上能完成旋前旋后	顺利完成
6. 反射亢进			
（18）检查肱二头肌反射、肱三头肌反射和指屈肌反射三种反射	至少 2~3 个反射明显亢进	1 个反射明显亢进或至少 2 个反射活跃	反射活跃不超过 1 个且无反射亢进
7. 腕稳定性			
（19）肩 0°，屈肘 90°，腕关节背伸	不能背伸腕关节达 15°	可完成腕背伸，但不能抗阻	施加轻微阻力仍可保持腕背伸
（20）肩 0°，屈肘 90°，腕关节屈伸	腕关节不能随意屈伸	不能在全关节范围内主动活动腕关节	能平滑地不间断地进行
8. 肘伸直，肩前屈 30°时			
（21）腕背伸	不能背伸腕关节达 15°	可完成腕背伸，但不能抗阻	施加轻微阻力仍可保持腕背伸
（22）腕屈伸	不能随意屈伸	不能在全关节范围内主动活动腕关节	能平滑地不间断地进行
（23）腕环形运动	不能进行	活动费力或不完全	正常完成
9. 手指			
（24）集团屈曲	不能屈曲	能屈曲但不充分	能完成主动屈曲
（25）集团伸展	不能伸展	能放松主动屈曲的手指	能完全主动伸展
（26）钩状抓握	不能保持要求位置	握力微弱	能够抵抗相当大的阻力
（27）侧捏	不能进行	能用拇指、示指捏住一张纸，但不能抵抗拉力	可牢牢捏住纸
（28）对捏	完全不能	捏力微弱	能抵抗相当的阻力
（29）圆柱状抓握	不能保持要求位置	握力微弱	能够抵抗相当大的阻力
（30）球形抓握	不能保持要求位置	握力微弱	能够抵抗相当大的阻力

	0分	1分	2分
10. 协调性和速度(手指指鼻试验连续5次)			
(31) 震颤	明显震颤	轻度震颤	无震颤
(32) 辨距障碍	明显的或不规则的辨距障碍	轻度的或规则的辨距障碍	无辨距障碍
(33) 速度	较健侧长6s	较健侧长2~5s	两侧差别少于2s
Ⅱ. 下肢			
仰卧位			
1. 有无发射活动			
(1) 跟腱反射	无反射活动		有反射活动
(2) 膝腱反射	同上		同上
2. 屈肌协同运动			
(3) 髋关节屈曲	不能进行	部分进行	充分进行
(4) 膝关节屈曲	同上	同上	同上
(5) 踝关节背屈	同上	同上	同上
3. 伸肌协同运动			
(6) 髋关节伸展	没有运动	微弱运动	几乎与对侧相同
(7) 髋关节内收	同上	同上	同上
(8) 膝关节伸展	同上	同上	同上
(9) 踝关节跖屈	同上	同上	同上
4. 伴有协同运动的活动			
(10) 膝关节屈曲	无主动活动	膝关节能从微伸位屈曲,但屈曲<90°	膝关节屈曲>90°
(11) 踝关节背屈	不能主动背屈	主动背屈不完全	正常背屈
站立			
5. 脱离协同运动的活动			
(12) 膝关节屈曲	在髋关节伸展位不能屈膝	髋关节0°时,膝关节能屈曲,但<90°,或进行时髋关节屈曲	能自如运动
(13) 踝关节背屈	不能主动活动	能部分背屈	能充分背屈

	0分	1分	2分
仰卧位			
6. 反射亢进			
(14) 检查跟腱反射、膝腱反射和膝屈肌反射三种反射	2~3个反射明显亢进	1个反射明显亢进或至少2个反射活跃	反射活跃不超过1个且无反射亢进
7. 协调性和速度(跟-膝-胫试验快速连续5次)			
(15) 震颤	明显震颤	轻度震颤	无震颤
(16) 辨距不良	明显的或不规则的辨距障碍	轻度的或规则的辨距障碍	无辨距障碍
(17) 速度	较健侧长6s	较健侧长2~5s	两侧差别少于2s

教学大纲（参考）

一、课程性质

康复评定技术是中等卫生职业教育康复技术专业一门重要的专业核心课程。本课程主要研究功能评定的基本理论、基本技能和临床思维方法。本课程的主要任务是培养学生运用康复评定的基本知识和基本技能,学会采集、分析主观资料和客观资料,进行功能评定,得出功能障碍诊断,制订康复计划,为进一步学习康复技术各专业课程奠定坚实的基础。

二、课程目标

通过本课程的学习,学生能够达到下列要求:

（一）职业素养目标

1. 具有良好的人文精神、职业道德,重视医学伦理,自觉尊重患者的人格,保护患者的隐私。

2. 具有良好的法律意识,自觉遵守有关的医疗卫生法律法规,依法行医。

3. 具有良好的人际沟通能力,能与患者及家属进行有效沟通,与相关医务人员进行专业交流。

4. 具有良好的身体素质、心理素质和较好的社会适应能力,能适应基层医疗卫生工作的实际需要。

5. 具有良好的团队意识,能与康复团队成员团结协作,共同为患者提供全面周到的康复服务。

（二）专业知识和技能目标

1. 具备康复评定的基础知识、基本理论和基本技能。

2. 具有对康复对象进行康复宣教的能力。

3. 具有对各种康复治疗室及设施进行初步管理的能力,能对常用康复器械和设备进行简单养护与常见故障排除。

三、学时安排

教学内容	学时		
	理论	实践	合计
一、总论	4	0	4
二、人体形态评定	2	2	4
三、人体反射评定	2	2	4
四、认知功能评定	4	1	5
五、感觉功能评定	2	2	4
六、心肺功能评定	2	1	3
七、关节活动度评定	4	6	10
八、肌力评定	6	6	12
九、肌张力评定	2	2	4
十、平衡功能评定	2	1	3
十一、协调功能评定	2	1	3

教学内容	学时		
	理论	实践	合计
十二、步态分析	2	1	3
十三、言语和吞咽功能评定	4	3	7
十四、日常生活能力、生活质量与社会功能评定	2	2	4
十五、环境评定	2	0	2
合计	42	30	72

四、主要教学内容和要求

单元	教学内容	教学要求	教学活动参考	参考学时	
				理论	实训
第一章　总论	第一节　概述 一、概念 二、康复评定的对象 三、康复评定的意义和作用 第二节　康复评定方法 一、康复评定方法的分类 二、常用的康复评定方法 第三节　康复评定内容 一、病史 二、体格检查 三、辅助检查 四、功能评定 五、制订康复计划 第四节　康复评定的实施 一、康复评定的场所 二、康复评定的过程 三、康复结果的描述 四、注意事项	掌握 掌握 熟悉 熟悉 熟悉 熟悉 熟悉 熟悉 熟悉 掌握 熟悉 熟悉 熟悉 熟悉	理论讲授 多媒体演示 讨论教学 启发教学 PBL教学	4	

单元	教学内容	教学要求	教学活动参考	参考学时 理论	参考学时 实训
第二章 人体形态评定	第一节 概述 一、概念 二、人体形态评定的内容 第二节 姿势评定 一、正常姿势及评定 二、常见的异常姿势及评定 三、异常姿势的影响 第三节 体格评定 一、肢体长度的测量 二、肢体围度的测量 三、身高和体重的测量	了解 掌握 掌握 掌握 熟悉 掌握 掌握 熟悉	理论讲授 多媒体演示 案例教学 启发教学 PBL教学	2	
	实训一 人体形态评定	熟练掌握	案例分析 教学见习 技能实践		2
第三章 人体反射评定	第一节 概述 一、概念 二、反射的分类及评定目的 第二节 人体反射的评定 一、脊髓水平 二、脑干水平 三、中脑水平 四、大脑皮质水平 五、其他常用的神经反射	了解 熟悉 掌握 掌握 掌握 掌握 了解	理论讲授 多媒体演示 案例教学 启发教学 PBL教学	2	
	实训二 人体反射评定	熟练掌握	案例分析 教学见习 技能实践		2
第四章 认知功能评定	第一节 认知功能 一、概述 二、常见认知障碍的评定方法 三、适应证和禁忌证	掌握 掌握 熟悉	理论讲授 多媒体演示 案例教学		

| 单元 | 教学内容 | 教学要求 | 教学活动参考 | 参考学时 ||
				理论	实训
第四章　认知功能评定	第二节　知觉障碍 一、知觉障碍的分类及特点 二、知觉障碍的评定方法 第三节　注意障碍 一、概述 二、注意障碍的评定方法 第四节　记忆障碍 一、概述 二、记忆障碍的评定方法 第五节　执行功能障碍 一、概述 二、执行功能的评定方法 第六节　心理障碍 一、概述 二、严重伤病后的心理反应 三、评定方法	熟悉 掌握 熟悉 掌握 熟悉 掌握 熟悉 掌握 熟悉 掌握 熟悉 熟悉	启发教学 PBL教学	4	
	实训三　认知功能障碍的筛查	熟练掌握	案例分析 教学见习 技能实践		1
第五章　感觉功能评定	第一节　概述 一、概念 二、躯体感觉的分类 三、感觉障碍的分类 四、节段性感觉支配及体表分布 第二节　感觉功能评定 一、评定目的 二、评定方法 三、适应证和禁忌证 四、注意事项	熟悉 熟悉 了解 熟悉 掌握 熟悉 熟悉 熟悉	理论讲授 多媒体演示 案例教学 启发教学 PBL教学	2	

続表

单元	教学内容	教学要求	教学活动参考	参考学时 理论	参考学时 实训
第五章　感觉功能评定	第三节　疼痛评定 一、概念 二、疼痛的分类 三、评定目的 四、评定方法	熟悉 熟悉 熟悉 掌握			
	实训四　感觉功能评定	熟练掌握	案例分析 教学见习 技能实践		2
第六章　心肺功能评定	第一节　心功能评定 一、概述 二、评定方法 第二节　肺功能评定 一、概述 二、评定方法	熟悉 掌握 熟悉 掌握	理论讲授 多媒体演示 案例教学 启发教学 PBL教学	2	
	实训五　6分钟步行试验	熟练掌握	案例分析 教学见习 技能实践		1
第七章　关节活动度评定	第一节　概述 一、概念 二、关节的分类 三、关节活动度的分类 四、关节活动度的影响因素 第二节　关节活动度的评定方法 一、评定目的 二、评定方法 三、适应证和禁忌证 四、注意事项 第三节　主要关节活动度的测量方法 一、脊柱 二、上肢关节 三、下肢关节	掌握 了解 熟悉 熟悉 掌握 掌握 熟悉 熟悉 掌握 掌握 掌握	理论讲授 多媒体演示 案例教学 启发教学 PBL教学	4	

单元	教学内容	教学要求	教学活动参考	参考学时 理论	参考学时 实训
第七章 关节活动度评定	实训六 脊柱关节活动度测量	熟练掌握	案例分析 教学见习 技能实践		2
	实训七 上肢关节活动度测量	熟练掌握			2
	实训八 下肢关节活动度测量	熟练掌握			2
第八章 肌力评定	第一节 概述		理论讲授 多媒体演示 案例教学 启发教学 PBL教学	6	
	一、概念	熟悉			
	二、肌肉的分类	熟悉			
	三、肌肉的收缩类型	熟悉			
	四、影响肌力的因素	熟悉			
	第二节 肌力评定的方法				
	一、评定目的	掌握			
	二、评定内容和方法	掌握			
	三、适应证和禁忌证	掌握			
	四、注意事项	了解			
	第三节 主要肌肉的徒手肌力评定				
	一、颈部及躯干主要肌肉的徒手肌力评定	掌握			
	二、上肢主要肌肉的徒手肌力评定	掌握			
	三、下肢主要肌肉的徒手肌力评定	掌握			
	四、口面部主要肌肉的徒手肌力评定	熟悉			
	实训九 颈部和躯干主要肌肉的徒手肌力评定	熟练掌握	案例分析 教学见习 技能实践		2
	实训十 上肢主要肌肉的徒手肌力评定	熟练掌握			2
	实训十一 下肢主要肌肉的徒手肌力评定	熟练掌握			2

单元	教学内容	教学要求	教学活动参考	参考学时 理论	参考学时 实训
第九章 肌张力评定	第一节 概述 一、概念 二、肌张力的分类 三、影响肌张力的因素 第二节 肌张力的评定 一、评定目的 二、异常肌张力的评定标准 三、评定方法 四、适应证和禁忌证 五、注意事项	熟悉 熟悉 熟悉 熟悉 掌握 掌握 掌握 熟悉	理论讲授 多媒体演示 案例教学 启发教学 PBL教学	2	
	实训十二 肌张力评定	熟练掌握	案例分析 教学见习 技能实践		2
第十章 平衡功能评定	第一节 概述 一、概念 二、平衡的分类 三、人体平衡的维持机制 第二节 平衡功能评定 一、评定目的 二、评定方法 三、适应证和禁忌证	掌握 掌握 熟悉 掌握 掌握 熟悉	理论讲授 多媒体演示 案例教学 启发教学 PBL教学	2	
	实训十三 平衡功能评定	熟练掌握	案例分析 教学见习 技能实践		1
第十一章 协调功能评定	第一节 概述 一、概念 二、协调的维持的机制 三、协调功能障碍的常见类型与表现 第二节 协调功能评定 一、评定目的	熟悉 熟悉 掌握 掌握	理论讲授 多媒体演示 案例教学 启发教学 PBL教学	2	

单元	教学内容	教学要求	教学活动参考	参考学时	
				理论	实训
第十一章 协调功能评定	二、评定方法 三、适应证和禁忌证 四、注意事项	掌握 熟悉 了解			
	实训十四 协调功能评定	熟练掌握	案例分析 教学见习 技能实践		1
第十二章 步态分析	第一节 概述 一、概念 二、步行周期 三、基本参数 四、正常步态的运动学变化 第二节 步态分析评定 一、评定目的 二、评定方法 第三节 常见异常步态分析 一、步态异常的常见影响因素 二、常见异常步态的模式	熟悉 掌握 掌握 了解 熟悉 熟悉 熟悉 掌握	理论讲授 多媒体演示 案例教学 启发教学 PBL教学	2	
	实训十五 步态分析评定	熟练掌握	案例分析 教学见习 技能实践		1
第十三章 言语和吞咽功能评定	第一节 言语功能评定 一、概述 二、言语功能障碍的常见类型 三、言语功能障碍的评定 第二节 吞咽功能的评定 一、概述 二、吞咽障碍的评定	了解 熟悉 掌握 熟悉 掌握	理论讲授 多媒体演示 案例教学 启发教学 PBL教学	4	
	实训十六 失语症评定	熟练掌握	案例分析 教学见习 技能实践		2
	实训十七 吞咽障碍评定	熟练掌握			1

单元	教学内容	教学要求	教学活动参考	参考学时	
				理论	实训
第十四章　日常生活能力、生活质量与社会功能评定	第一节　日常生活活动能力评定 一、概述 二、评定方法 第二节　生活质量与社会功能评定 一、概述 二、评定方法	熟悉 掌握 熟悉 掌握	理论讲授 多媒体演示 案例教学 启发教学 PBL教学	2	
	实训十八　日常生活活动能力评定	熟练掌握	案例分析 教学见习 技能实践		2
第十五章　环境评定	第一节　概述 一、概念 二、环境的特征 三、人造环境的分类和作用 第二节　环境评定方法 一、环境评定目的 二、环境评定依据 三、环境评定内容	熟悉 掌握 熟悉 熟悉 熟悉 熟悉	理论讲授 多媒体演示 讨论教学 启发教学 PBL教学	2	0

五、说明

（一）**教学安排**

本教学大纲主要供中等卫生职业教育康复技术专业教学使用,第二学期开设,总学时为72学时,其中理论教学42学时,实践教学30学时。

（二）**教学要求**

1. 本课程对知识部分教学目标分为掌握、熟悉、了解三个层次。掌握:指对基本知识、基本理论有较深刻的认识,并能综合、灵活地运用所学的知识解决实际问题。熟悉:指能够领会概念、原理的基本含义,解释现象。了解:指对基本知识、基本理论能有一定的认识,能够记忆所学的知识要点。

2. 本课程重点突出以岗位胜任力为导向的教学理念,在技能目标分为能和会两个层次。能:指能独立、规范地解决实践技能问题,完成实践技能操作。会:指在教师的指导下能初步实施实践技能操作。

（三）**教学建议**

1. 本课程依据康复技术岗位的工作任务、职业能力要求,强化理论实践一体化,突出"做中学、学中做"的职业教育特色,根据培养目标、教学内容和学生的学习特点以及执业资格考试要求,提倡项目教学、案例教学、任务教学、角色扮演、情景教学等方法,利用校内外实训基地,将学生的自主学习、合作学习和教师引导教学等教学组织形式有机结合。

2. 教学过程中,可通过测验、观察记录、技能考核和理论考试等多种形式对学生的职业素养、专业知识和技能进行综合考评。应体现评价主体的多元化,评价过程的多元化,评价方式的多元化。评价内容不仅关注学生对知识的理解和技能的掌握,更要关注知识在临床实践中运用与解决实际问题的能力水平,重视职业素质的形成。

参考文献

［1］周明成,洪怡.《美国心肺康复协会(AACVPR)心脏康复指南第六版》关于科学运动与训练的更新要点［J］.实用心脑肺血管病杂志,2021,29(6):1-6.

［2］中医康复临床实践指南·心肺康复制定工作组.中医康复临床实践指南·心肺康复［J］.康复学报,2020,30(4):259-265,269.

［3］王玉龙,周菊芝.康复评定技术［M］.3版.北京:人民卫生出版社,2020.

［4］张绍岚,刘红旗.康复评定技术［M］.北京:中国医药科技出版社,2019.

［5］王玉龙.康复功能评定学［M］.3版.北京:人民卫生出版社,2018.

［6］张泓.康复评定学［M］.北京:中国中医药出版社,2017.

［7］窦祖林.吞咽障碍评估与治疗［M］.2版.北京:人民卫生出版社,2017.

［8］杨天潼,尤萌.《永久性残损评定指南(第六版)》实践应用指南［J］.证据科学,2015,23(3):359-370.

［9］刘立席.康复评定技术［M］.2版.北京:人民卫生出版社,2016.

［10］励建安,江钟立.康复医学［M］.3版.北京:科学出版社,2016.

［11］孙权.康复评定［M］.2版.北京:人民卫生出版社,2014.

［12］恽晓平.康复疗法评定学［M］.2版.北京:华夏出版社,2014.